血液循環健康法

健康科学博士　大杉幸毅　著

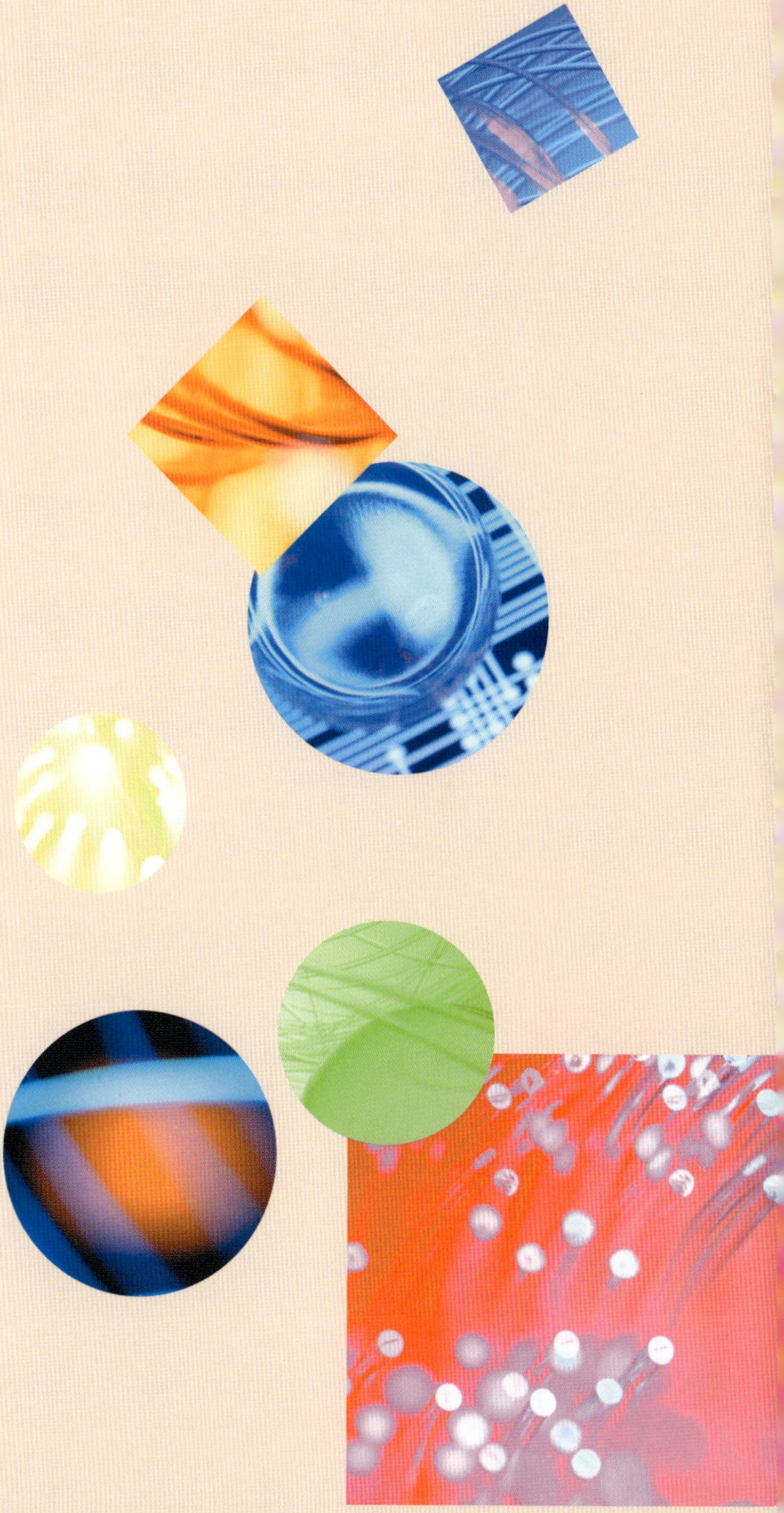

たにぐち書店

はじめに

この本は、血液循環療法を誰にでも活用して頂く為に、出来るだけ解りやすく紹介しました。血液循環療法の活用のしかたは、

一、家庭や職場でお互いに治療する（家庭療法）、
二、いざと言う時、自己治療する、
三、自分でできるお腹の循環健康法、

の三つになります。この本の構成も、この三つからなっています。

循環療法独自の押圧のコツとポイントさえ身に付ければ、いつでも、どこでも、出来ますから大変便利です。本書は、その押圧のコツとポイントを習得しやすいように、写真をふんだんに使い、オールカラーで制作しました。肩凝り、五十肩、腰痛、頭痛、神経痛、目の疲れ、膝の痛みなど、いざと言う時役立ちます。また胃のむかつき、狭心症、肝臓病、高血圧症、便秘症、下痢症、冷え症、生理痛、更年期障害なども治療出来ます。

いざと言う時は、独りで自己治療出来ます。手が届かない背中以外は、いつでも、どこでも出来ます。私自身も、この循環療法のおかげで随分助かりました。その体験から得た自己治療のコツを紹介しています。

更に、癌・生活習慣病の予防法の決め手として、自分でできるお腹の循環健康法を紹介しました。お腹の血液の循環を良くして、内臓の機能を元気にしてやることは、疲労回復、老化予防、癌・生活習慣病の予防法として

大変有効な手段です。

誰も気付いてないと思いますが、実は、お腹にもシコリが出来ています。シコリのある所は血液の循環が悪く、抵抗力の弱い所です。そういった所に、悪条件が重なると癌が出来やすいのです。一個のガン細胞が出来てから、早期発見が可能な一グラム以上の癌腫になるまで、十年から二十年かかるといわれています。その後は加速度的に大きくなり、治療するのが大変になってきます。そうならないうちに、早めに癌の芽を摘み採っておくことが大切です。ガン細胞が出来ても、免疫力が強いと大きくなりません。それには、血液の循環を良くすることが一番です。

また心筋梗塞、脳梗塞の原因である動脈硬化の予防にも、お腹の大動脈や総頸動脈（首の動脈）を押圧して循環を良くし、血管を柔らかく保つことが効果的です。

私は循環療法を勉強して以来、練習を兼ねて２０年以上、可能な限り毎朝、目が覚めたら床の中でやっています。そのお陰で、以前高めだった血圧も正常になり、また腸が弱く、すぐ下痢をしていつも整腸剤を飲んでいましたが、今では薬は全く飲むことなく丈夫になりました。また、子供の頃から喉（扁桃腺）が弱く、年に一、二回は熱を出して寝込んでいましたが、今では、調子が悪くなると早めに自己治療するので、もう十年以上寝込んだことはありません。扁桃腺もすっかり丈夫になりました。

寝たきりや痴呆症になることなく、死ぬまで元気に、生きがいを持って働けることが私達の目標です。天から与えられた自分自身の役割を果たし、かけがえのない人生を充実させて生きる手段として、循環療法を大いに活用して頂ければ、著者として望外の幸せです。

二〇〇二年初秋

血液循環療法協会会長
健康科学博士　**大杉幸毅**

目次

第四章　仰臥位―あお向けで―眼部　顔面部　耳部―

第五章　腹部（仰臥位―あおむけ）

第一章

血液循環療法の基本

――「血液循環療法」って、なあ～に？――

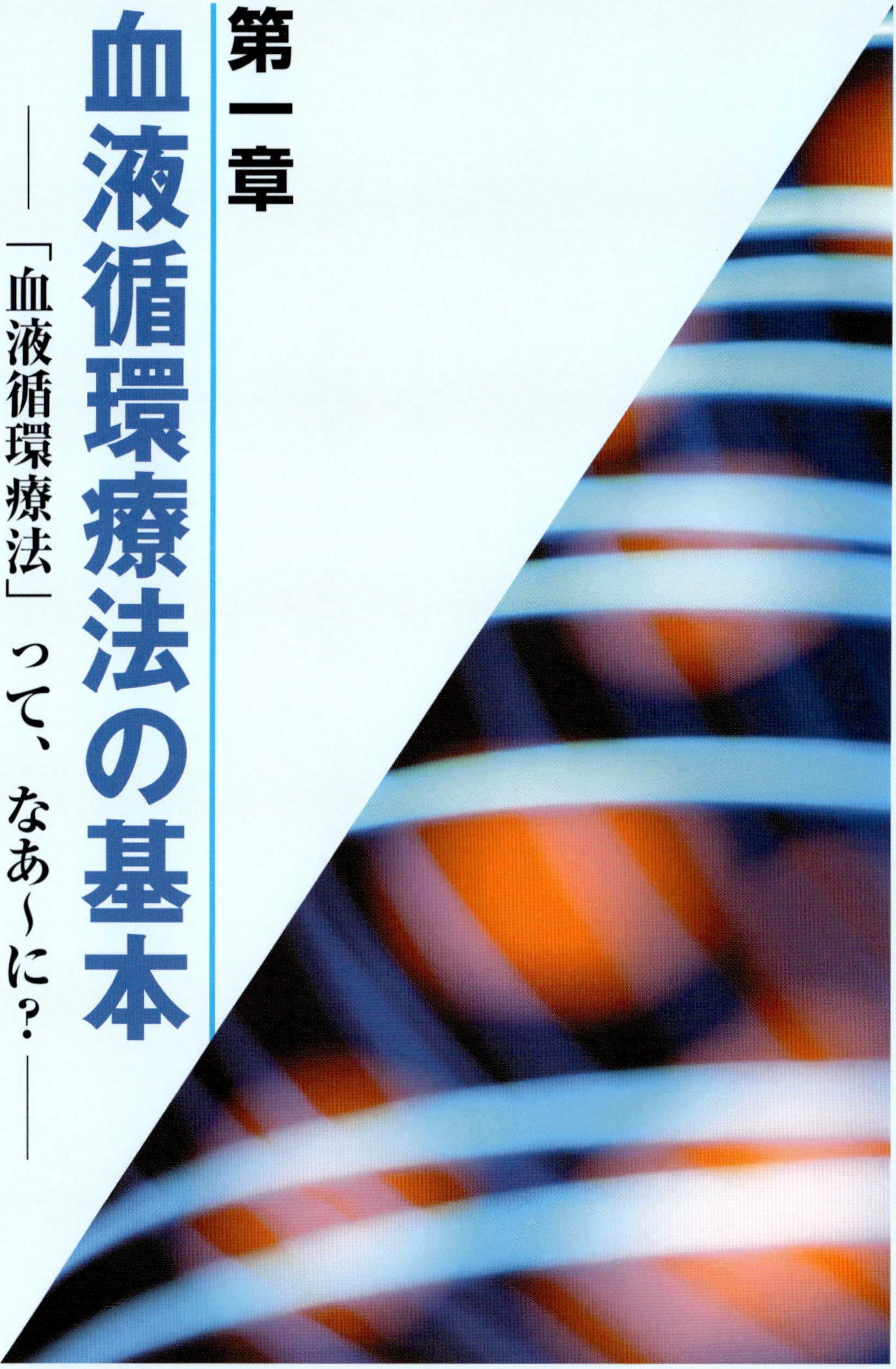

1 手指で「気血」の循環を良くする

（1）「血液循環療法」とは、どんな治療法なんだろう？

「血液の循環を良くすれば、体にいい。」という事は解っていても、「血液循環療法」は、知らない人が多いのではないでしょうか。実は、歴史が古く、「指圧法」が一般に知られるようになるよりも、ずーっと以前の明治四十三年、小山善太郎という人が考案し、大正時代から昭和初期にかけて、広く知られていました。

「血液循環療法」は器具を一切使わず、手指だけを使って全身及び患部の血液の循環を良くする治療法です。というと、マッサージや指圧を思い浮かべる人が多いのではないかと思いますが、次のような点で違っています。

◆マッサージとの違い

マッサージの手技は、なでさするように施術

マッサージは静脈血やリンパ液の流れを良くするために、末梢（手足の先）から心臓に向かって、主に、なでさする手技（専門的には軽擦法《けいさつほう》という）を使い

ます。なぜなら、静脈血やリンパ液は、皮下の浅い所を、心臓に向かって吸い込まれるように流れているためなのです。

◆血液循環療法は圧迫（押圧法）するように施術

これに対し、**血液循環療法は動脈血の流れを良くするために、心臓から末梢に向かって（一部例外あり）、血管を指で押す手技（押圧法または圧迫法）を使います。**なぜなら、動脈には、心臓から押し出された血圧がかかっていて、しかも深部（筋肉の下）を走っているため、押してパッと離すような手技を使います。

◆指圧法との違い

一番大きな違いは、患部（悪い所）を直接施術して循環障害を解消する点です。

指圧法も血液循環療法も指で押圧する手技を使うため、一見同じように見えますが、次の点で違っています。

①押す部位（押圧点）
——患部の直接治療

指圧法は、患部（悪い所）から離れた部位、つまりその疾患や症状に効果があるといわれるツボ（経穴《けいけつ》）を押す、ツボ刺激療法ですが、**血液循環療法は、患部を直接押圧し循環障害を解消します。**

患部は多くの場合、循環障害になっているので、これを解消すれば治るのです。例えば、急性胃炎の場合は、胃部全体が硬化して、機能低下しているため、胃を直接押圧して血液の循環を良くします。すると、硬化していた胃が、本来の柔軟性を直ぐに取り戻し、機能が回復して良くなるのです。

②押し方—ただ単に「押す」だけではない

指圧法は、ゆっくり押して一定の圧をしばらく加えてから、ゆっくり離す押し方が基本です。(この押し方を漸増漸減圧《ぜんぞうぜんげんあつ》といいます)

コリのあるところを指で押されると、気持ちの良いものです。しかし、その時は気持ちが良くても、それだけではシコリはほぐれるものではありません。

◆「ジワッー・パッ」の押し方

血液循環療法は、患部の血液循環を良くするために、ゆっくり押していき(正確には指を入れて)、適度の圧をジワーとかけ、次の瞬間、出来るだけ速く、パッと圧を解放するやり方を繰り返します。(この押し方を漸《ぜん》増急減圧《ぞうきゅうげんあつ》といいます)この押し方に、血液の循環が良くなる秘密があります。それは患部の毛細血管をゆっくり圧迫し、次にパッと圧を解放すると、その反動で、押し出された血液が集まってきます。この手技を繰り返す事で、患部の悪い血液が押し出され、新鮮な血液が供給されます。**(図1、毛細血管に対する作用)(写真1)**

また患部以外の全身は、動脈血の流れに沿うように、治療線上を、リズミカルな動きのある連続圧を繰り返します。これも動脈血管を直接ゆっくり圧迫し、パッと離す手技をやっていきます。動脈血管は、体の深部を走行しているので、圧を深くまで届かせるため、ゆっくり入れていきます。**(図2、動脈血管に対する作用)**

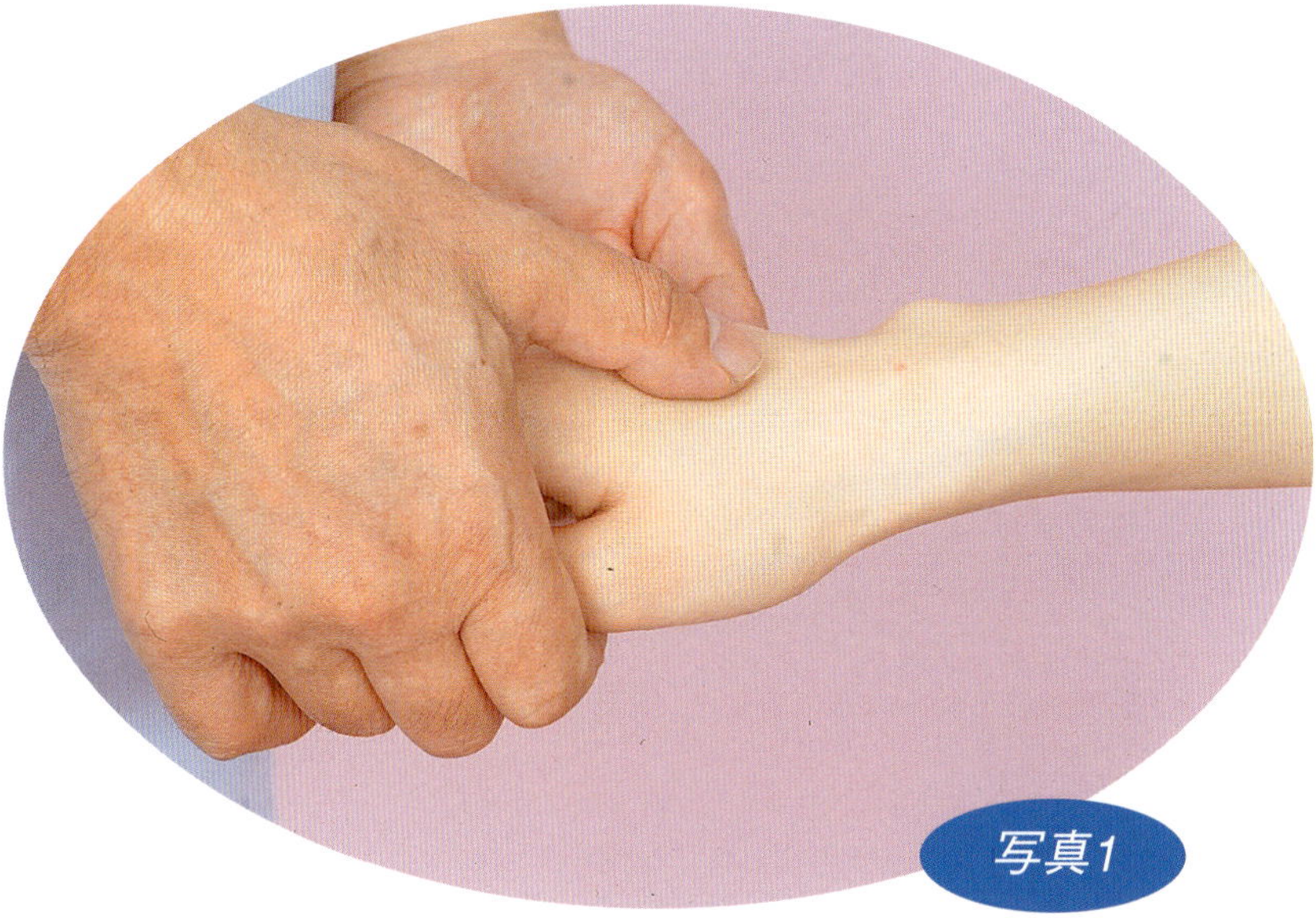

写真1

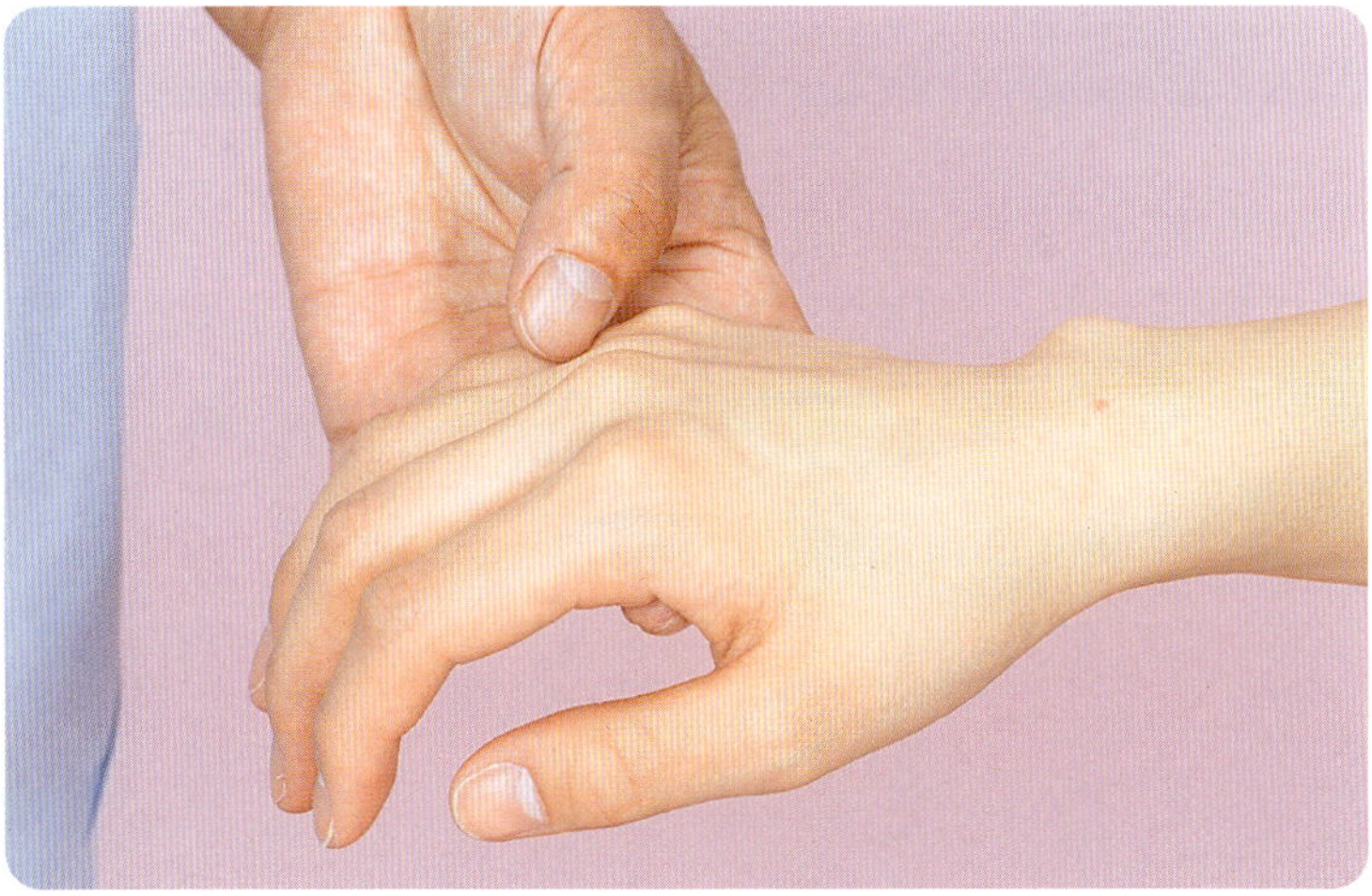

例えば、手の甲を親指でジワーと押圧して、パッと離すと、押された所は白くなる（局所的貧血）。その後、次第に赤味を帯びて来る（局所的充血）。

(注) 圧を解放しないでそのまま静止していると、貧血したままで循環障害となる。タイミング良く圧を急激に解放する事が秘訣である。

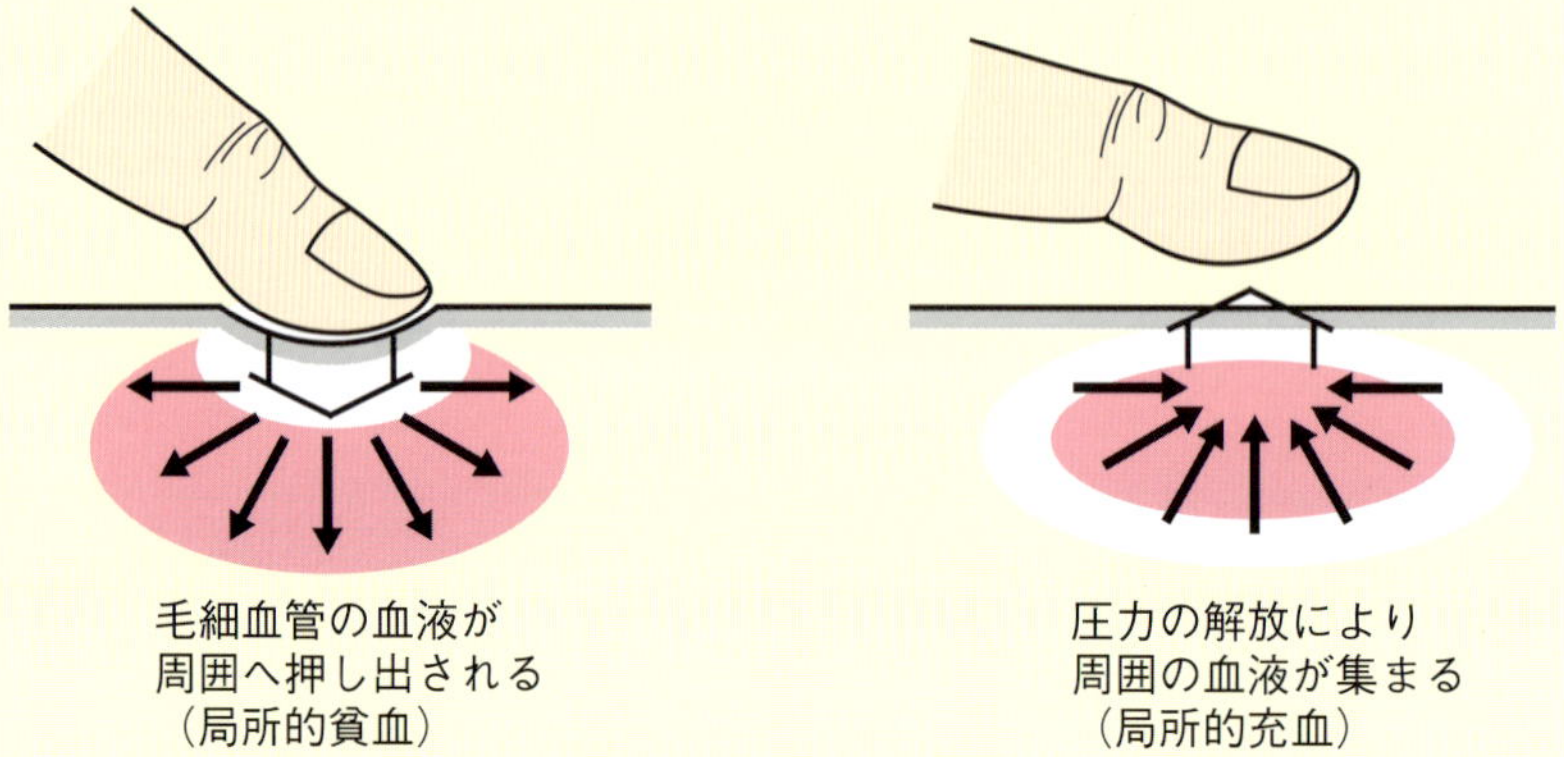
毛細血管の血液が
周囲へ押し出される
(局所的貧血)
圧力の解放により
周囲の血液が集まる
(局所的充血)

※注意　強圧すると、毛細血管が破れて内出血したり（青あざ）、炎症を起こし、後で痛みの原因となる。

（図１）毛細血管に対する作用（局所的貧血・局所的充血）

③圧度―ソフトで気持ち良い

循環療法は、指圧法に比べて押す強さ（圧度）は、ソフト（弱目）です。これは出来るだけ圧刺激を弱くして、循環促進効果を上げるためなのです。これによって、**急性疾患や炎症性疾患、消耗性疾患に対しても施術可能で、しかも効果的なのです。**強く押し過ぎると毛細血管を傷つけ、内出血したり、強刺激のため患者が疲労して、治療の後、だるくなったり、痛みが出たり、更に、炎症性疾患では症状が悪化してします。

初心者は指の力だけで押すため、どうしても強くなりがちです。またシコリを見つけたら、ここぞとばかり、ついつい力んでシコリを押したくなります。なかには強圧や強刺激をやる手技療法もあります。その

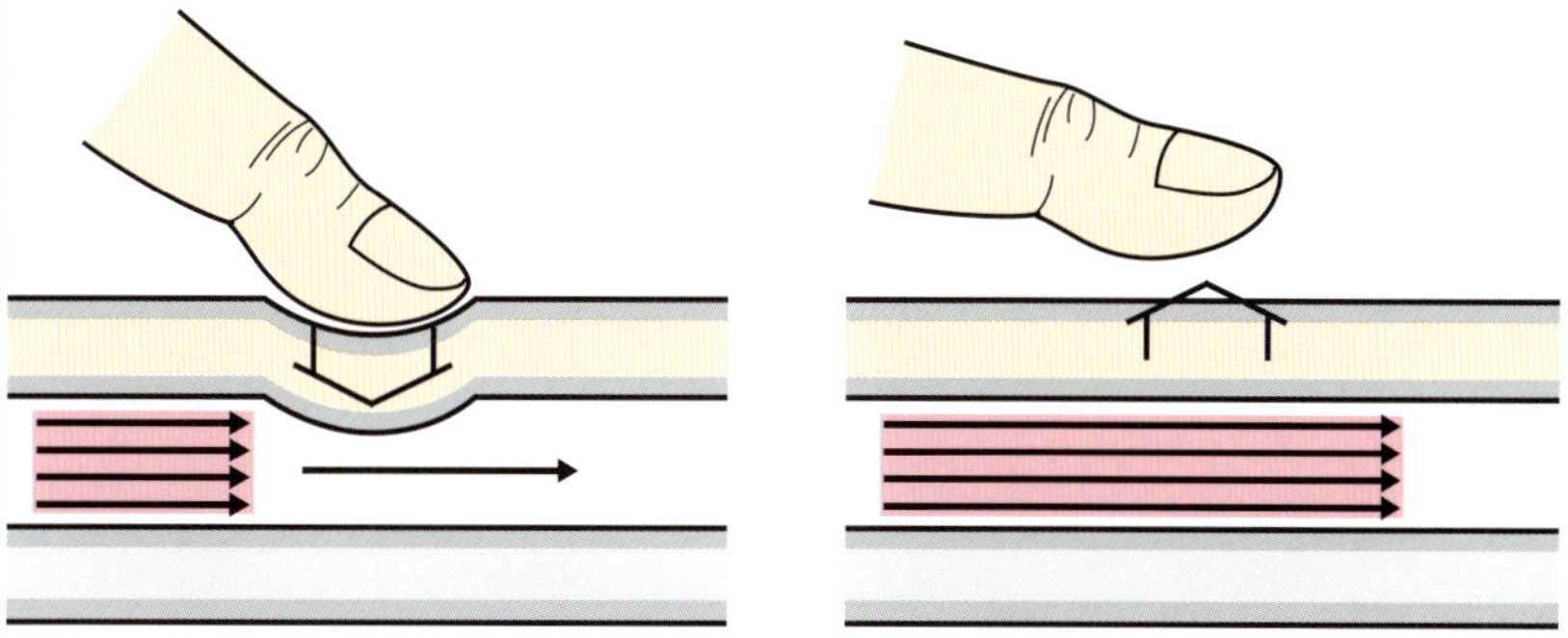

押圧により血流は静止に近い状態となり、心側は圧が上昇
（動脈の押圧）

圧を解放すると、通常より高い圧力の衝撃流となって流れる
（圧力の解放）

例）腹部大動脈やその分岐した動脈血管系、総頚動脈（内・外頚）その他の動脈等々

（図２）動脈血管に対する作用

時はシコリがほぐれたように思っても、後で、痛みやだるさが出て、その後、**生体の防衛反応により、シコリはますます硬くなり、容易にほぐれにくくなります。**また神経がますます鈍感になり（体が慣れて）、さらなる強刺激を受けなければきいた気がしなくなり、昔からよく、「あん摩やマッサージ（揉み療治）に掛かると癖になる」といわれ、「アンマダコ」が出来てしまいます。これでは治療とは言えません。血液の循環促進効果が上がれば、出来るだけ弱い圧にこした事はありません。**上手になればなるほど、指の力が抜けて、弱い圧で効果を上げられるようになります。**

④習慣性がなく、子供でも安心して受けられる

ですから、循環療法は習慣性がなく、子

供でも安心して受けられます。お腹が痛い時、風邪を引いて熱がある時、頭が痛い時など、軽く治療してあげるだけで、直ぐに良くすることが出来ます。

⑤循環療法独自の腹部治療法

（写真2）

更に循環療法の**最大の特徴は、独自のお腹の治療法と全身治療法にあります。**お腹の治療法は、一定の順序で内臓や血管をつぶさに押圧して、血液循環を良くし、内臓機能の活性化を図り、自然治癒力を高め、回復を早めます。腹部は、重要な臓器が集まったデリケートな部位ですから、決して強圧を加えず、指をソフトに、繊細に入れていく理由が、ここにもあります。また悪くなった箇所（硬化した内臓や血管）があれば、そこを集中的に押圧して循環を良くし、回復させます。このような方法は、他の手技療法に例を見ない、循環療法独自のものです。

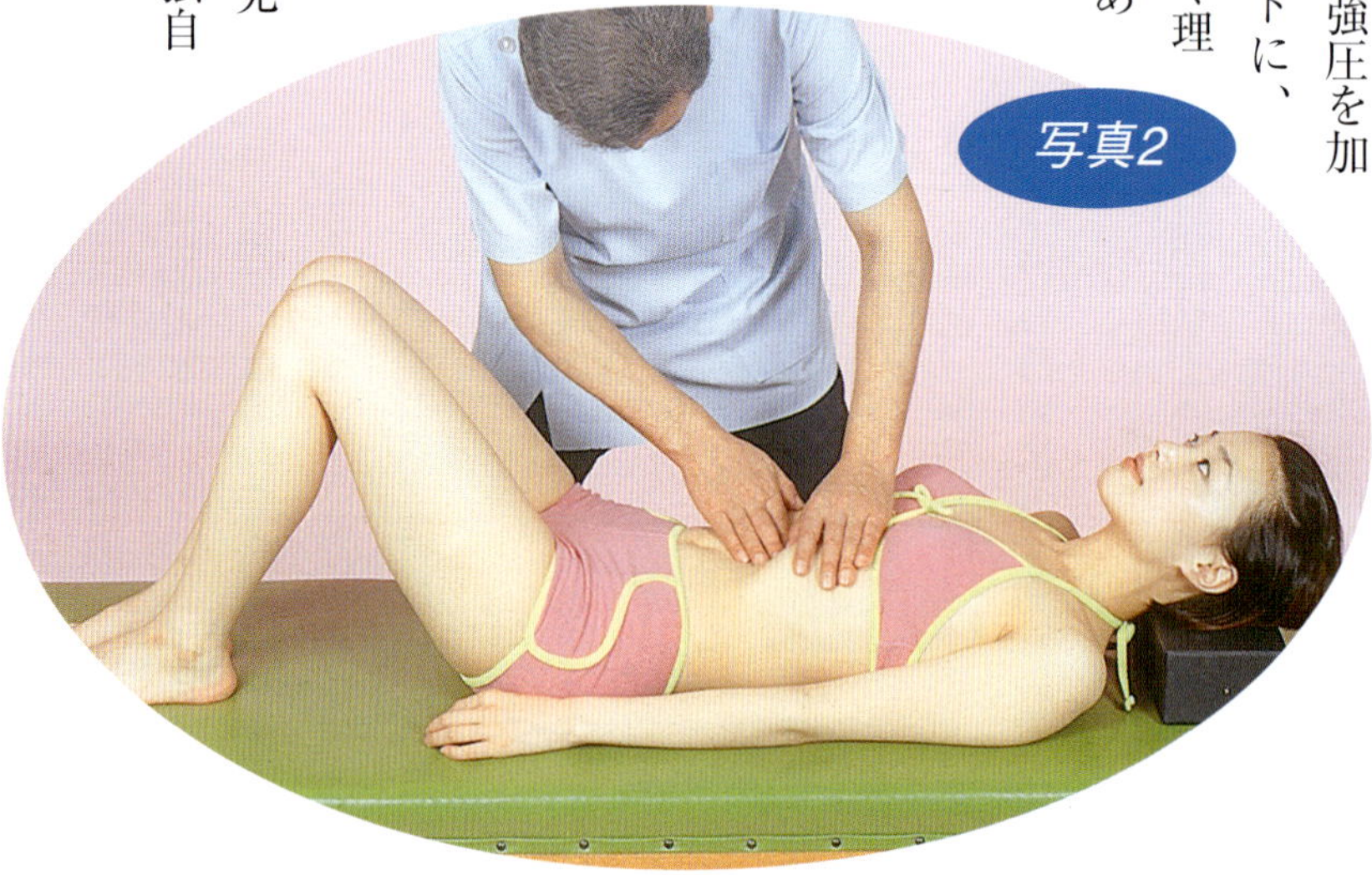

血液循環療法と独自のお腹の治療法。肝臓、腎臓、胃腸など大切な臓器の機能アップを図ります。

⑥腹部内臓は 生命活動の活力源

腹部には、私たちの生命の源ともいうべき、最も重要な臓器が集まっています。胃、小腸、大腸などの消化器系臓器は、生命の源である食物を消化吸収し、細胞の基とします。肝臓は、血液を一時的に蓄え、必要に応じて供給したり、ブドウ糖や脂質を代謝し、免疫に関係したたんぱく質を合成したり、体内にはいった毒素（薬物）を分解したり、老化した赤血球を処理するなどの、巨大な化学工場です。腎臓は、活動の結果生じた血液中の老廃物をろ過して排泄する、血液の浄化装置です。副腎は、生命活動を微妙に調整するホルモンを分泌する器官です。その他、生命活動に重要な臓器があり、これらの臓器が、すべて総合的に調和が取れた活動をする事で、生命が健全に保たれています。これらの活動を支えるのは血液で、血液の循環がうまくいかないと、活動が低下して血液が悪化し、半健康症候群から、やがて癌や生活習慣病になります。

⑦癌、生活習慣病や慢性病の 治療、予防に有効

循環療法の手技は、これら内臓自体や、内臓を支える大動脈を中心とした循環器系に、直接押圧を加え、機能を活性化しますので、癌や生活習慣病、慢性病の治療や予防に有効なのです。家庭療法として、あるいは腹部を自己治療すれば、予防、健康法として活用出来ます。

内臓や血管のシコリを解消し、血液循環をいかに良くし、血液を綺麗に保つかが、癌、生活習慣病予防の鍵です。そのためには、バランスの取れた適度の食事と良い水を摂り、悪い飲食物は摂らない、過食、偏食をしないことが基本的に重要です。しかし、理想的な食事を毎日取る事は、現実的に困難ですし、今病気でなければ、体に悪

いと解っていても、ついつい甘いものや美味しいものを食べたくなるのも人情です。またストレスや運動不足で血液を悪化させたり、お腹にシコリを作ってしまいます。ですから、出来るだけ正しい食事をする事は大事ですが、**同時に循環療法を活用すれば、腸のシコリを取る事で宿便や便秘を解消し、腸の機能を活性化して善玉菌を増やし、血液を浄化する大きな手助けになります。**

⑧腹部治療を受けると気持ち良くなり眠くなる

腹部治療を傍から見ていると、痛いのではないかと思われますが、実際治療を受けてみると、とても気持ち良く（悪い箇所は、最初圧痛がありますが、治療を受けていると痛みが和らぎ楽になる）直ぐに眠くなり、患者さんの中には、いつの間にか、ガーといびきをかいて、自分のいびきで目を覚ます事もしばしばあります。**これは癒しの神経である、副交感神経が優位になるためです。**治療の後は、お腹が暖かく感じたり、軽くなってスッキリします。

⑨全身治療法

また全身治療をする事で、全身の血液の流れを良くし、血液の滞り（瘀血《おけつ》）を解消して浄化し、内部環境のバランスを回復し、自然治癒力を最大限高めます。この方法により、癌、心臓病、肝臓病、糖尿病、高血圧症などの生活習慣病や慢性病に効果があるのです。

全身治療は、腹部も含めて頭から足の先まで約五十分から六十分位かかります。全身治療を受けると、全身の血液の流れが良くなるため、体が軽くさわやかになります。いつの間にか体のあちらこちらにシコリが出来て、いかに体が重くなっていたかが自覚されます。全身治療を続けて受けていると、いつの間にか体が若返ったように、身のこなしも軽くなっていることが感じられます。

⑩あらゆる疾患に効果がある

循環療法は肩凝り、五十肩、腰痛などの運動器系疾患から、肋間神経痛、坐骨神経痛、顔面神経麻痺などの神経系疾患、胃腸病、肝臓病、腎臓病、糖尿病、心臓病、癌などの内臓病、生活習慣病、アトピー性疾患、慢性関節リウマチなどの慢性病に、効果があった症例が多くあります。

以上が、循環療法とマッサージ、指圧法との手技の違いです。

⑪血液循環療法の活用法

循環療法を修得しておくと、何等器具の必要もなく、**いつでもどこでも、自分の体の手の届くところは自己治療出来るので、大変便利です。**高齢化社会を迎え、**「自分の健康は自分で守る」**事が必要になってきます。その手段として、腹部自己治療を毎日やると、前述のように癌や生活習慣病の予防に有効です。また胸やけ、胃の調子の悪い時、下痢や便秘の時、疲れた時、生理痛の時など、自己治療できます。頭の痛い時、目の疲れた時、風邪を引いたり、扁桃腺が腫れて喉の痛い時、肩が凝った時、腰や足の痛い時、スポーツの前後など活用すれば役立ちます。普段から安易に薬に頼る必要がなくなります。家庭や職場でお互いに治療したり、介護や看護の手段としても活用できます。

(2) シコリを解けば不思議に良くなる（作用機転）

体の悪い所は、「気」と「血」が滞って、シコリ（組織や血管の硬化、硬結）となっています。このシコリとなっている悪い所を見つけて、循環療法独自の押圧法（漸増急減圧）を繰り返すと、「気血」の流れが良くなり、シコリが柔らかくなって、症状が軽くなります。同時にお腹を含めた全身治療を施して、全身の「気血」の流れを良くすると、血液がきれいになって（サラサラ血液になって、過酸化脂質などの汚物や毒素が解消する）、細胞のエネルギー代謝が円滑に行われ、更に内臓諸機能の活性化により、自然治癒力が高くなり、病気が良くなっていくのです。悪い箇所のシコリさえ解けば、不思議に良くなるのです。ただ誤解していけないのは、シコリを解くといっても、物理的にシコリを押し潰すのではありません。あくまでも血液の循環を良くする手技を使うのです。**血液の循環さえ良くすれば、シコリにたまっている老廃物や毒素が除去され、新鮮な血液が供給され、細胞の代謝が活性化されて、自然にシコリが柔らかくなるのです。**細胞や組織が活性化すれば、破壊された組織の修復をはやめ、また抵抗力が増加します。理屈は簡単です。この治療法を考案したのは、小山善太郎先生で、自分がリウマチになり、その闘病体験からこの原理を発見し、「血液循環療法」と命名して、多くの難症の治療を手掛け、効果を上げました。

実際、理学療法の対象疾患である運動器系・神経系疾患（腰痛、五十肩、肩凝り、関節症、神経痛など）のみならず、色々な癌や心臓病、リウマチ、肝臓病、腎臓病、糖尿病などにも効果をあげてきました。その当時ベストセラーになり、いまだに続刊されている『家庭における実際的看護の秘訣』（築田多吉著、通称「赤本」）には、「癌は不治の病ではない」として、小山先生が癌を治した実例が紹介してあります。その弟子で、私の師匠の村上浩康先生も、そして私も癌の治癒例があります。この方法は決して特殊な能力を持った人の技術ではなく、真面目に正しい技術を習得して、熱心にやりさえすれば、効果を上げられるのです。ですから、誰でも素直に治療法を信じて練習すれば、効果をあげる事が出来ます。

この**「シコリを解けば病気が治る」**という原理は、肩凝りや腰痛から、心筋梗塞や癌のような難病にまで当てはまるのです。ちょっと信じられないような簡単な原理ですが、誰でもシコリを解くコツさえ体得すれば、みるみる効果を上げることができます。「論より証拠」、やってみれば解ります。

（3）ここを治療すれば良くなるポイントが必ずある

上達のコツー実際の体でポイントを熟知し、押圧出来る事

ここを治療すればよくなるポイントが必ずあります。その**ポイントは多くの場合、シコリ（組織の硬化や硬結）になっていたり、痛みや愁訴の発痛部になっていて、圧痛（押すと嫌な痛み）がある悪い部位（病変部位）です。**その部位が発痛部（痛みなど愁訴の発信源）であるかどうかは、押圧してみて、愁訴の再現性があるかどうかで確かめることが出来ます。例えば、ある人が真っ直ぐ立っていると痛みは出ないが、中腰や前かがみの姿勢をすると腰痛が出るとします。腰痛の場合は、本人も腰のどの辺りから痛みが出ているのか、明確に示すことが出来ないでしょう。こんな時は、触圧診によりポイントを探す事になります。シコリの出来やすい部位、つまり悪くなりやすい部位（ポイント）は、同じ愁訴や疾患に共通の部位があります。本書では解りやすいように、ポイントを図示して解説しました。それを参考にして、その部位を触圧診します。痛みの原因だと思われるシコリが見つかれば、そのシコリを押圧してみます。もし原因のシコリであれば、中腰になった時と同じ様な痛みが出ますので、それで確定することが出来ます。後はそのシコリを解く押圧法（治療）をすればよいのです（**全身のシコリマップ、写真3、4**）。

写真3

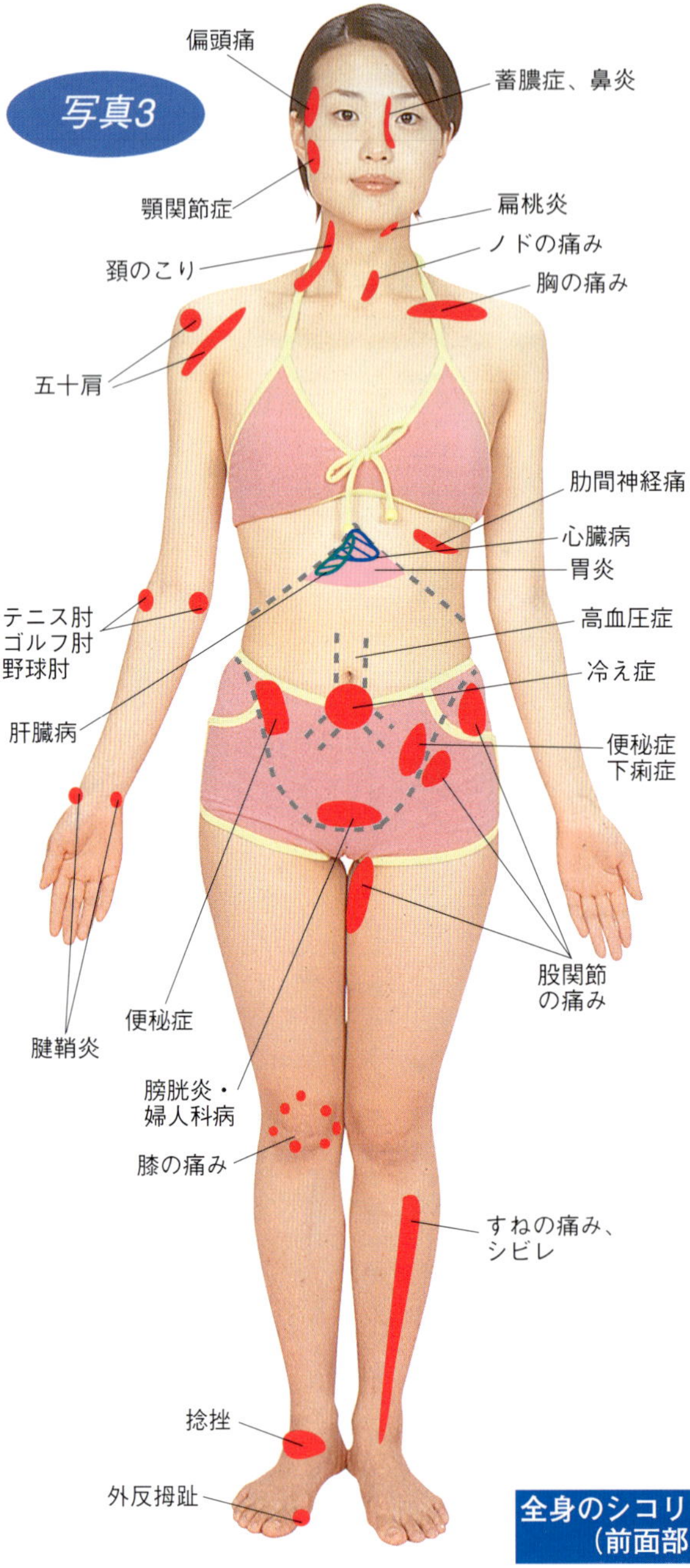

全身のシコリマップ
（前面部）

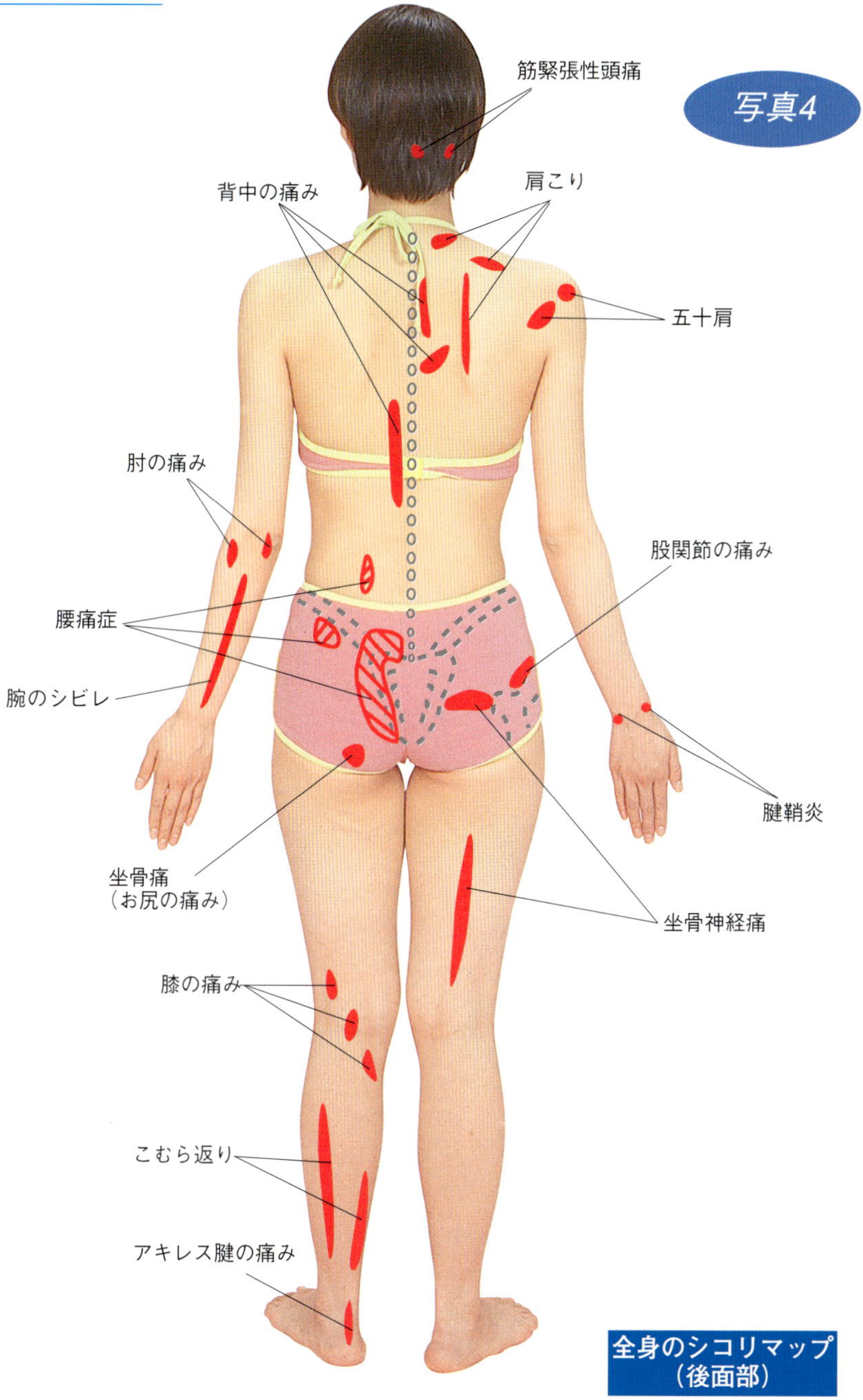
筋緊張性頭痛
写真4
背中の痛み
肩こり
五十肩
肘の痛み
股関節の痛み
腰痛症
腕のシビレ
腱鞘炎
坐骨痛
（お尻の痛み）
坐骨神経痛
膝の痛み
こむら返り
アキレス腱の痛み
全身のシコリマップ
（後面部）

（4）「気」と「血」の循環を良くする―意識の集中

悪い所は循環障害になっているため、循環療法独自の押圧法を繰り返す事により、血流が良くなり、循環障害が解消されます。

「血」は、血液だけではなく、リンパ液などの体液全体を意味し、「気」と「血」の循環により、生命が養われているのです。これを「気血栄衛《きけつえいえ》」といいます。「血」は、水からなっています。水の惑星に生まれた生命は、あらゆる物質を溶け込ませ、循環する水の特性により支えられています。水の循環は、天から雨水となって大地に降り注ぎ、地上の生命体を潤し、川となって海に流れ込み、蒸発して雲となり、また雨になる大循環と、生命体の中を血液の流れとなって細胞を潤す、小循環からなります。一時も休まず呼吸する事により、酸素を取り込み、毎日食べる食物を「血」にかえ、私たちの六十兆個の細胞の生命を支えているわけです。したがって呼吸と食事は、生命を支える最も重要な基本的なものです。

では気の循環はどうでしょう。「気」は最近注目を集めていて、「波動」とか「プラナ」「生命力」（ライフフォース）などとも表現されていますが、東洋医学では、昔から「気」の流れを重視しています。「気」は中国古代の陰陽思想から来たもので、この宇宙も「気」という目に見えない生命エネルギーによりつくられ、私たちの生命も、宇宙と大地から頂く「気」の循環により支えられ、「気」が消滅すると生命が終わるといわれています。私たちの体の中にも、「気」が全身を巡る道（流注《るちゅう》、経絡《けいらく》）があり、昔から「病は気から」というように、「気」の流れが滞ることで病気になり、その反応点がツボ（経穴）に現れ、またツボから「気」が出入りするといわれています。鍼灸療法や指圧法は、このツボを刺激し、「気」の流れを調える治療法です。循環療法では前述のように、ツボに刺激を加えるのではなく、病変部は多くの場合シコリとなって、「気」が滞っているので、病変部の「気」の流れを良くし、更に全身の「気」の流れを良くするのです。指先に意識を集中し、指先で悪い箇所を探る訓練をしていると、指先が段々敏感になってきます。指先が敏感になれば、触診するだけで悪い所が判るようになり、シコリを解こう、或いは良くしようと、意識を集中して施術するだけで、「気」が入るようになります。例えばテレビを見ながら、或いは世間話をしながら治療していたのでは、「気」が散って指先に力が入り、「気」が入りません。これでは治療効果が上がりません。指先の「力」を抜き、「気」を入れるのです。この事も、**ただ単に「押す」のではなく、患者の体と指先とが一体化するように、指先の力を抜き、優しく、無理なく、患者の体に「入れていく」、という違いがあるのです。**

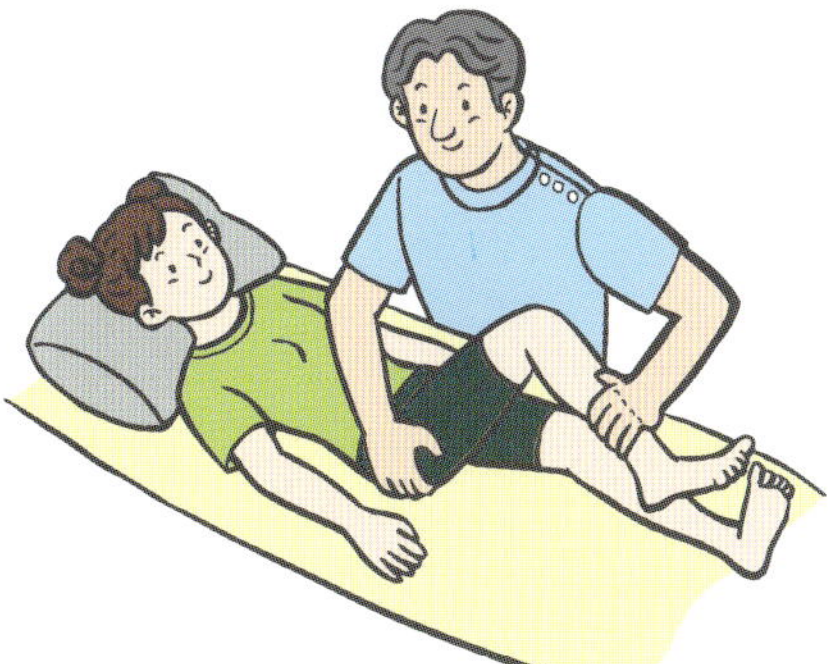

（5）誰でも出来る治療法―即効果があり、効果は一時的でない

痛みや愁訴の原因となっている部位を上手に治療すると、すぐに症状が軽くなり、即効性があります。効果が出ない場合は、押圧の仕方が悪いか、ポイントを押圧してないかのどちらかです。そして、その効果は一時的ではありません。急性的なものは、数回の加療で完治します。慢性化したものは、長い間悪い状態が続いて、悪循環になっていますので、一～二回の加療では症状がまた戻ろうとしますが、間隔を長く置かないで治療を続けていくと、ある時点から、自然治癒力が優勢になって戻らなくなり、シコリが解消すると良くなり、完治します。慢性化したものは、根気よく治療を続けることが必要です。

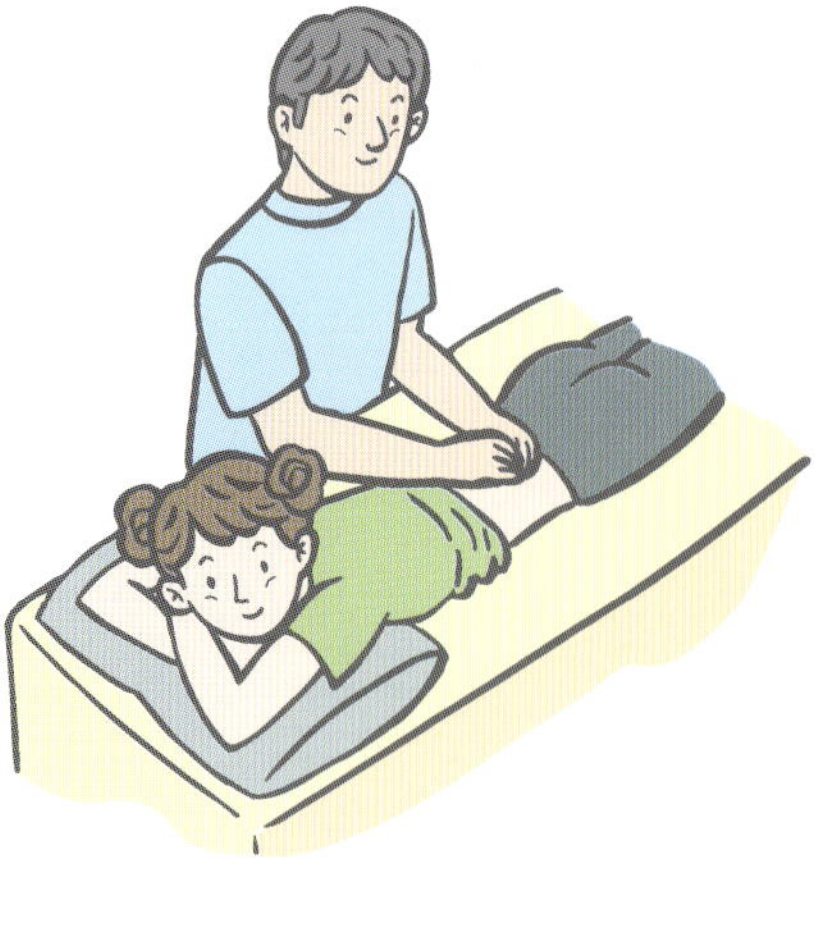

（6）どんな気持ちで治療するか──「思いやり」と「いたわり」の心

「思いやり」と「いたわり」の気持ちで治療すれば、誰でも「癒しの手」（神の手）になることができます。

治療に際しては、慈悲の心が大切です。**慈悲の心が病を癒すのです。**それには患者の気持ちを「思いやる」ことです。といっても、人は誰でも自己中心的になりがちで、自分の痛みは訴えますが、他人の痛みはなかなか解らないものです。自分が、痛みや苦しいところがあれば、患者の気持ちが良く解るでしょう。過去に同じような経験があれば、思い出せば解ると思います。一度も病気をしたことがなかったり、痛い思いをした事のない頑健な人は、患者の気持ちがなかなか理解しがたいと思います。そんな人は、「もし自分が同じような状態に置かれたらどうであろう?」と想像してみることです。そして「自分が今してあげられる事は何だろう? どのようにすれば目の前の苦しんでいる人の力になれるか?」と考えてみることです。そして痛みを少しでも和らげてあげようと、「いたわり」の気持ちで一生懸命治療すれば、より一層治療効果が上がります。決して一指たりとも、おろそかにせぬことです。

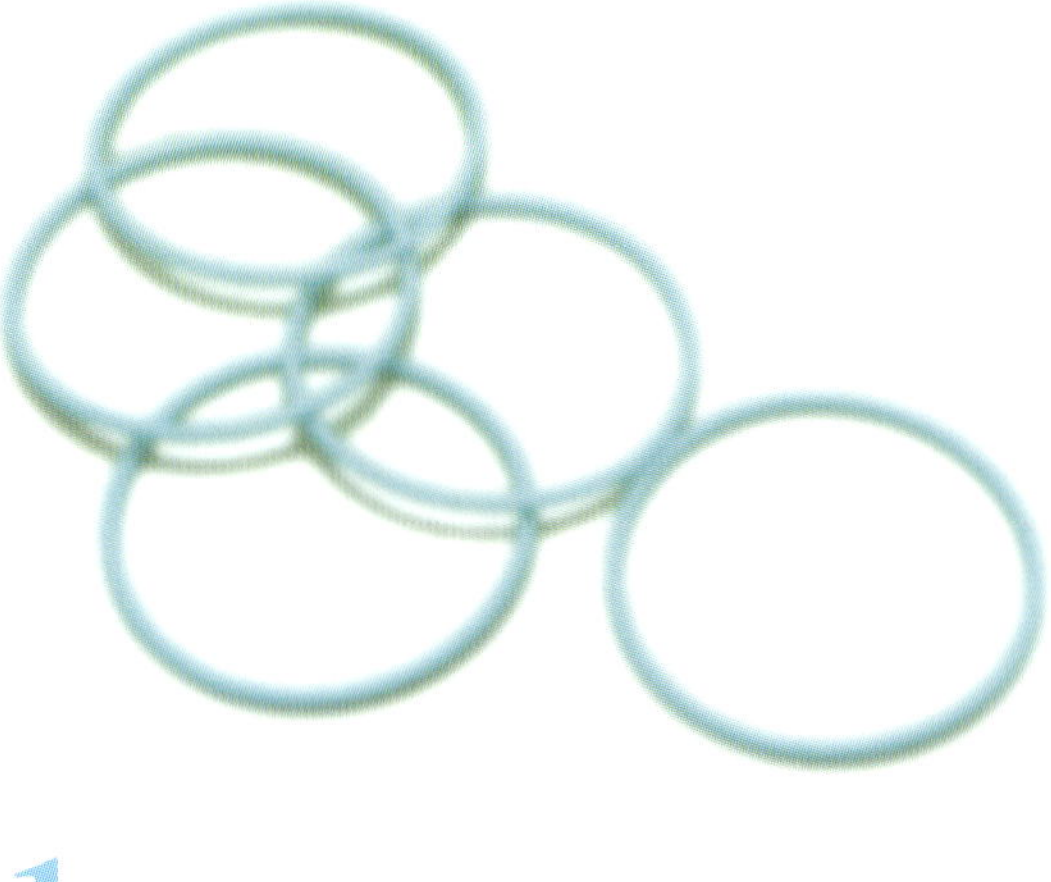

2 基本手技

(1) 指の使い方

◆親指と四指

①指は拇指(親指)を多く使いますが腹部、胸部などのデリケートな部分や頭部、上肢内側では、拇指以外の四指を使います。また、脊柱の押圧と上肢の仕上げには、手掌部を使います。

指尖部(指の先)、指頭部(指の頭)、指腹部(指の腹)

②指の当てる部分は、基本的に指頭部(**写真6**)を使い、狭い部位、細かく押圧する時などは、指尖部(**写真5**)を使い、優しく押圧する時は、指腹部(**写真7**)を、また部位によっては指の角など、それぞれ臨機応変に使い分けます。

写真5

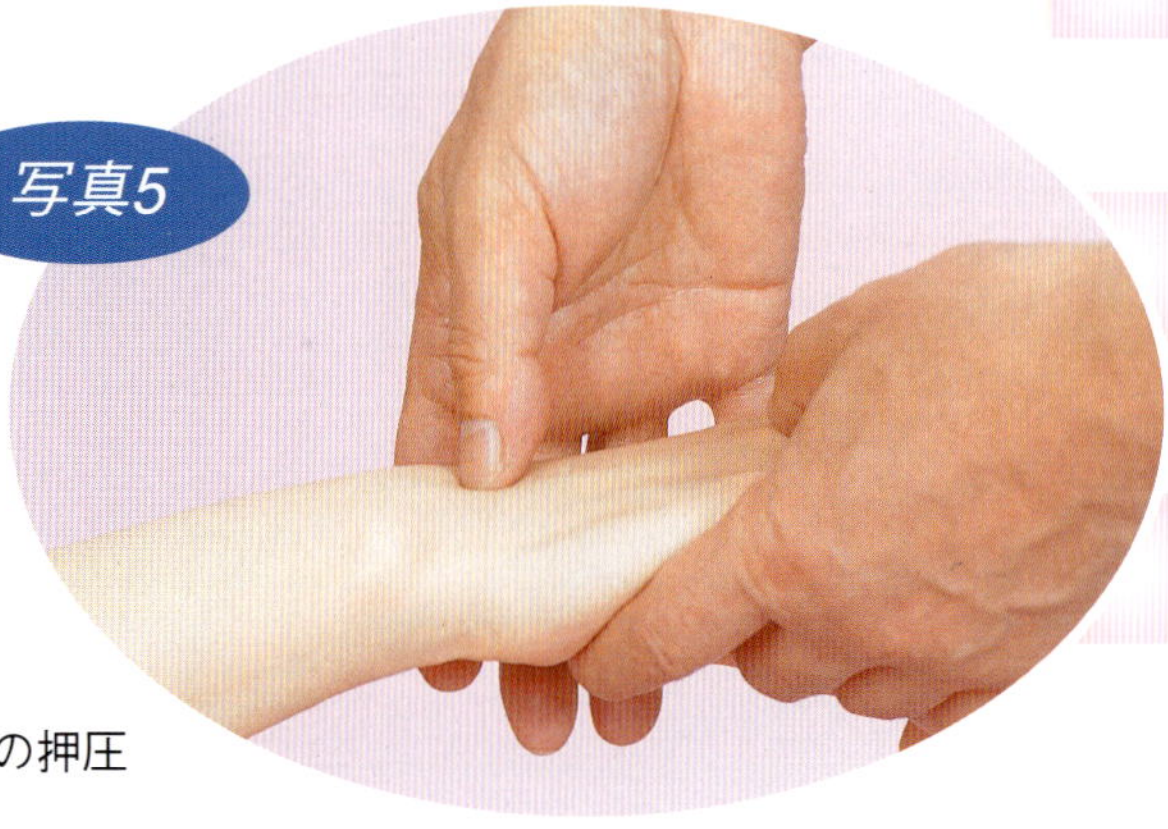

指尖部での押圧

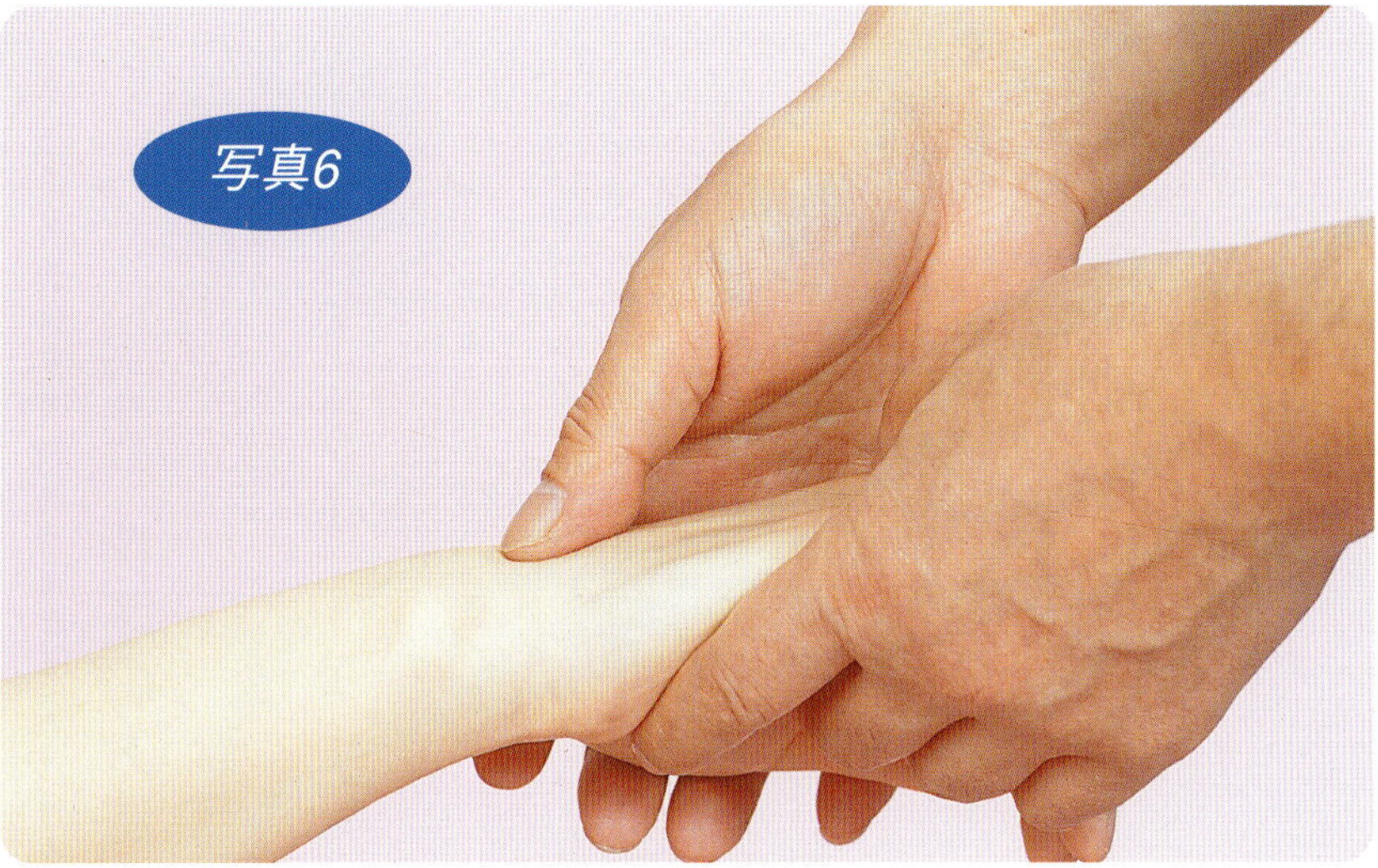

指頭部での押圧

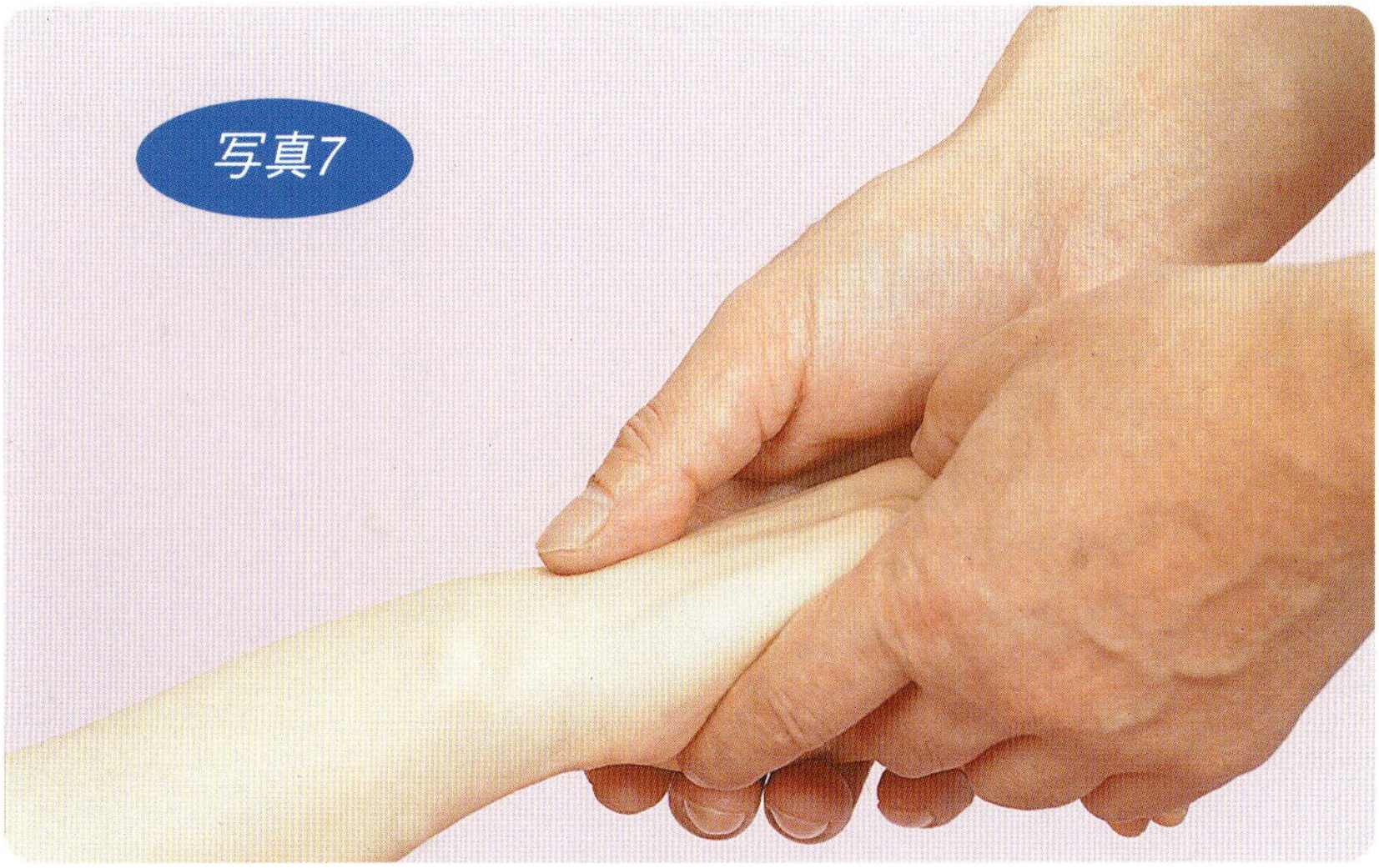

指腹部での押圧

（2）押圧の方法

押してはダメ！
「ジワーと入れて、パッと抜く」（循環療法独自の押圧法のテクニック）

言葉では「押圧」とか「押す」と表現していますが、前述のように、「押す」というより、「無理なく自然に入れていく」、といった表現の方が正確だと思います。

「押す」と言うと、どうしても指の力だけで（親指の関節を曲げながら力を入れて）ギュッと押してしまいます。これでは強圧になり、しかも鈍感になり、シコリも異常も感知できません。また指先に力を入れて押すと、瞬間的にパッと早く離す動作ができません。ではどのようにすればよいのでしょうか？

それにはまず、施術者が正しい姿勢で治療しなければなりません。自然体で重心が安定した位置にある事が必要です。不自然な姿勢では無理な力が入り、安定した圧が伝わらず、また施術者も疲れやすいものです。

①片手の拇指での押圧法——頚部（首）、上肢部（腕）などの治療

◆押す（入れる）時

最初、拇指の関節を曲げないで力をできるだけ抜き、肘をやや曲げて、指先を患部に当てます（**写真8**）。この時、意識は指先の一点に集中します。次に手首を内旋しながら、同時に肘を伸ばしながら、上肢全体を前に押し出す様に指を入れていきます（**写真9**）。患者の体と施術者の指が一体となるように意識し（何等違和感のない状態）、

患部の硬さに合わせて力を入れていきます。患部の硬さよりも力が弱いと、指が入っていきません。逆に患部の硬さよりも力が強すぎると、シコリかどうか判りません。患部が硬ければ硬い程、その硬さに合わせて力を入れなければ入っていきません。その力の入れ具合で硬さを判断できます。

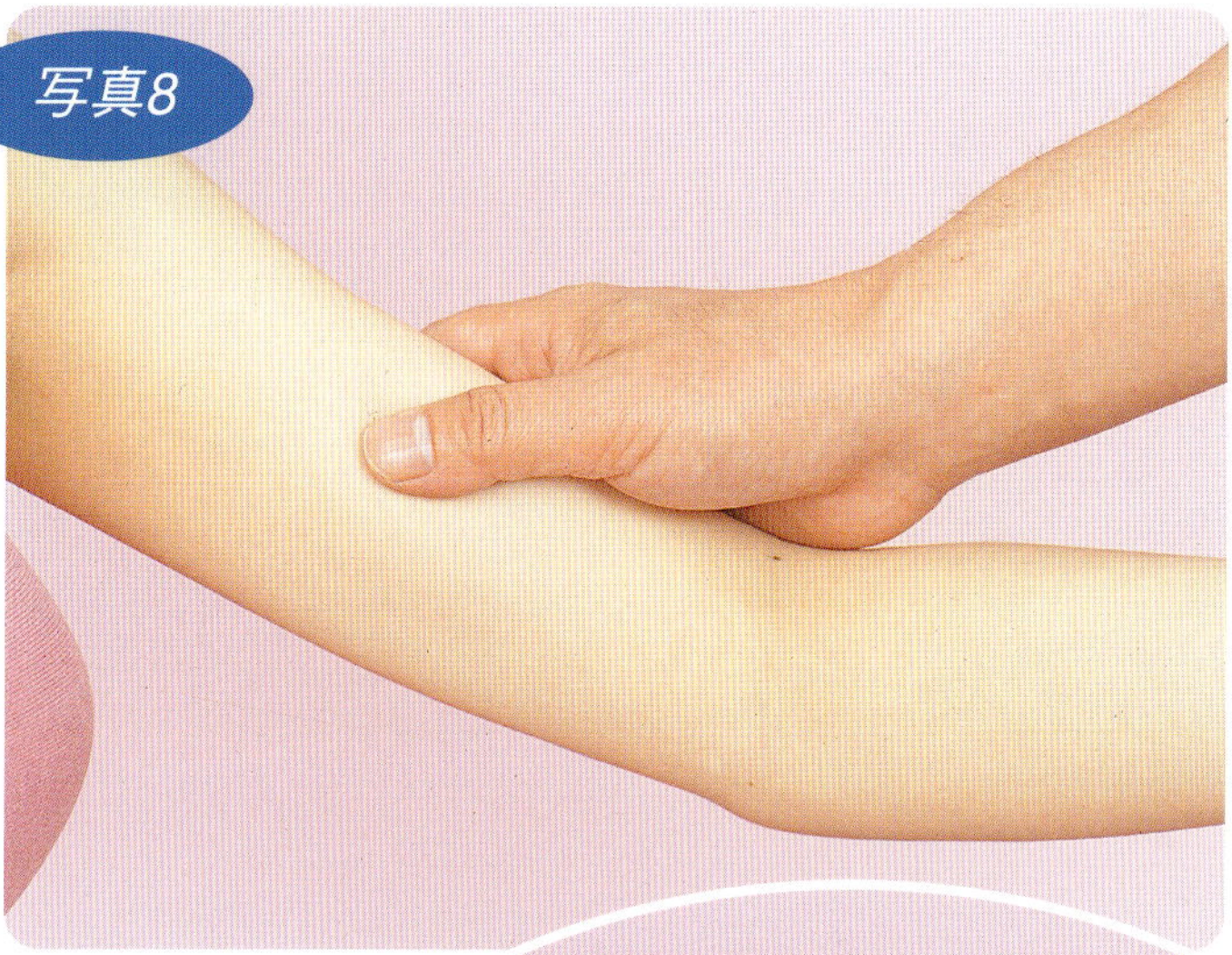

親指の力を抜いて意識を指先に集中し、軽く当てます。

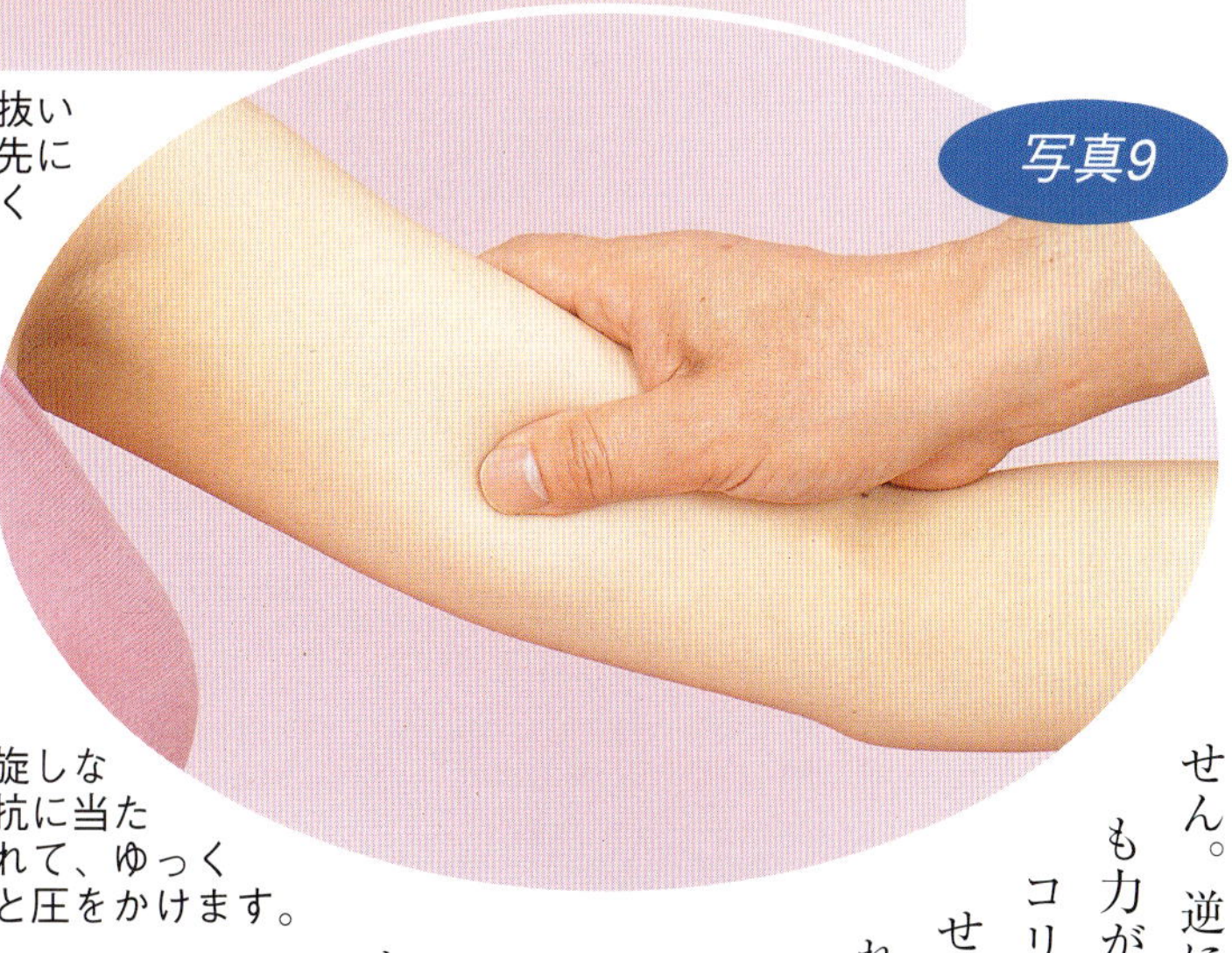

手首を内旋しながら、抵抗に当たるまで入れて、ゆっくりジワーと圧をかけます。

◆離す時

そして、何等抵抗がなければ、できるだけ深部まで指を入れていきます。もし抵抗に当たったら、ゆっくりジワッーと圧をかけ、少し止め、次の瞬間、素早く手首を外旋しながら、同時に拇指も手前にパッと離します（**写真10**）。

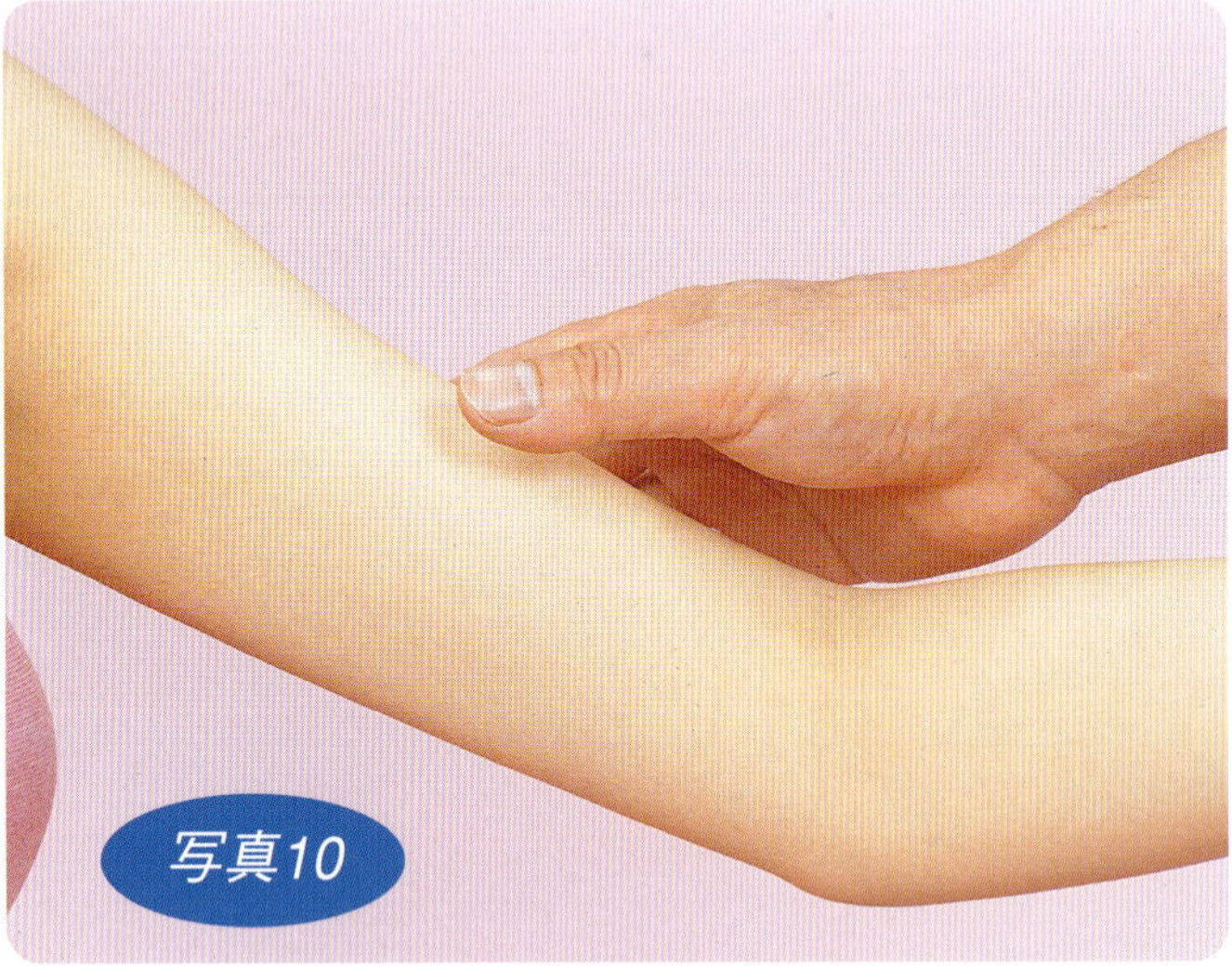

写真10

をらにま首が前し手な手離くしをと早旋指パッ素外親す。

◆指の移動

リズミカルな押圧を繰り返すために、指を離した瞬間、次の押圧部位に指を速やかに移動します。「ジワッー、パッ」「ジワッー、パッ」をリズミカルに繰り返し、基本治療線上を移動していきます。

以上のようなテクニックを使う事により、指先の力をできるだけ抜き、指先に意識を集中して敏感にし、最小の力で、力まずに体全体を使い、より安定した押圧法ができるのです。ただ単に、機械的に「押す」のではありません。

②両手の拇指での押圧法
（「ハ」の字の形）―肩部、背腰部、下肢部などの治療）

◆押す（入れる）時

肘の関節を軽く曲げ、両手の拇指を「ハ」の字の形にして患部（押圧点）に当てます（**写真11、13**）。次に、上体を前に倒しながら体重を指先に掛けていき、同時に肘を曲げながら圧度の調整をします（**写真12、14**）。ちょうど電車のパンタグラフのように伸縮させながら、圧度を調整します。この時、拇指の関節の力で押圧してはいけません。拇指の関節は伸ばしたまま、体重（上体からの力）を伝えるだけです。

また、施術者の目の直下部に押圧点がくるようにすれば、圧

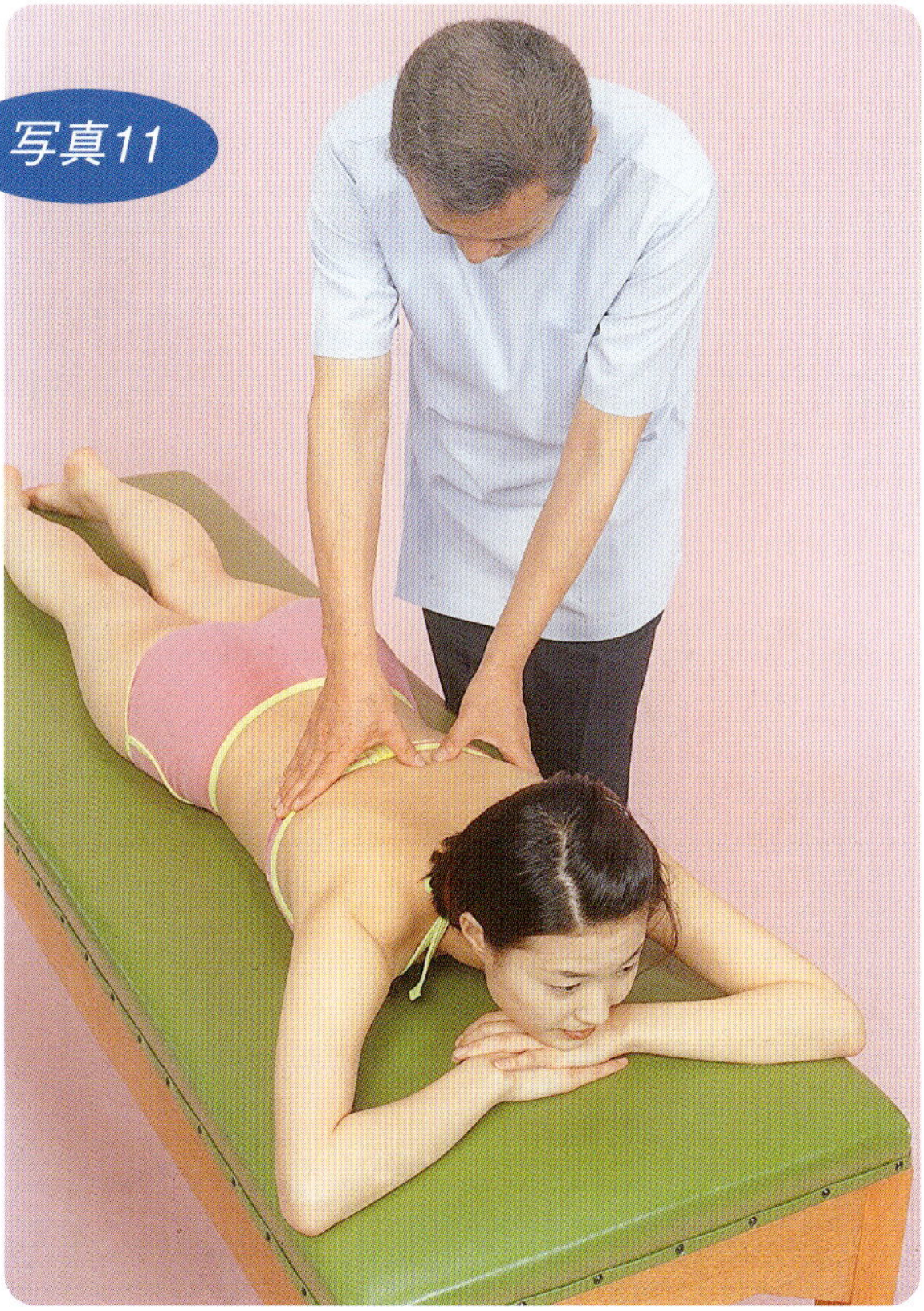

親指を「ハ」の字の形にして意識を指先に集中し、軽く当てます。

（指）は垂直に入ります。もし、押圧点が自分の目の直下部より前方にあると、圧は斜め前にずれてしまいますので、気をつけましょう。

シコリがある場合は、シコリが逃げない様に両拇指で挟みな

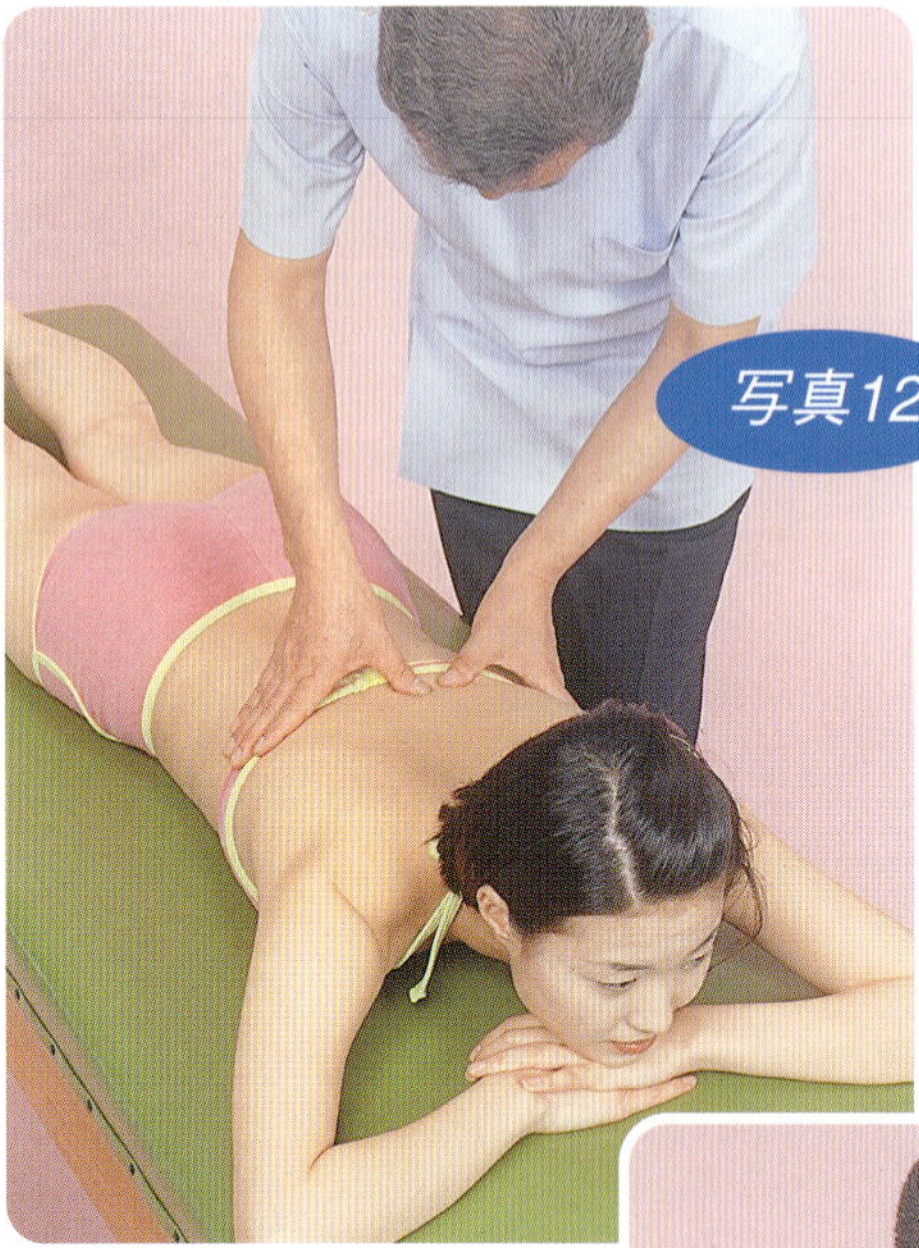

上体を前に倒しながら、同時に肘を曲げて圧度を調整し、ジワーと圧をかけます。

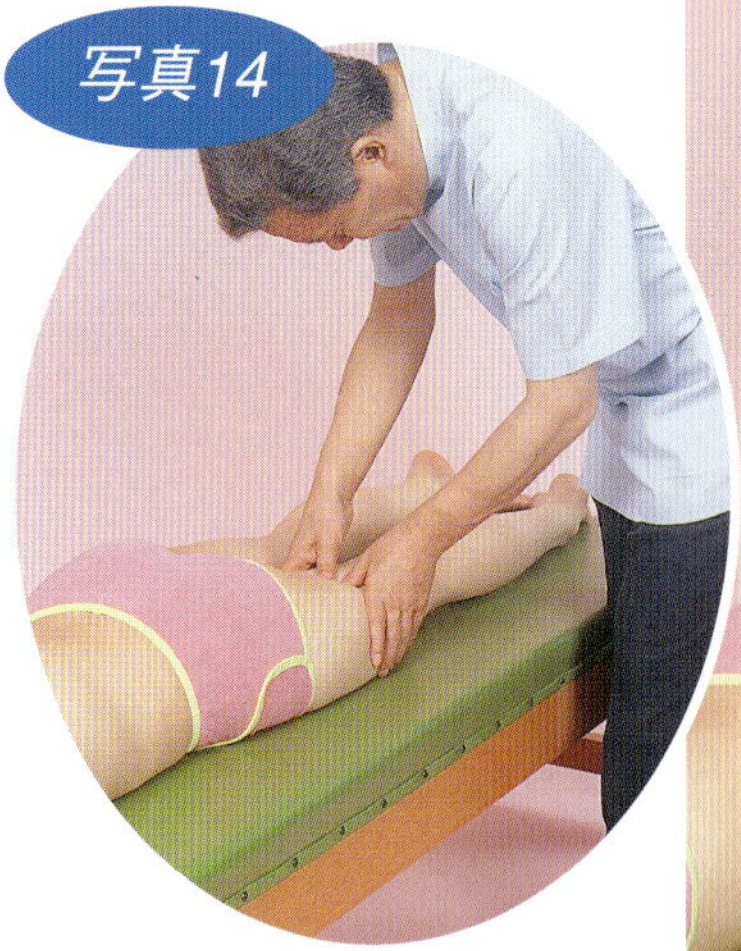

大腿（もも）後面部の場合

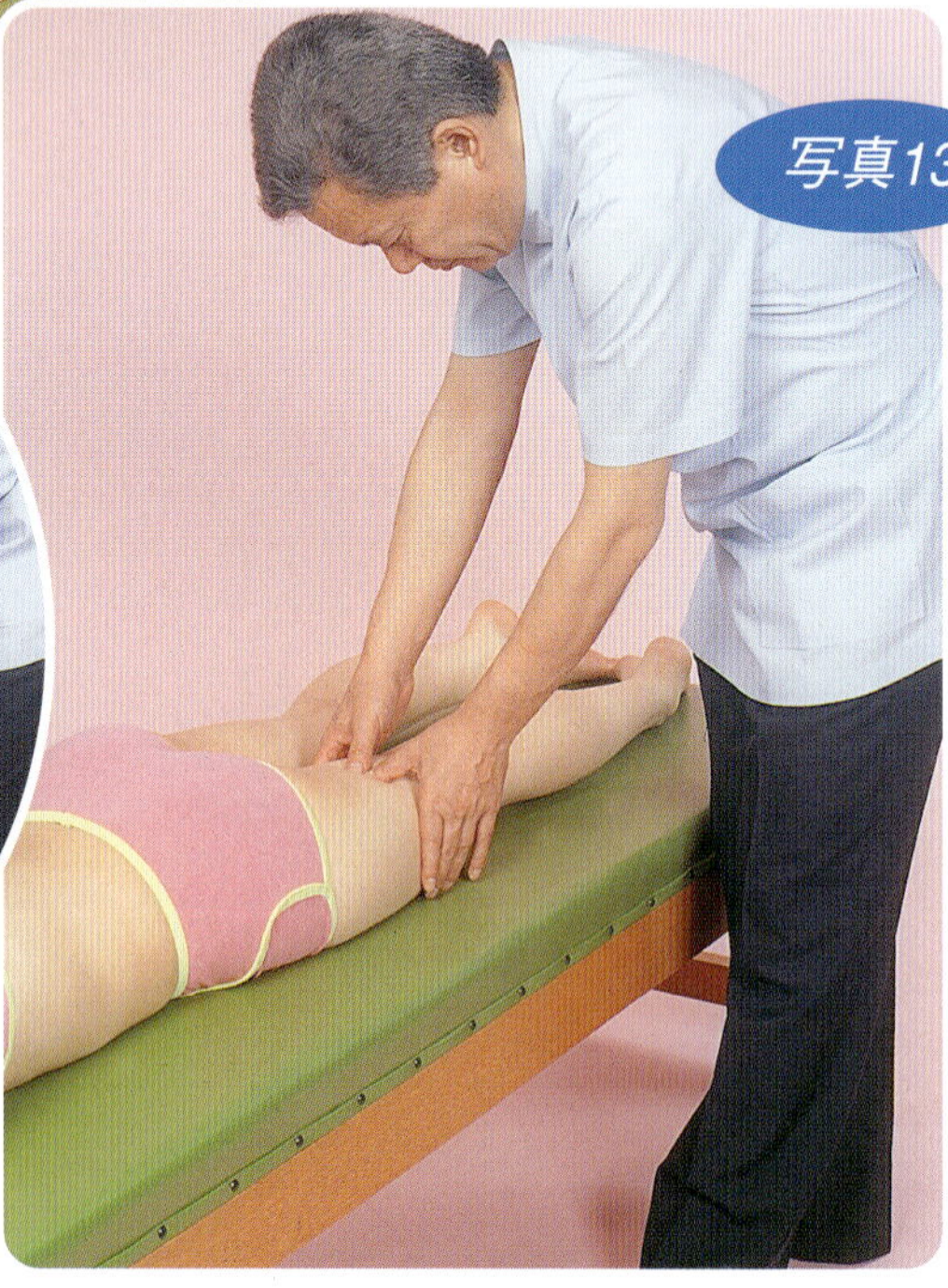

がら押圧します。

◆離す時

抵抗に当たったらやや圧をかけて少し止め、次に、重心を後方に移動しながら、両手首を手前に素早く回転させてパッと圧を抜きます（写真15、16）。

◆移動

圧を抜いたら、素早く次の押圧部位に指を移動します。

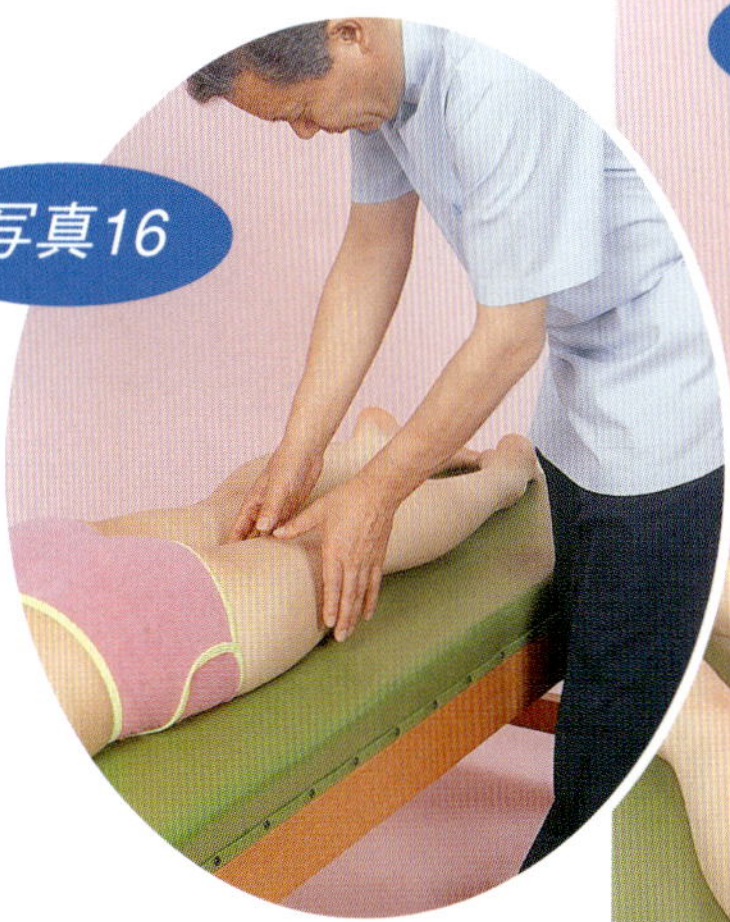

重心を後方に移動しながら、素早く手首を手前に回転させて、パッと圧を抜きます。

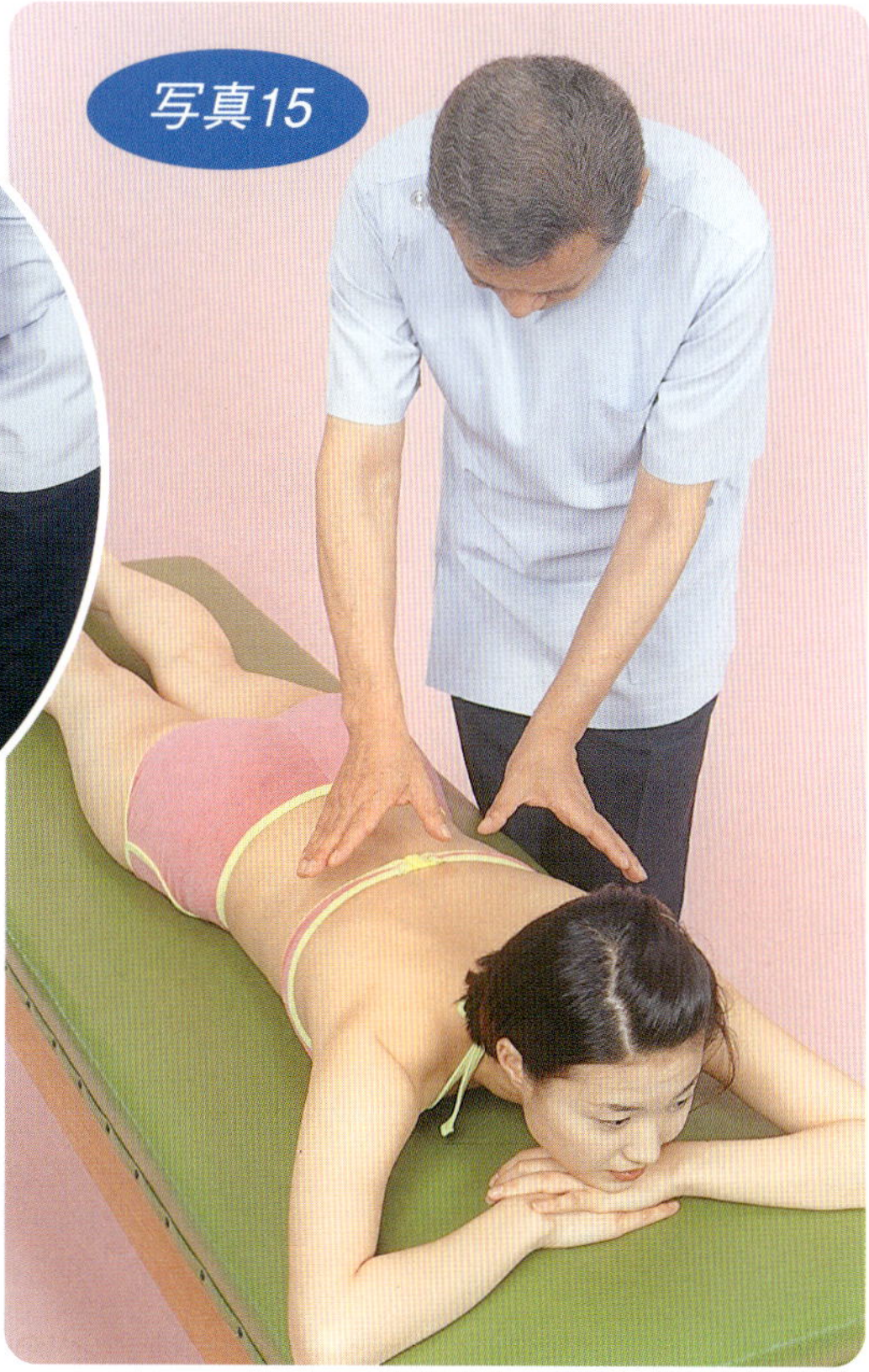

③片手の四指（拇指を除く）での腹部の押圧法

みぞおち（心窩部）と下腹部は、原則として片手の四指で押圧し、反対の手の拇指は補助的に使います。ただし、幽門部（胃の出口）だけは、両四指で押圧します。四指を少し曲げ寄せるようにして、接触面を水平にし、面（スポット）で押圧します。

◆押す（入れる）時

肘を少し曲げ、四指の関節の力を抜き、指先に意識を集中し、軽く患部に当てます（写真17）。四指の関節をビーンと伸ばして力を入れないようにします。次に、上体を前に倒しながら乗せるようにして、同時に四指の関節、手首、

写真17

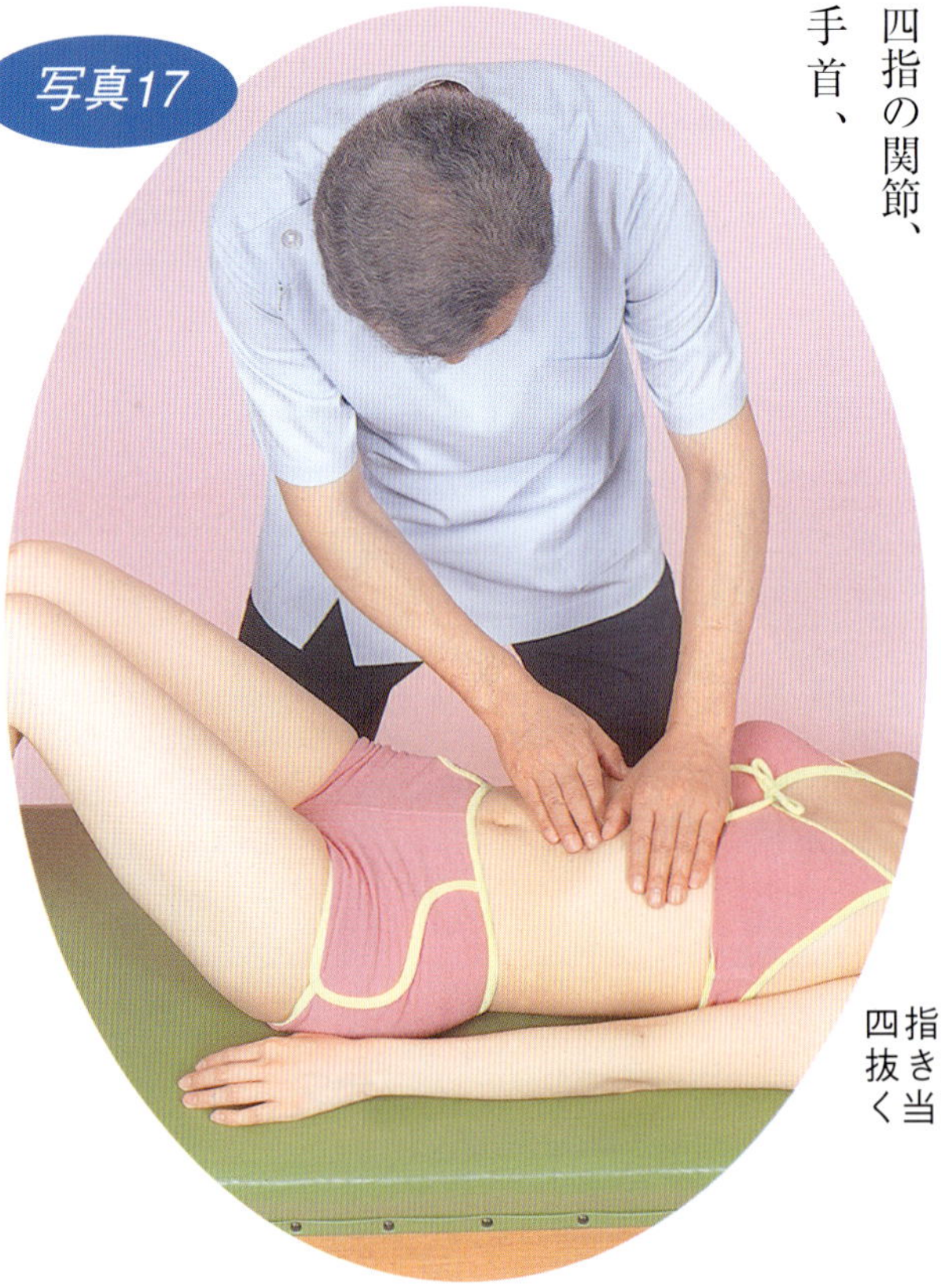

四指、手首の関節の力を抜き、意識を集中して軽く当てます。

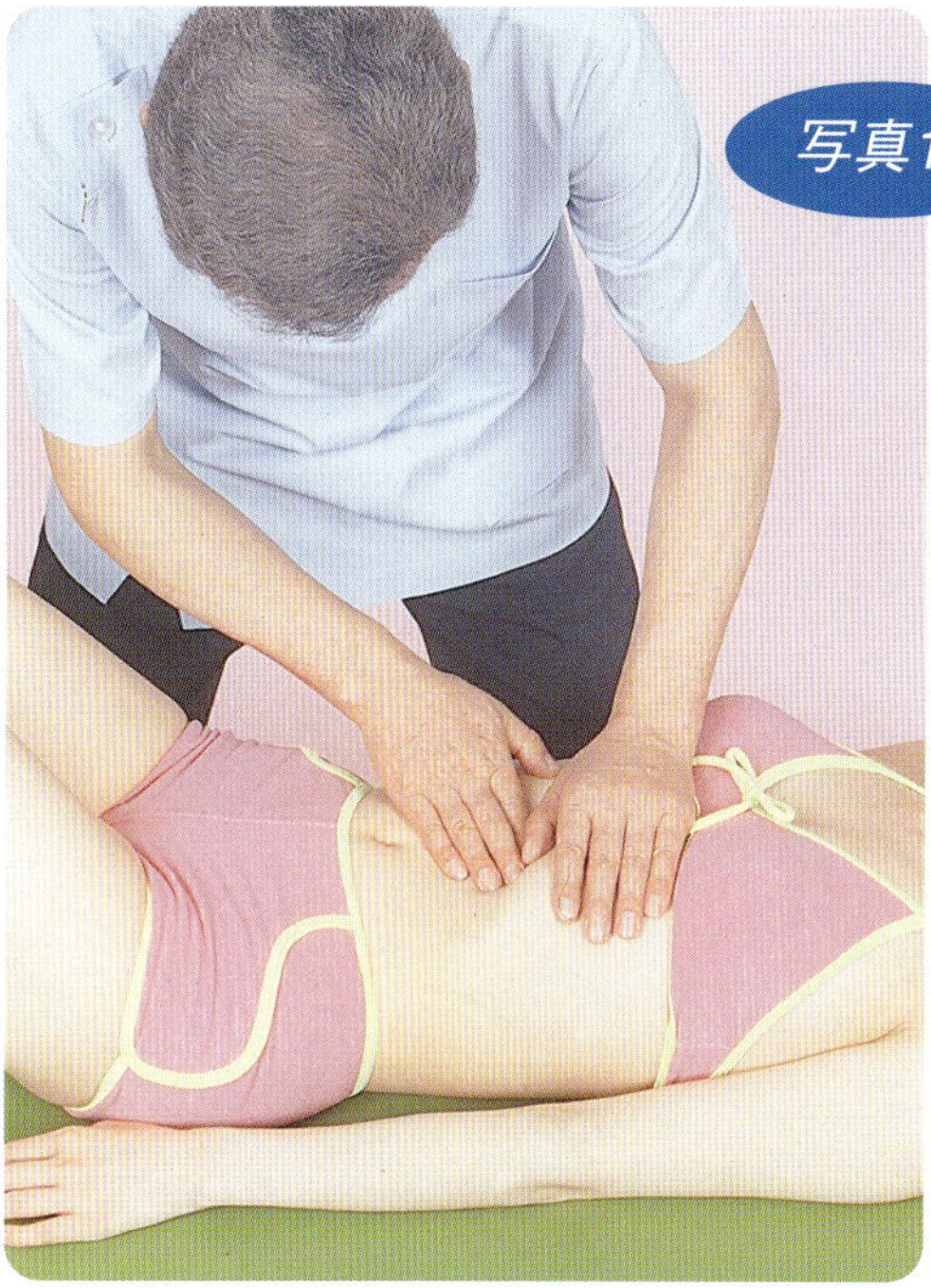

肘の柔軟性を保ちながら、静かに無理なく、自然に入れていきます。強すぎる場合は、肘を曲げて力を抜きます。そして、出来るだけ深部まで四指を入れていき、一体化させます（**写真18**）。

上体を前に倒しながら、同時に肘を曲げて圧度を調整し、無理なく自然に抵抗に当たるまで入れていきます。

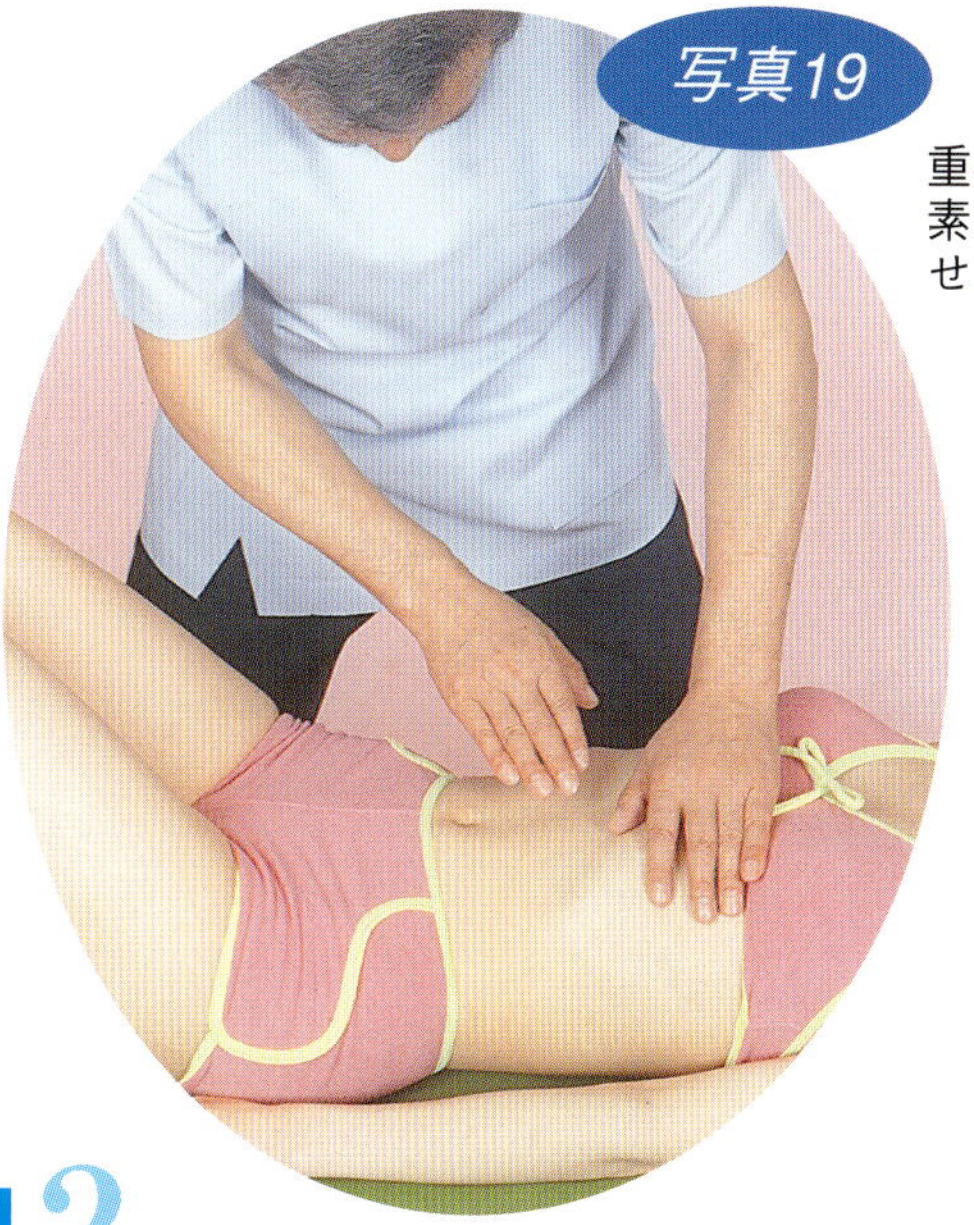

重心を後方に移動しながら、素早く手首を上方に回転させ、パッと圧を抜きます。

◆離す時

抵抗に当たったらやや圧をかけて少し止め、次に、重心を後方に移動しながら、素早く手首を背屈させ、パッと圧を抜きます（**写真19**）。

◆移動

圧を抜いたら、次の押圧部位に、指を速やかに移動します。

④両手を重ねた四指での腹部の押圧法

（写真20、21、22）

幽門部、中腹部の押圧法は、右四指の上に左手掌部を重ねて、両手で押圧します。押圧法は、片手の場合と同様ですが、片手よりも力が入りやすいため、手首と肘の関節を柔軟に使います。また、片四指での押圧法と同様に、上体を乗せながら肘の関節を柔軟にして、圧度の調整をします。

写真20

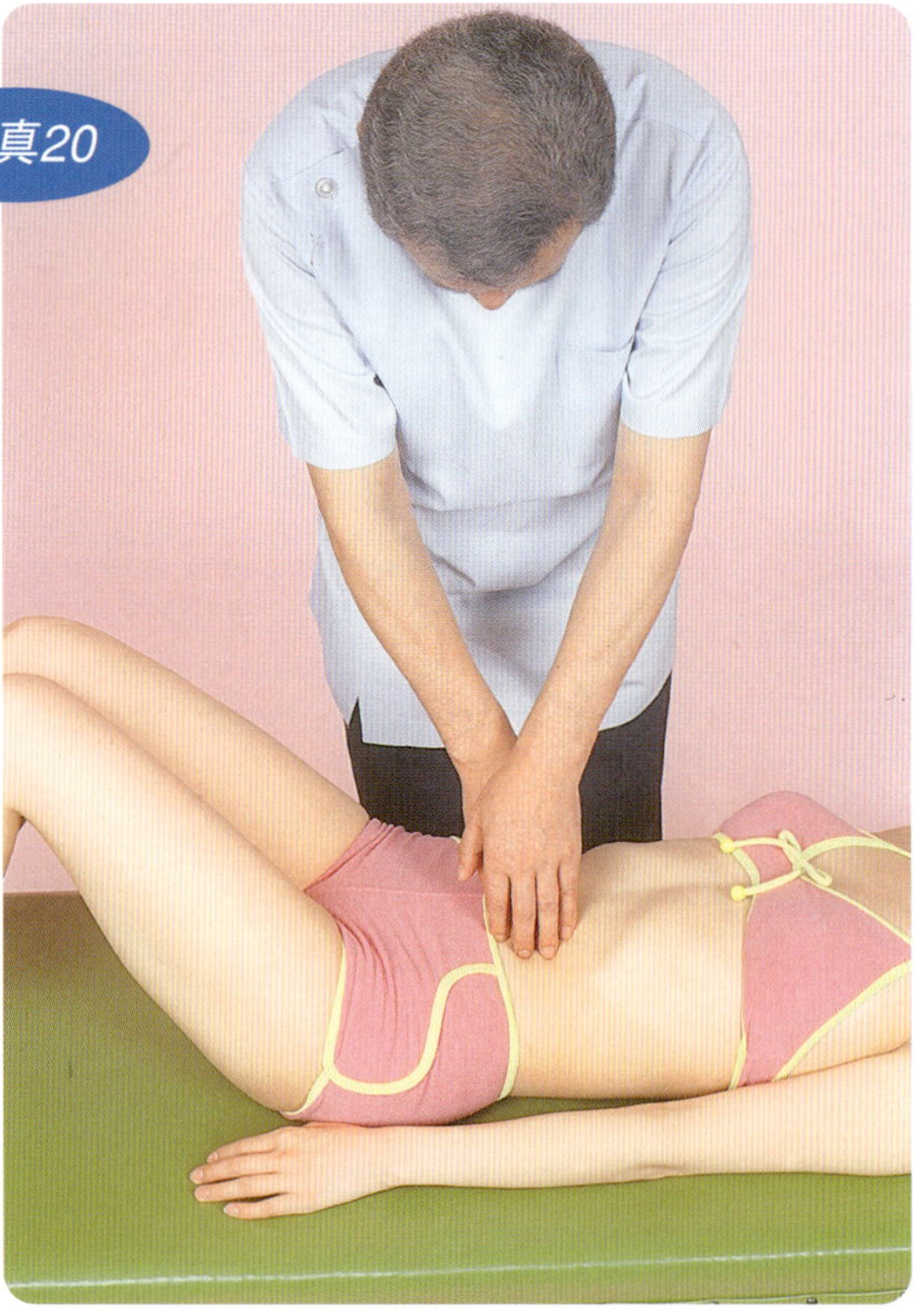

両手を重ねて四指、手首の関節の力を抜き、意識を集中して軽く当てます。

写真21

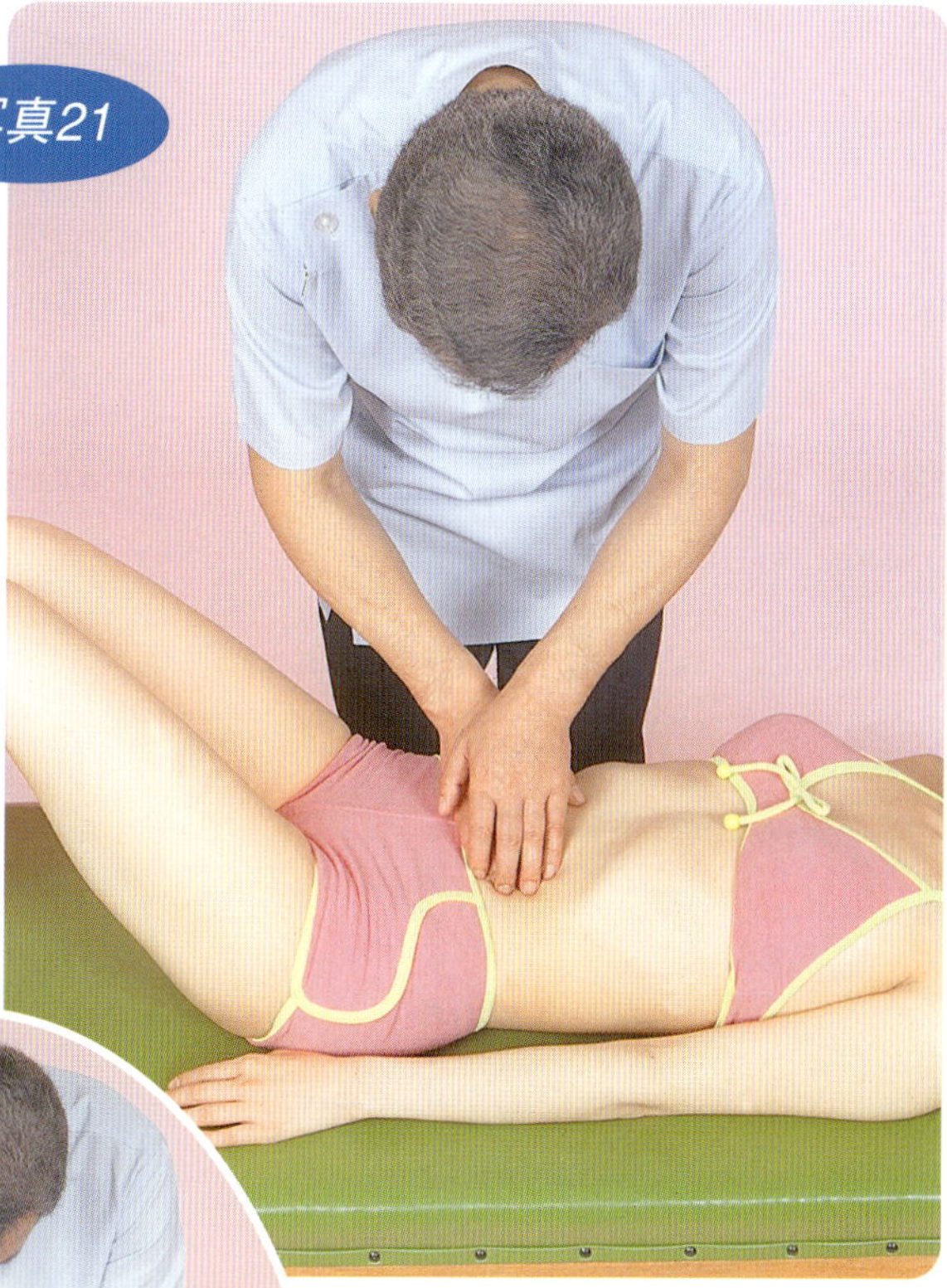

上体を前に倒しながら、同時に肘を曲げて圧度を調整し、ジワーと抵抗に当たるまで入れていきます。

写真22

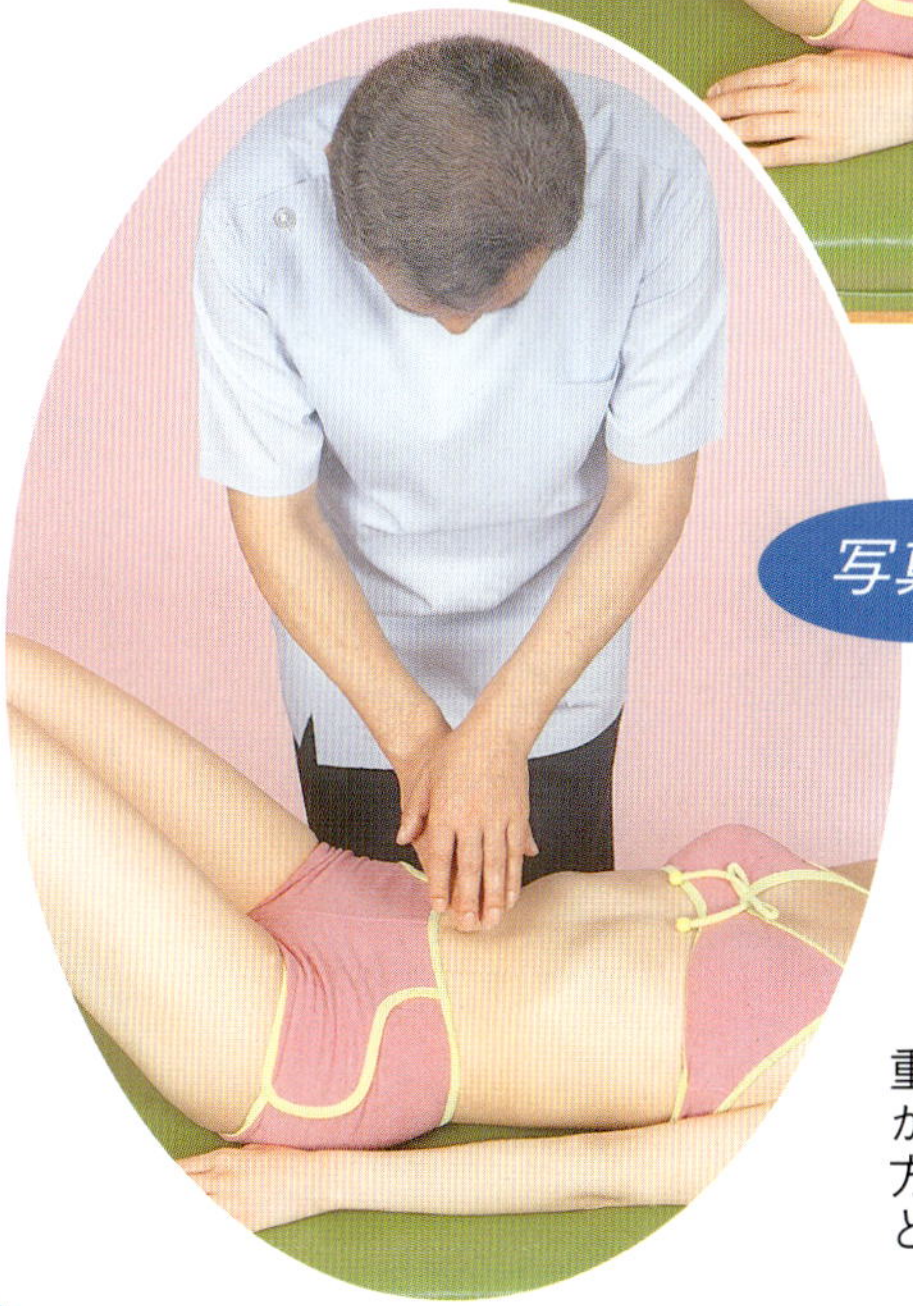

重心を後方に移動しながら、素早く手首を上方に回転させて、パッと圧を抜きます。

（3）押圧時間　一圧三～五秒

押圧時間が短くなると、圧が深部まで到達しないので、特に初心者は短くならないように注意します。上達して無理なく速く深部迄圧が到達するようになれば、多少短くなっても良いでしょう。その理由は、動脈は深部を走行しているためと、患部（シコリ）が深部にある場合は、見落とし、圧が到達しないので効果が上らないためです。

（4）圧度　痛くしてはダメ！「イタキモの世界」

特に急性期や炎症疾患では、強い押圧は症状が悪化するおそれがあります。また腹部も強圧してはいけません。慢性化した骨格筋系のシコリでは、比較的やや強めに押圧する事がありますが、出来るだけ圧刺激を与えない押し方をします。

適度の圧は、客観的に一定のものはありません。部位、疾患、体質、体型、病状により違います。これが難しいところですが、初心者は、次の点を目安に決めると解りやすいでしょう。

◆初心者の圧度の目安

①ポイントの押圧（悪いところを押圧する時）

症状の出ているシコリを押圧して、少し痛いけど気持ちのいい感覚（快痛感）が、丁度よい圧度です。適度の圧が解らないときは、患者に聞きながら圧度を調節して下さい（痛みは主観的要素が強いので、これだけが判断の基準にはなりませんが、一応の目安にします)。

②ポイント(シコリの部位)以外の押圧

治療の後で押された感覚が残ったり、痛みが出たり、だるくなる様では強すぎます。治療の後で軽くなり、さわやかな気分になるのが、丁度よい圧度です。

(5) 垂直圧 真っ直ぐ、真芯で捉える

原則として体の表面から垂直に、体の中心に向かう方向に押圧します。ずらしたり、滑らすような押し方をしてはいけません(**図3、垂直圧**)。

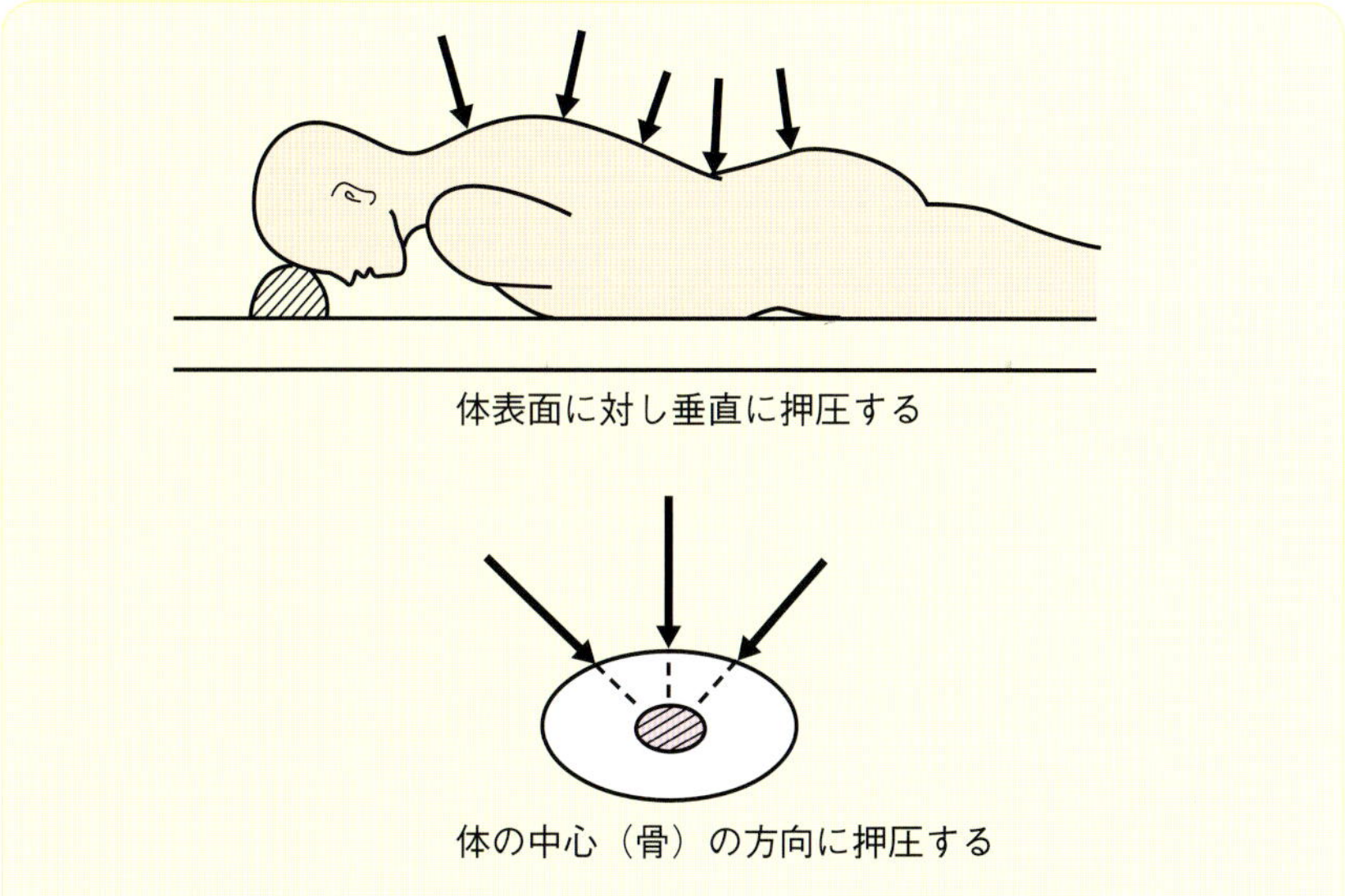
体表面に対し垂直に押圧する
体の中心(骨)の方向に押圧する

(図3)垂直圧

但し、シコリを押圧する場合は、シコリに対し色々な角度から押圧して解きます。

（6） 治療時間　長ければ良いというもんじゃない
「短時間で効果的治療」

慰安ではなく、治療が目的ですから、長ければ良いというものではありません。効果が上がれば、短い方がよろしい。初心者のうちは無駄が多く、時間がかかってしまいますが、上達すれば、短時間で効果を上げられるようになります。そのためには、原因になっている悪い所（ポイント）を早く見つけて、効果的に手技を使うことです。また経験を積んで「気のパワー」が強くなれば、早く良くすることが出来ます。原則的に、全身治療は約一時間位、腹部治療は約二十～三十分位にします。それ以上施術すると過量となり、患者が疲れて逆効果となりますので注意しましょう。

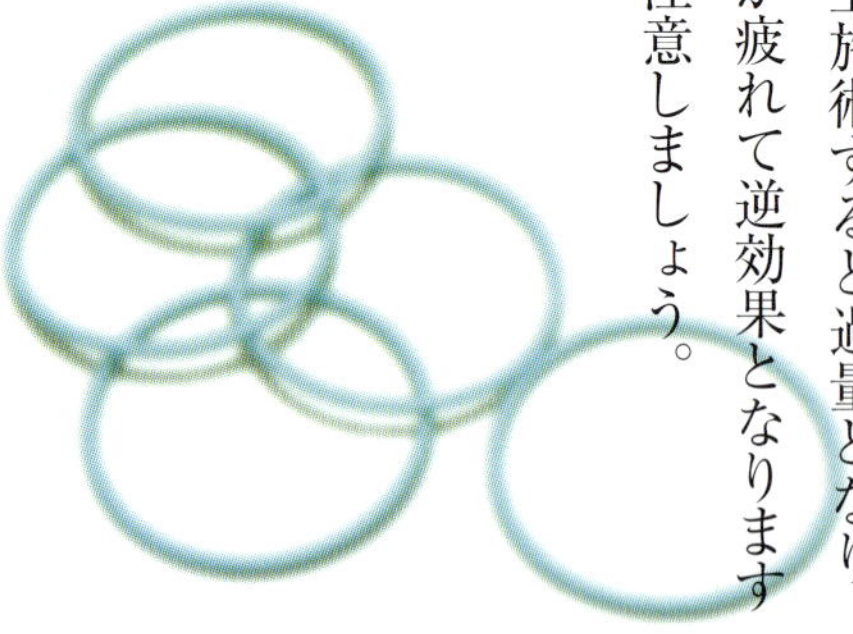

3 応用手技

（1）シコリの見つけ方

①細かく刻む様に押圧

ポイント（重点治療部位）は、シコリの出来やすい部位ですので、細かく刻む様に触圧診します。前述のように、**指先の力をできるだけ抜き、神経を指先に集中して、注意深く押圧を繰り返す事が必要です。**そのような押圧のやり方を練習すれば、段々指先が敏感になって、開眼し、あたかも指先に目があるかのように、黙って触ればピタリとポイントにヒットするようになるでしょう。そうなれば、貴方は治療の達人、即ち「癒しの手」を獲得した事になります。

もし、貴方が指先の力だけで押圧するなら、何も判らず、ただ機械的に押すだけで、闇夜で手探りをして歩くようなものです。患者にとっても、シコリに指がピタリと当たらなければ、歯がゆい思いをし、治療を受けながら、逆にストレスをためる事にもなりかねません。初心者の場合、わざとシコリを避けているのではないか、と思うくらい、ポイントではない部位ばかり押圧してしまいます。

実際、初心者にとってはシコリは見つけにくいものです。

②痛みを目安に

もし、患者が痛みや重苦しいなどの症状がある時は、体のどの辺りから出ているか詳しく聞き参考にします。もし、貴方が、ポイントが体のどの部位にあるかを熟知してしまえば、これだけで、ほぼ間違いなくポイントに指を当てることが出来るでしょう。健常部は、適度の弾力性があり柔らかく、シコリは健常部に比較して硬いので、指の関節の力をできるだけ抜き、同じ圧度で細かく押圧しながら移動していけば、硬い部位ではより力を入れなければ入っていかないので、比較すれば判りやすいものです。また、痛みの出ているシコリは敏感になっているため、軽く押圧しても圧痛があり、いかにも「そこが悪い」といった、嫌な痛みがするものです。これは患者に、悪いところに指が当たったら、どんな痛みが出るか、言ってもらえばよく判ります。

③深くまで押圧

腰部、殿部、大腿部、腹部などは深部にシコリがあり、深くまで押圧しないと指が届かず、見落としてしまいます。深くまで圧を通すには、前述のように、出来るだけ指の関節の力を抜き、体全体を使い押圧します。そのような押圧のやり方で、指を深部まで入れていくと、シコリが抵抗感として指先に当たります。

④体に慣れ、シコリをよく知る

指先の感触でシコリを見つけるには、普段からよく練習して、実際の体のシコリはどういうものか、よく慣れることが必要です。ただ漠然と練習するのではなく、**指の力をできるだけ抜き、意識を指先に集中して、シコリを探しながら押圧する事が大切です。**

(2) シコリの解き方

①シコリを押し潰さない

シコリがあると、ついつい強く押したり、押し潰したくなりますが、決して押し潰してはいけません。シコリをほぐすには、単なる機械的刺激を加えるのではなく、シコリ部の血液の循環を良くしなければほぐれません。血液の循環をよくすることで、新鮮な酸素、栄養素、免疫物質（或いは生理活性物質）などを多く含んだ血液が供給されて、細胞が活性化し（元気を取り戻して働きが活発になり）、シコリの原因となっている代謝産物（疲労物質）、炭酸ガスや病的滲出液が除去されて、代謝が促進されて、本来の健康な弾力性を取り戻すのです。シコリ部の血液の循環をよくするには、シコリ部の毛細血管の循環をよくする手技、つまりジワッーとシコリに圧をかけて、パッと離すやり方を繰り返すことで、その目的が達せられるのです。

②シコリの境界から解く

シコリは、氷が解けるのと同じように、芯から解けるのではなく、外側からほぐれていきますから、シコリの境界面によく押圧を加えて解くのがコツです。どんな硬いシコリも、押圧を繰り返していると、ほぐれる糸口が出てきますから、ほぐれ始めた糸口を広げるように解いていきます。

③多方向の押圧

シコリは立体的ですから、シコリの形状に合わせて、垂直方向だけではなく、いろいろな角度から、シコリの中心に向かう方向に押圧を加えるとよいでしょう。**（図4、シコリに対する押圧）**

以上のようなやり方を繰り返していると、シコリが、ある瞬間からフッと緩んできます。すると圧痛も楽になり、患者は治療前の苦しかった症状が軽くなってきます。ある程度緩んだら、それでシコリ部の治療は終わりです。それ以上やるとやり過ぎになり、後でだるくなったり、痛みが出たりします。

④悪い血液の逃げ道を確保

後はシコリの周囲をサッと治療して循環を良くし、悪い血液の逃げ道を作ります。これをやらないと効果は半減します。また、もし周囲に見落としたシコリがあると、悪い血液がそのシ

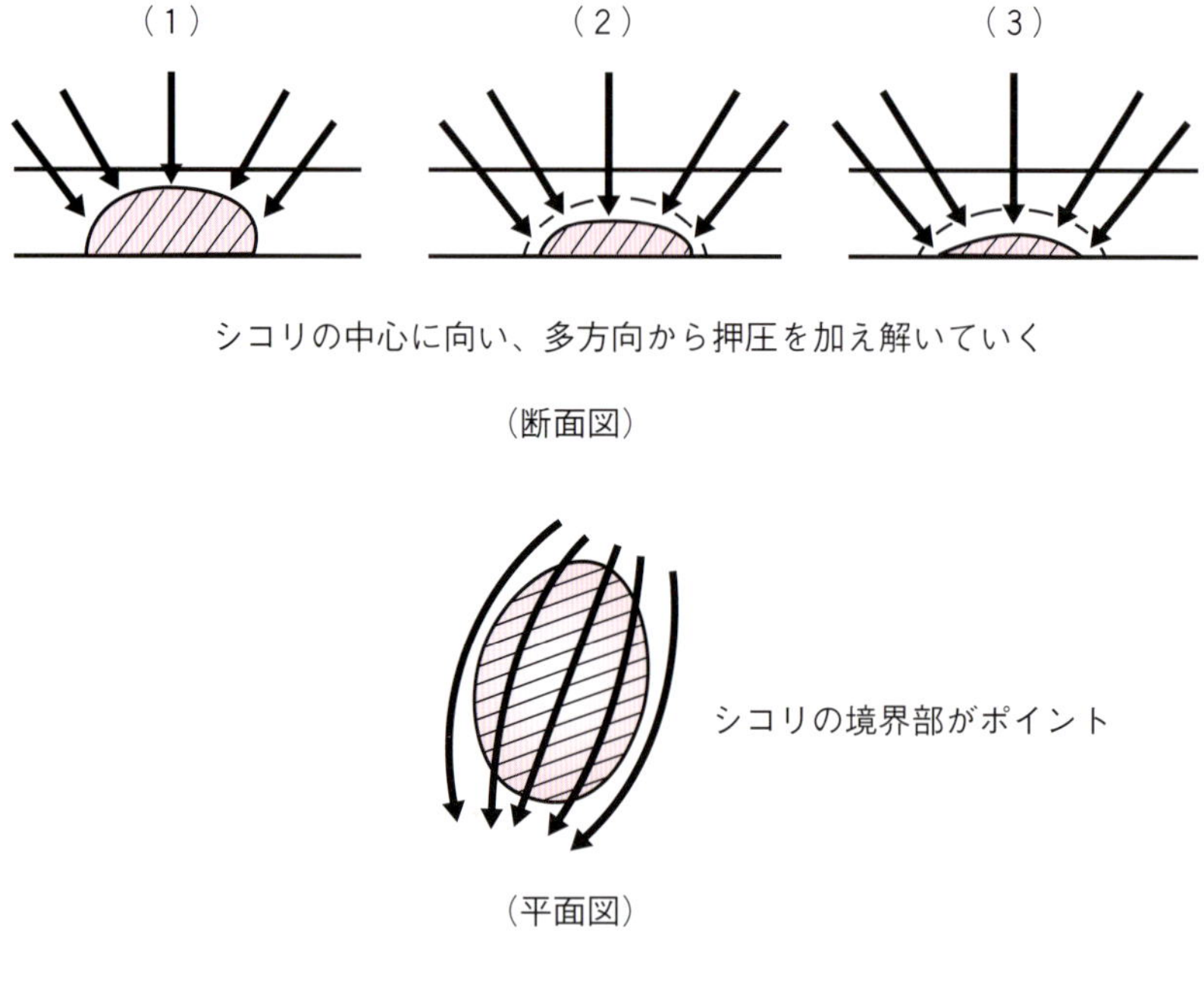
（1）
（2）
（3）
シコリの中心に向い、多方向から押圧を加え解いていく
（断面図）
シコリの境界部がポイント
（平面図）

（図４）シコりに対する押圧

コリにとどまり、今度はそのシコリから痛みが出る事になるので、無痛性のシコリもある程度押圧を加え、循環を良くしておく事が必要です。

(3) 治療後、痛みが出る原因

愁訴の原因と思われるシコリを治療したが、後で痛みが出る事があります。その場合、次の三つの原因が考えられます。

①適量適圧でなかった時

治療を多くやり過ぎたり、押圧が強すぎた時、後で痛みが出ます。慢性化したシコリや無痛性のシコリでも、強圧を加えると後で痛みが出ます。特に急性期で自発痛や圧痛が激しい時は、よりひどく出ます。このような時は、慎重に静かに、指先に意識を集中して、触るような感じで、ソフトに漸増急減圧を繰り返すと痛みが取れますが、自信のない時は、痛みが治まるまで治療を休んだ方がよいでしょう。

②シコリがまだ十分に解けない時

シコリが慢性化して重症の場合、一回の治療直後症状が軽くなっても、完全にシコリは解けずにまだ残っていますので、しばらくしてから、残っている部分から痛みが出てきます。この場合、残っている部分のシコリを繰り返し治療してシコリを解いていきます。慢性化している場合はこのケースが多いようです。

③やり残したシコリがあった時

症状の出ていない無痛性のシ

コリがあり、見落として治療しなかった時に、後で痛みが出る事があります。このような場合は、見落としたシコリをもう一度探して治療します。

④シコリの見落とし
―隠れシコリ

シコリの見落としやすい部位は、深層や骨の際、骨の上や角、骨の内側などで、こういった部位は、押圧の方向を変えながらよくよく触圧診することが必要です。そこには隠れたシコリがある事が多いのです。もし、隠れたシコリを見落として押圧しなかったら、治療の後で、そのシコリが痛みを発する事になるでしょう。また貴方がいくら熱心に治療しても、シコリを見落としていたら、いつまでも症状が取れず治らないという事になるでしょう。こういったケースは腰痛症等によくある事です。特に慢性化した腰痛症では、シコリが広範囲に複数あり、しかも骨の内側や深部のシコリが多く、見落としやすいものですから、注意しなければなりません。

まとめ

患部（悪い所）は、「気血」が滞り、シコリ（組織の硬化、硬結）や圧痛など何らかの異常が現れている。その部位を見つけて、指先の力をできるだけ抜き、指先に意識を集中し、「思いやり」と「いたわり」の気持ちで、優しく、体の中心に向かう方向（垂直圧）に、ジワー・パッ（漸増急減圧）を繰り返すと、シコリはみるみる柔らかくなり、症状が改善される。これを繰り返し治療していくと、「気血」の循環がよくなり根治する。

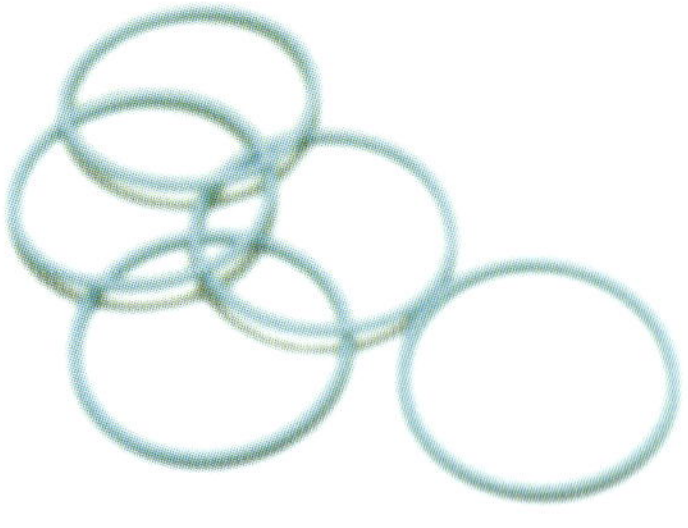

第二章

坐位又は横臥位で

——上肢部　頚部　肩部——

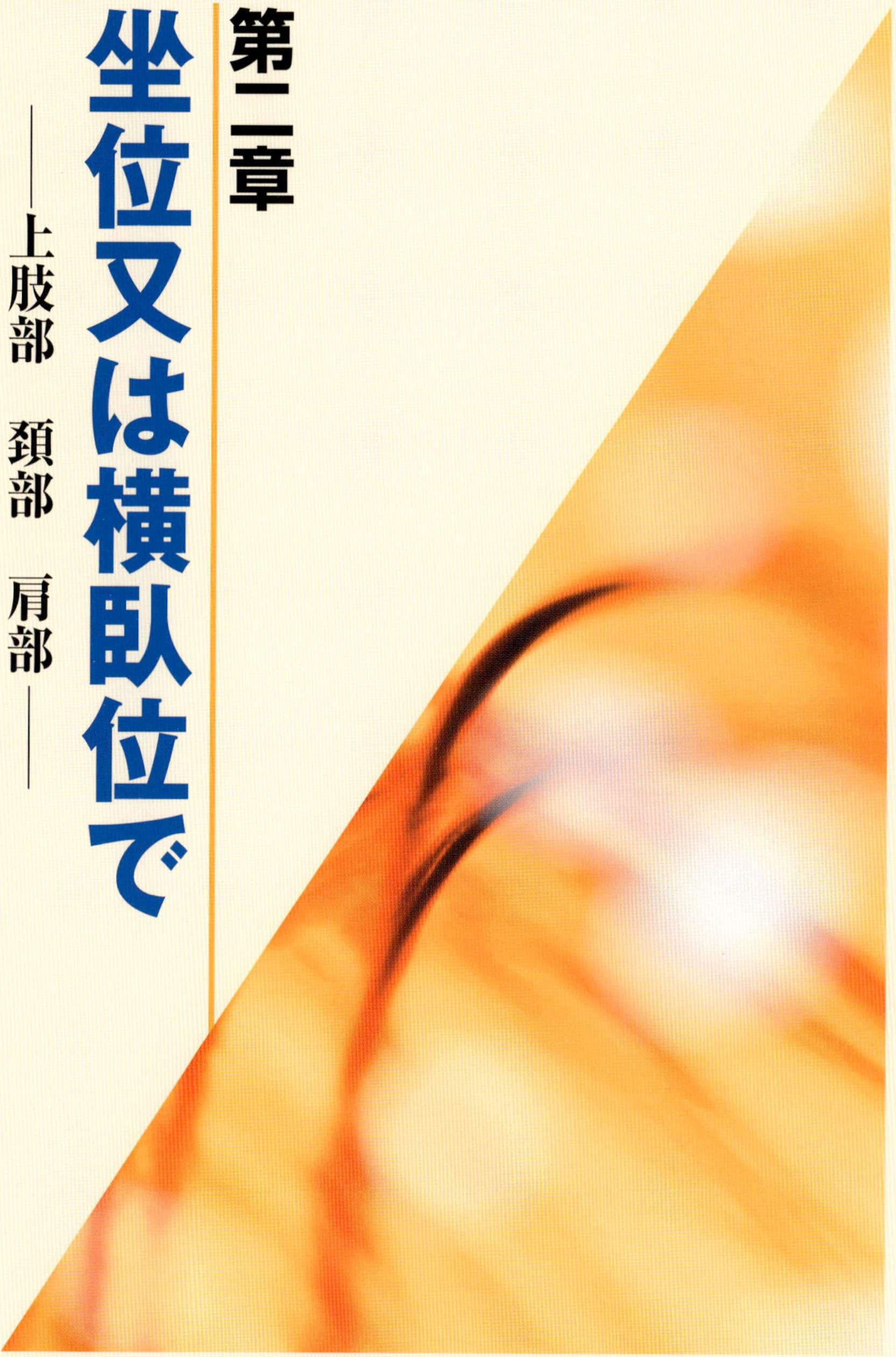

1 肩凝り

◆原因

肩凝りになりやすい体質があります。それは冷え症、低血圧症、自律神経の働きの悪い人、甲状腺機能が低下気味で基礎代謝が低い人です。そのような人は全身の血液循環が悪く、代謝産物（疲労物質）が蓄積してシコリが出来やすいためです。また、子供の頃から余り運動をしないで成長した人は、骨格・筋系の発達が悪く、頭部を支える首、肩の筋群が弱く、姿勢が悪いと首肩の筋群に負担が掛かり、筋疲労により硬化します。

直接的な原因として、不良姿勢でのＯＡ機器操作、デスクワーク、家事労働、育児、重労働、衣服の圧迫（ハイネック、ネクタイ）などがあります。また心理的ストレス、抑うつ状態が原因になります。その他、風邪にかかったり、発熱、高血圧症、内臓疾患、消耗性疾患などの場合も、血液の循環が悪くなり、肩凝りになります。その場合は、原因となる疾患を調べ治療する必要がありますが、この場合も、背景に首、肩の筋群の硬化がありますので、対症的に首、肩の治療をすれば、症状を軽くすることが出来ます。

◆症状

肩から首にかけての重圧感、不快感、時に頭重、吐き気。

(1)肩上部が重苦しい時

治療法　患者—坐位

肩上部の治療

(写真23、24)

施術者—患者の側方から後方に位置します。

施術者は両拇(親)指を「ハ」

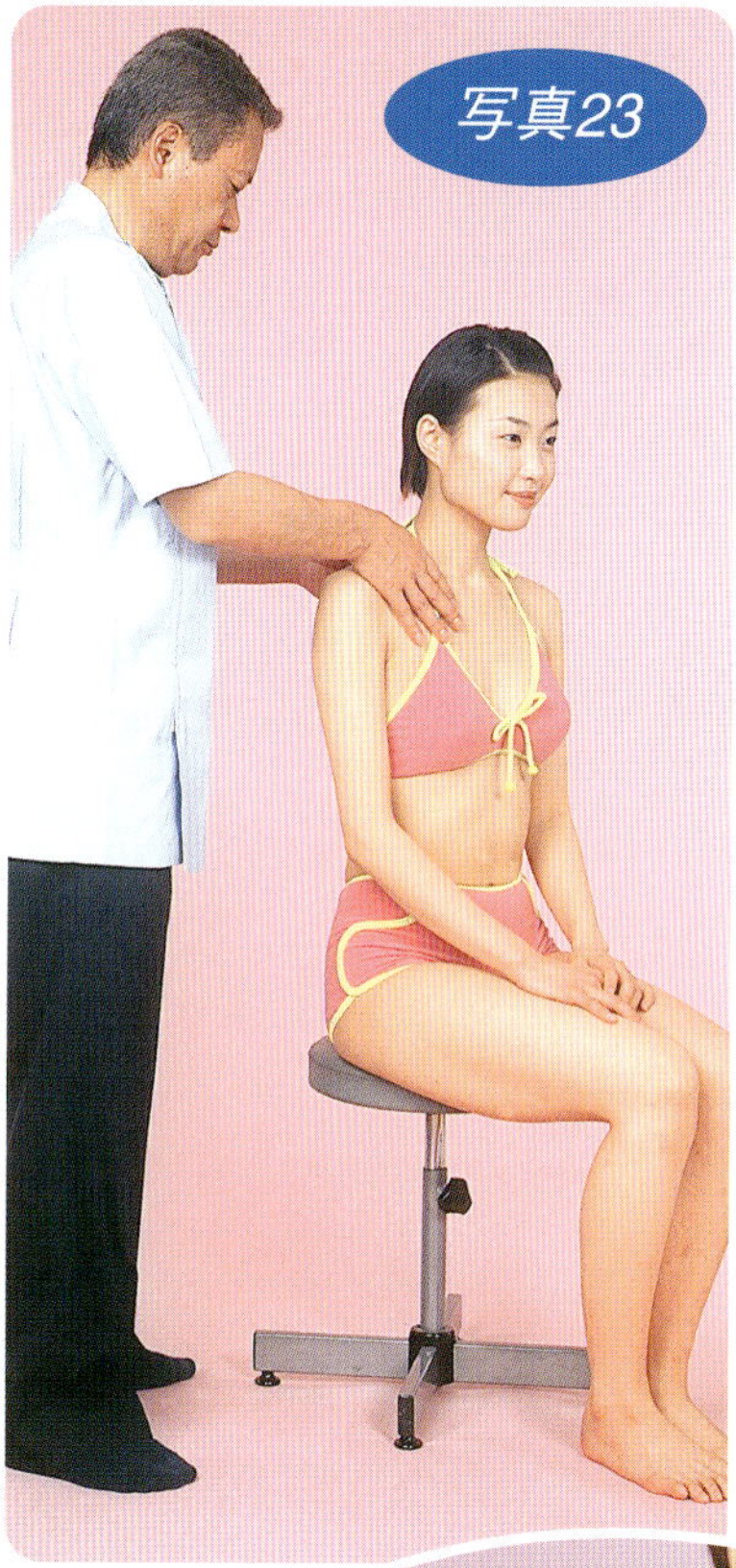

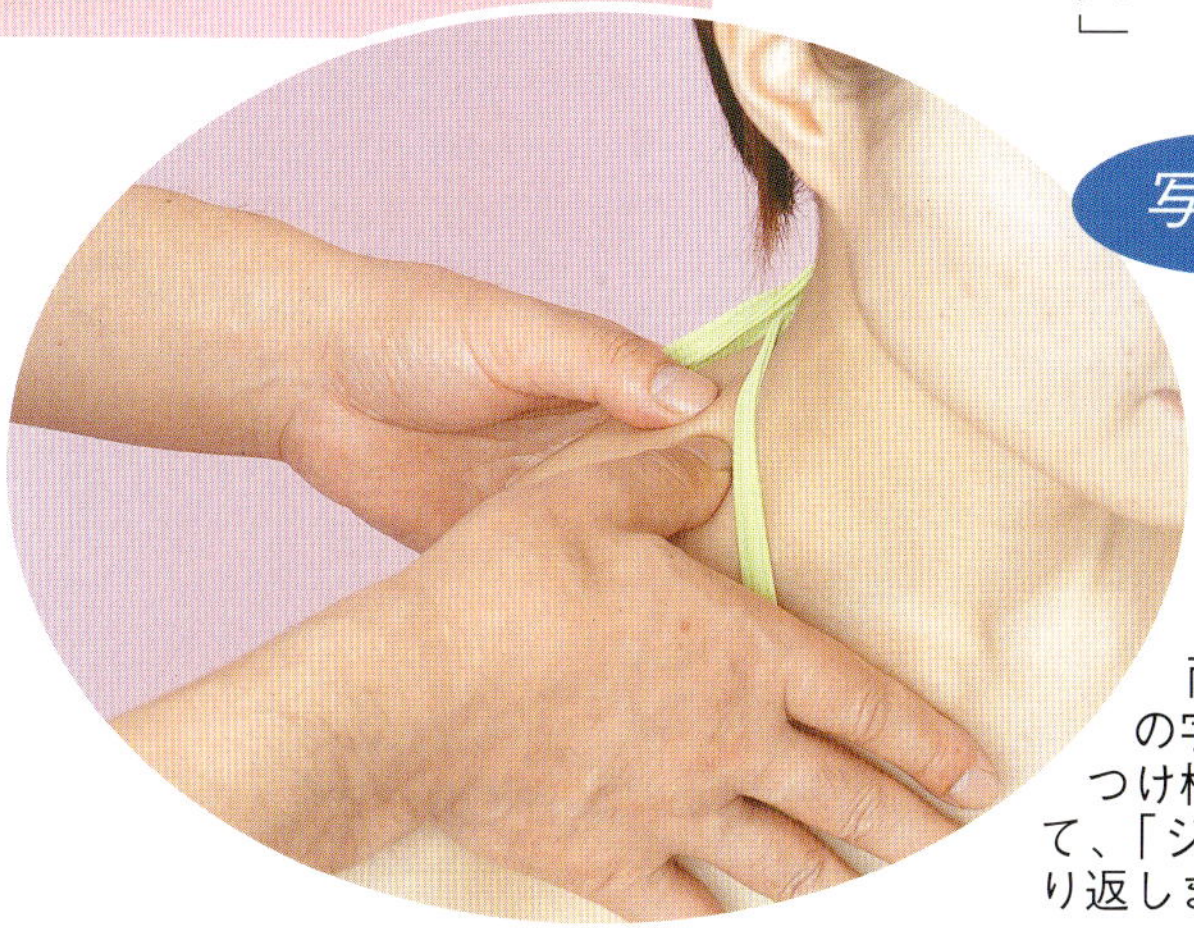

両手の親指を「ハ」の字の形にして、首のつけ根から肩先へ向かって、「ジワー、パッ」をくり返します。

の字の形にして、拇指頭（親指の指頭部）で、首の付け根から肩先に向かい、触圧診をしながら、基本治療線（**写真25**）に沿って押圧します。ポイントが判らない時は、患者さんに聞きながら押圧しましょう。押圧してもらいたい部位（ポイント部）に指が当たると、患者さんはとても気持ちが良いものです。正に、「そこだ」という部位です。その部位は、必ず硬化したシコリがあります。そこを重点的に押圧を繰り返し、シコリを緩めます。**圧度は**、押圧すると「やや痛いけど気持ちの良い」感覚（快痛感）が丁度よく、患者に聞きながら圧度を調節するとよいでしょう。数分ぐらい押圧を繰り返していると、シコリが緩んできます。慢性化した頑固なシコリは、やや多目に押圧します。但し、力を入れ過ぎて無理やりシコリを押し潰してはいけません。過圧過量は、後で痛みが出たり、硬化が戻る原因になりますので、シコリが緩んできて症状が軽くなれば、それ以上治療しないようにしましょう。

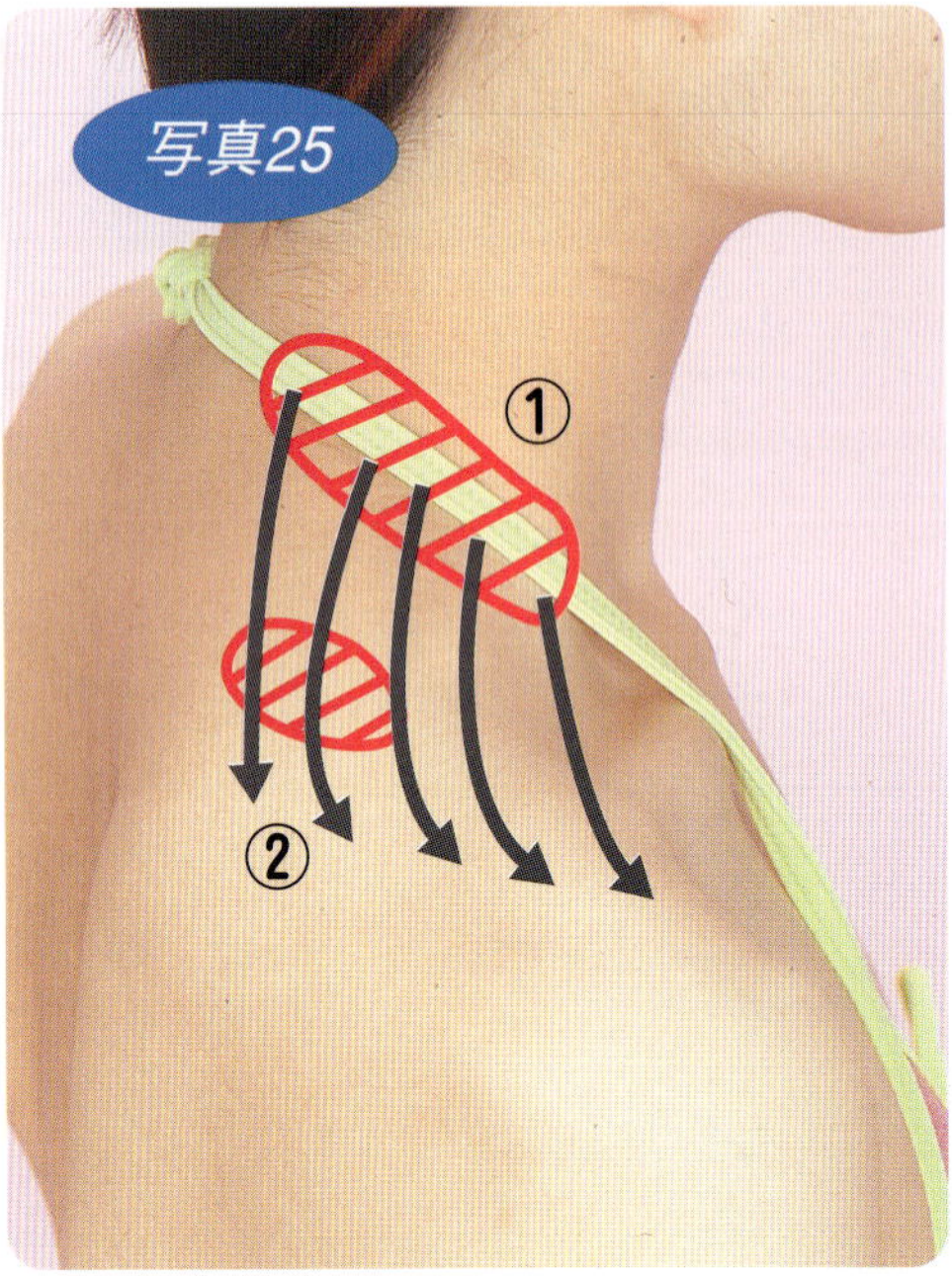

→に沿って押圧します。

＊ポイント（ここにシコリがある）
①首の付け根
②肩甲骨のかど（上角部）

ポイント治療（写真25、26）

①首の付け根（僧帽筋《そうぼうきん》）
②肩甲上角部（肩甲挙筋《けんこうきょきん》）

この部がシコリとなっている事が多く、特に上角付近は、骨の付着部に固いシコリが出来ていて、骨と筋肉のシコリとの境界が分からないことがあります。骨を押さないように、骨のギリギリ際を押圧するのが、早く軟化させるコツです（**写真26**）。

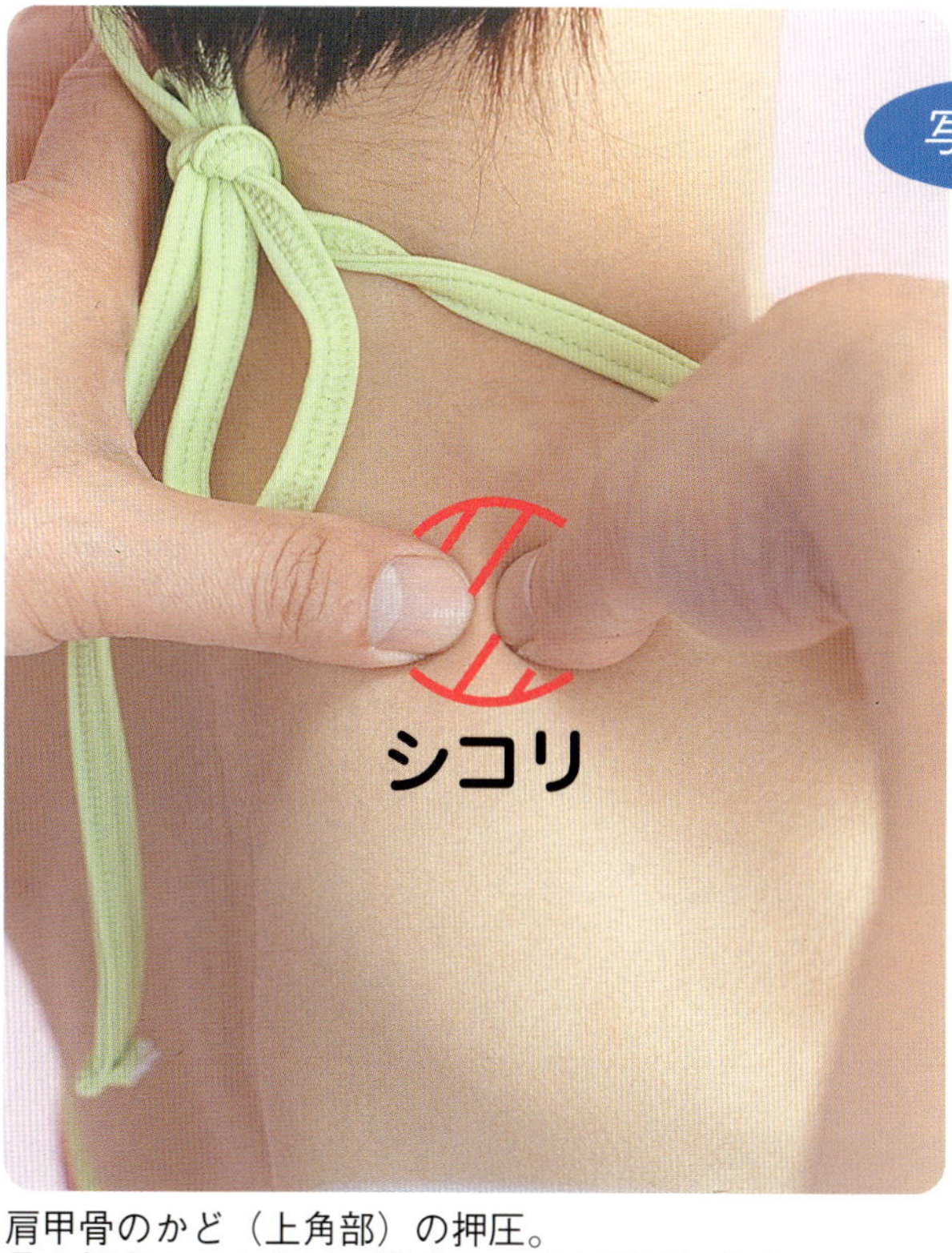

肩甲骨のかど（上角部）の押圧。
骨を押さないように、際のシコリを押圧します。

（2）背中が苦しい（痛い）時

肩背部の治療

（写真27、28）

治療線とポイント

（写真29）

施術者ー患者の後方に位置します。

施術者は拇指頭で、上から下へ基本治療線（**写真29**）に沿って押圧します。（**写真27**）両拇指で押圧しにくい場合は、片手で患者の肩を支え、片拇指で押圧するとよいでしょう。次に、肩甲《けんこう》棘《きょく》下《か》部《ぶ》を外側（肩先）へと押圧します（**写真28**）。

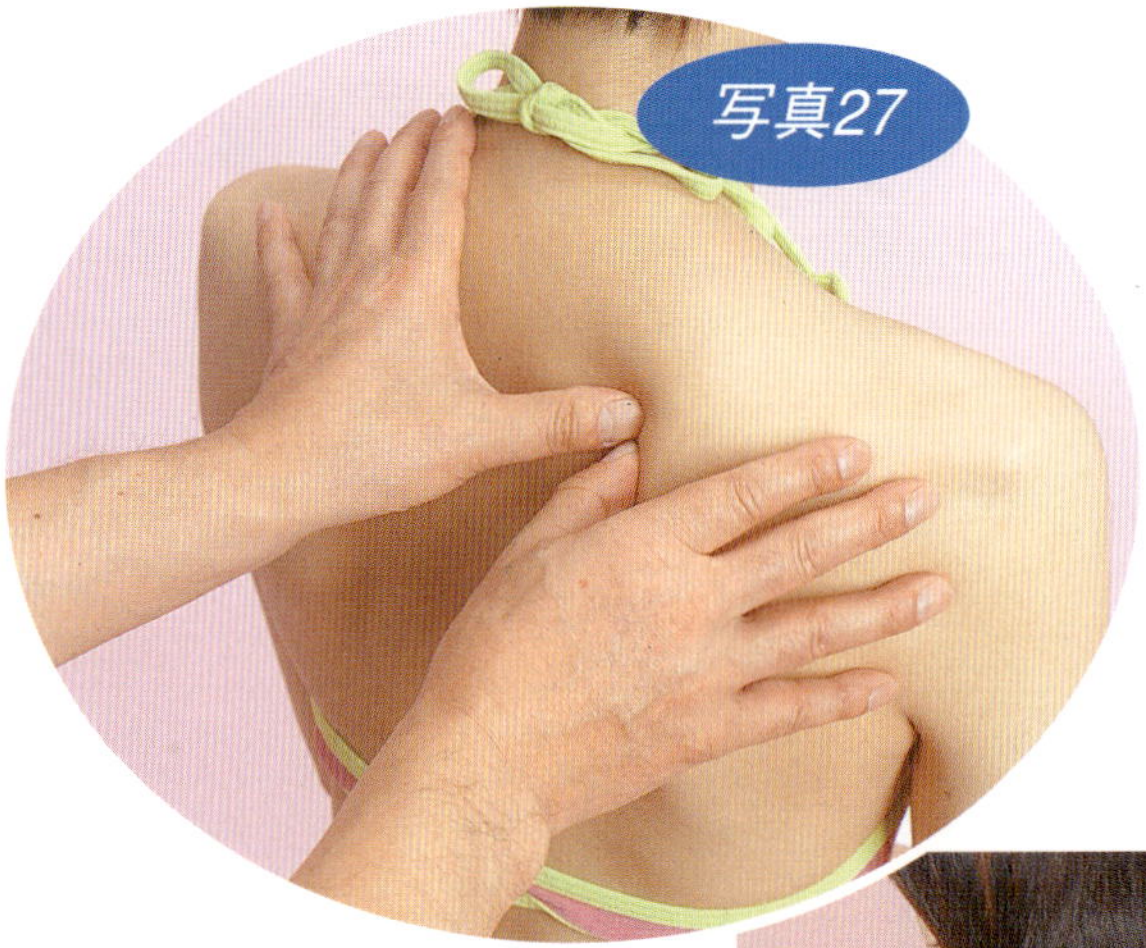

上から下へ肩甲骨の内側を押圧します。

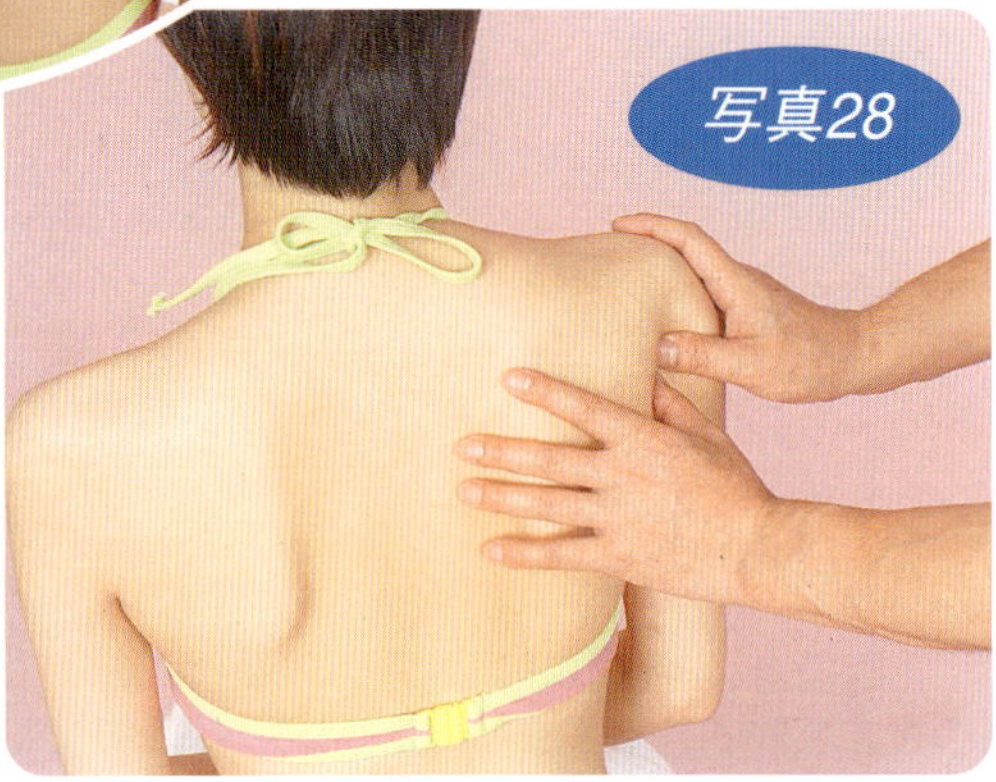

肩甲棘下部を肩先に向かい、痛くしないように押圧します。

ポイント治療（写真29）

①肩甲骨内縁部（ケンビキ）（写真30）

②肩甲棘下部《けんこうきょくかぶ》―棒状硬化（写真31）

肩背部が痛んだり重苦しいのは、この部のすじ状のシコリが原因ですので、これを緩めると良くなります。シコリが逃げないように、両拇指頭で挟むようにして押圧すると良いでしょう。強圧すると、治療の後で痛みがひどくなるので気をつけます。

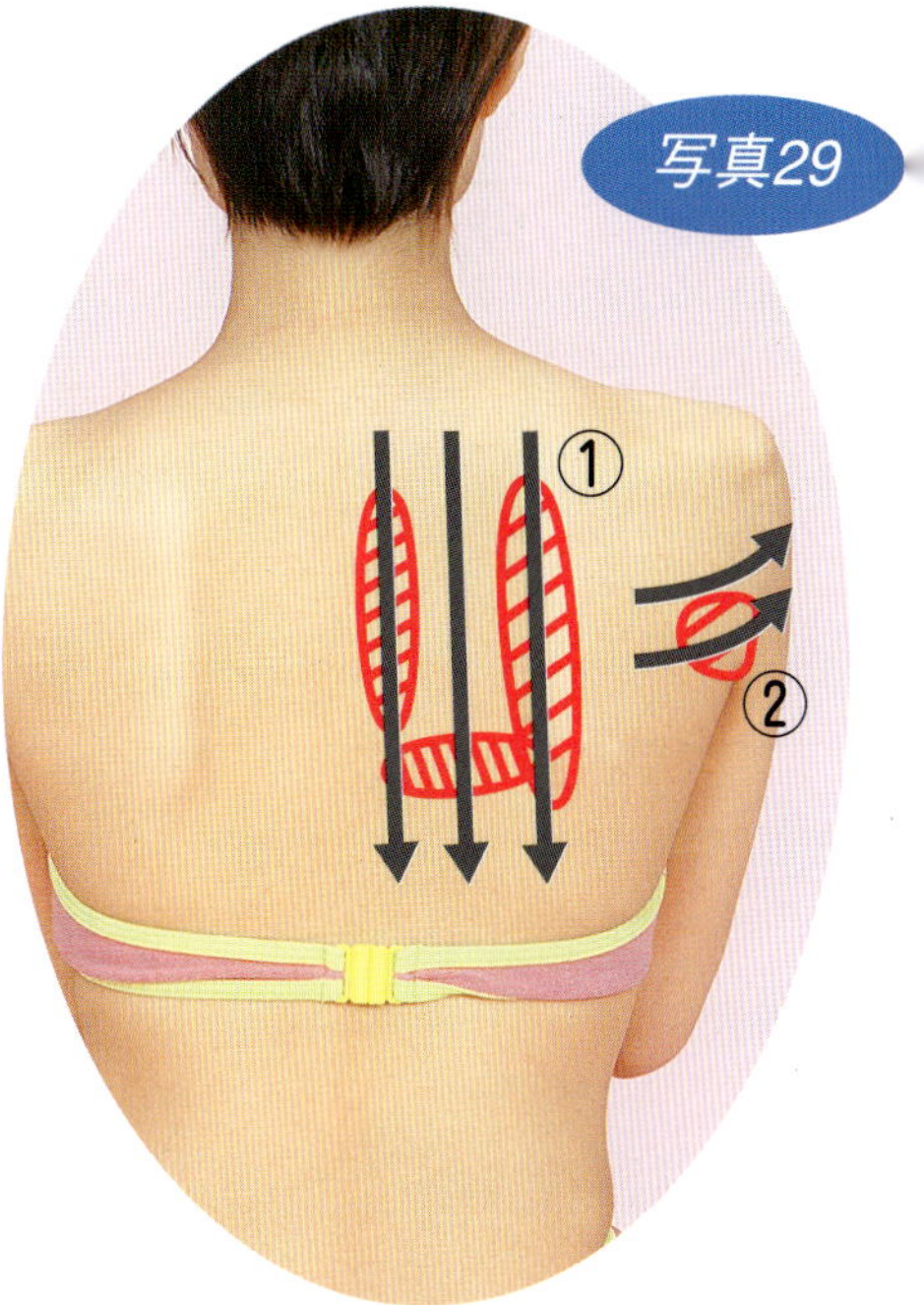

→に沿って押圧する。
＊ポイント①けんびき
②肩甲棘下部

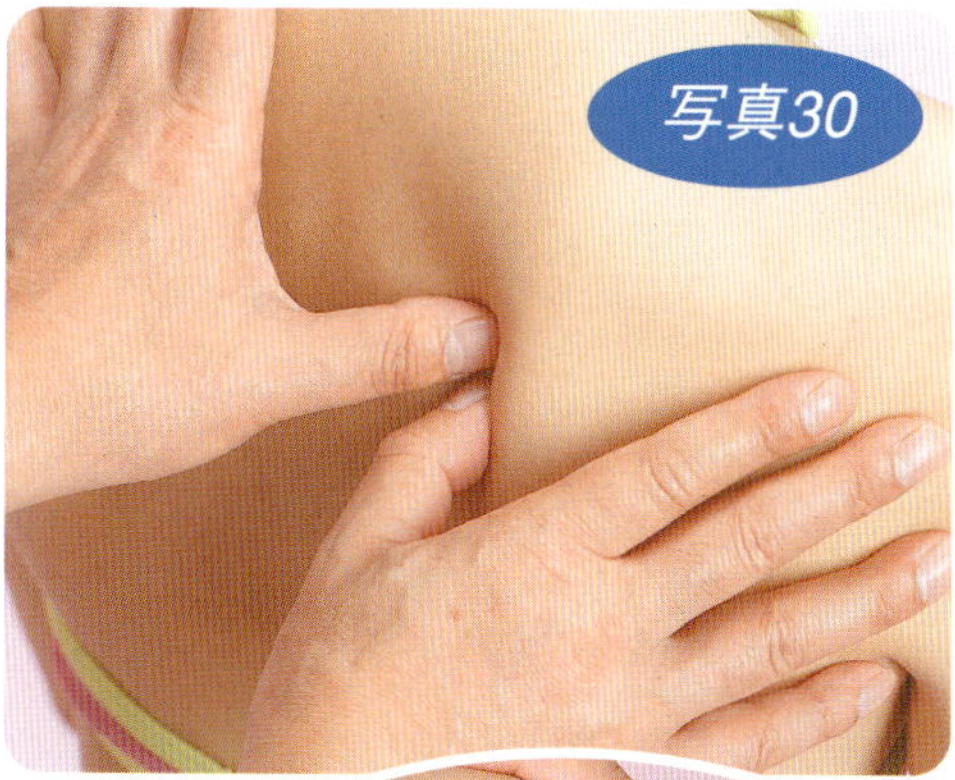

①肩甲骨内縁部
けんびきのシコリを逃げないように両親指で挟んで押圧します。

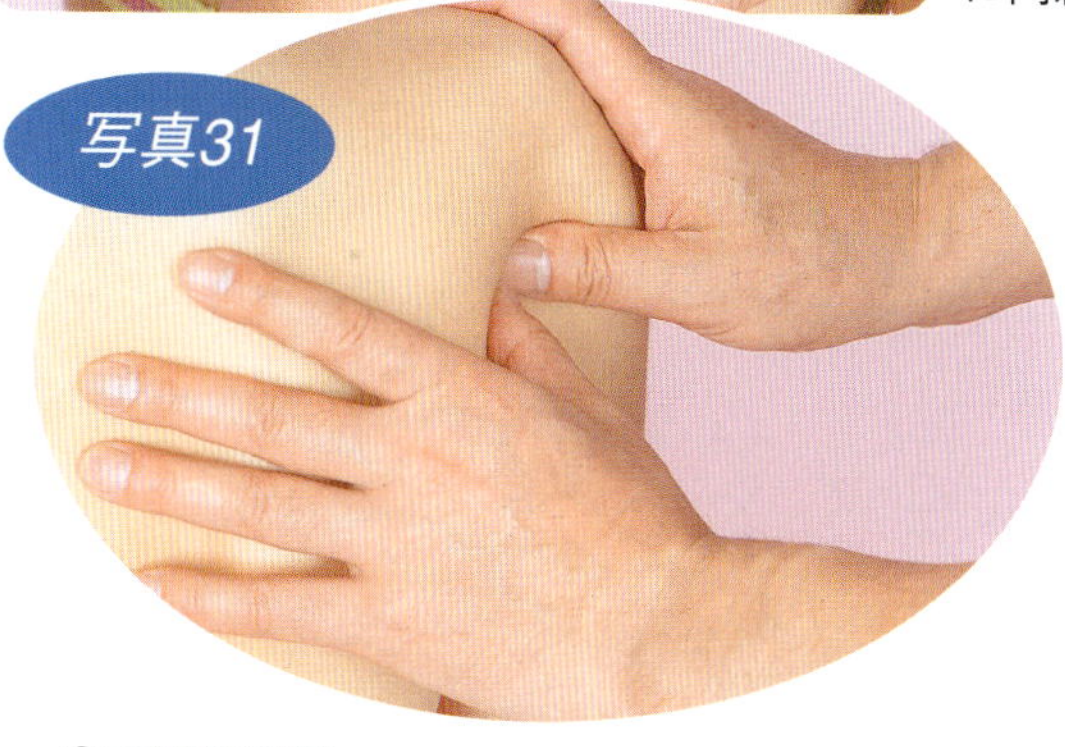

②肩甲棘下部
棘下部のシコリを痛くしないように押圧します。

（3）首が重苦しい時

頚部の治療（写真31、32）

治療線とポイント（写真34）

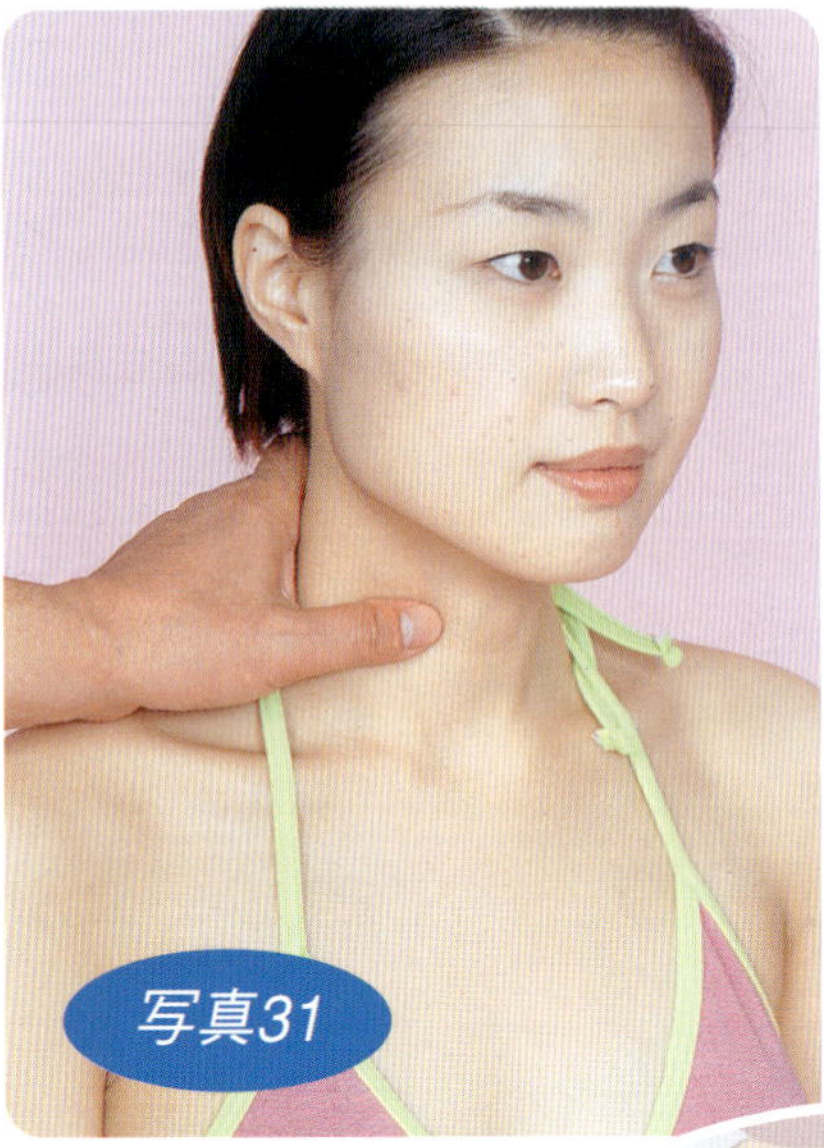

写真31

右首は左親指で上から下へと押圧します。

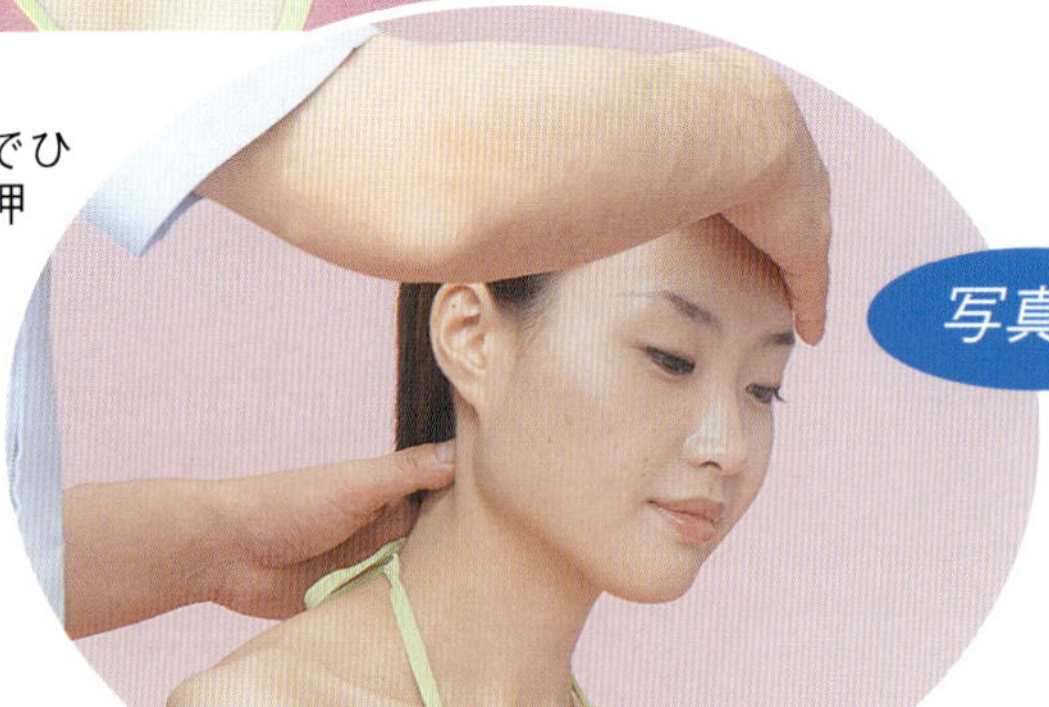

写真32

後頚部は片手でひたいを支えて押圧します。

施術者―患者の側方に位置します

右頚部を治療する時は、患者の右側に位置し、左手の拇指で、左頚部を治療する時は、患者の左側に位置し、右手の拇指で治療します（**写真31**）。後頚部の治療の時は、空いている手で患者の前額部を支えると良いでしょう（**写真32**）。側頚部から後頚部にかけて、上から下へと押圧していきます（**写真34**）。

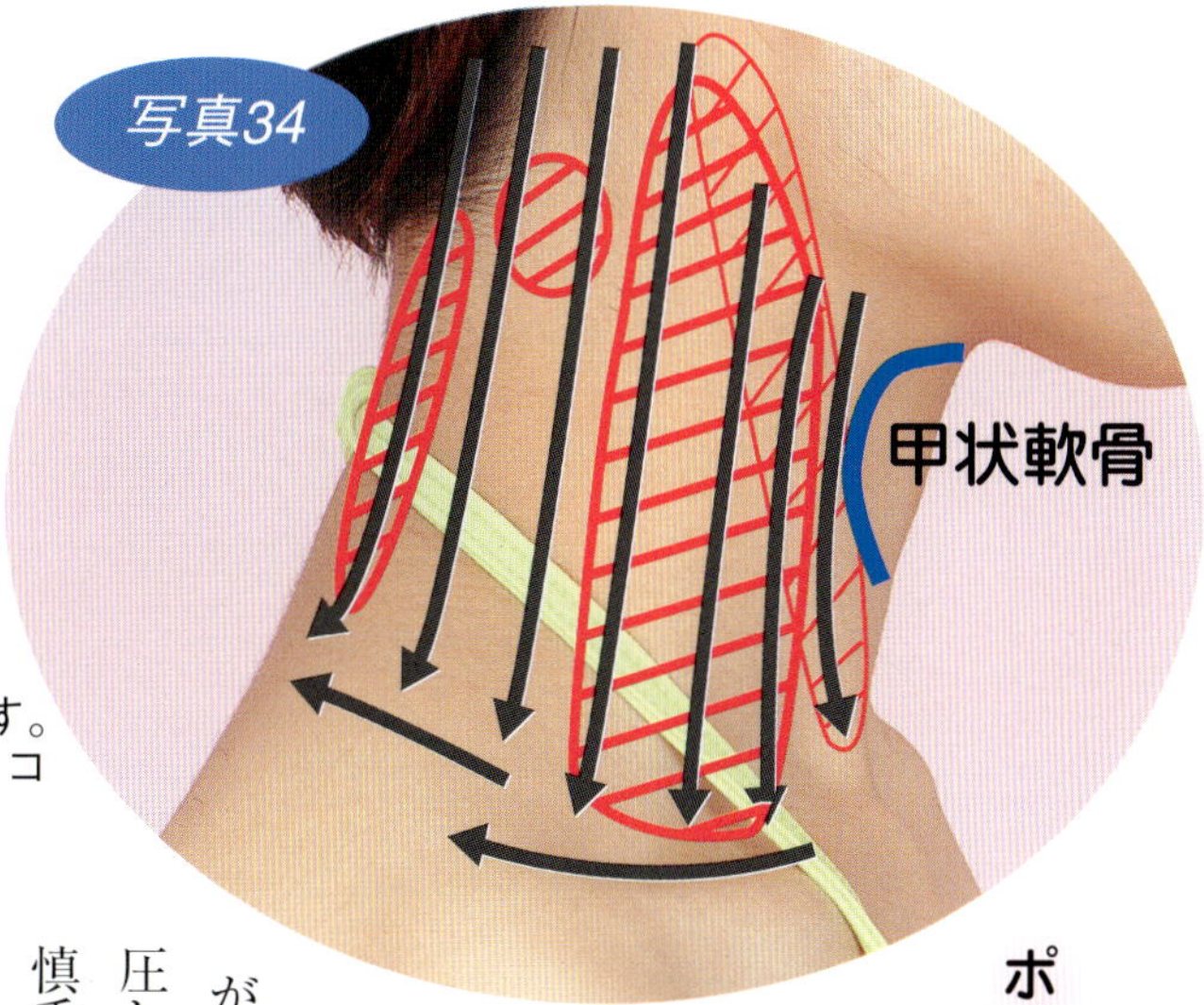

→に沿って押圧します。後頸部では深部にシコリがあります。

ポイント治療

①側頸部—斜角筋群《しゃかくきん》、胸鎖乳突筋《きょうさにゅうとっきん》（写真34）

側頸部がバーンと張って重苦しい時は、これらの筋が張って硬化している事が多く、この場合は強圧しない様に、慎重にゆっくり押圧を繰り返すと、緩んできて直ぐに軽くなります。

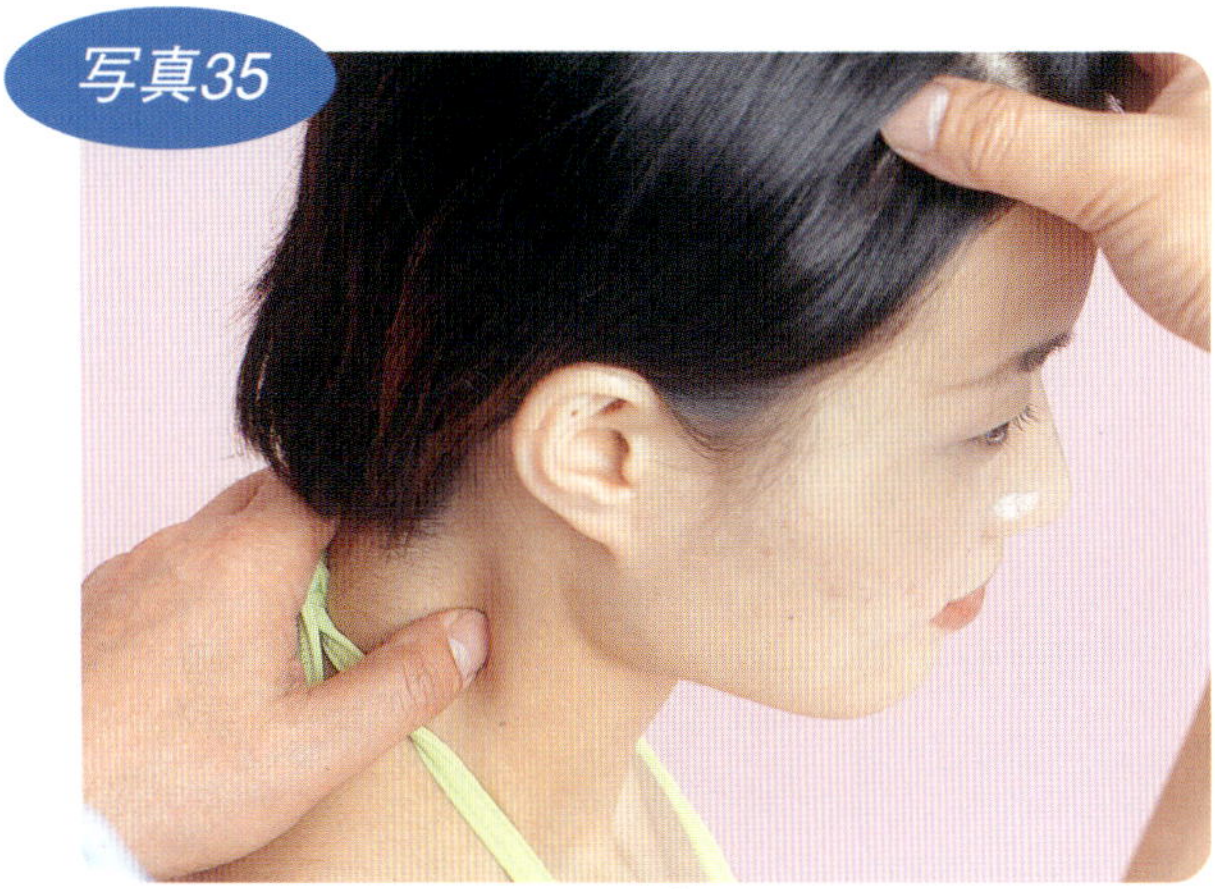

指先の力を抜き、上体をあずける様に押圧します。

②後頸部—深層のシコリ、頸椎側縁のシコリ—棒状硬化（写真34、35、36）

後頸部では、出来るだけ指の

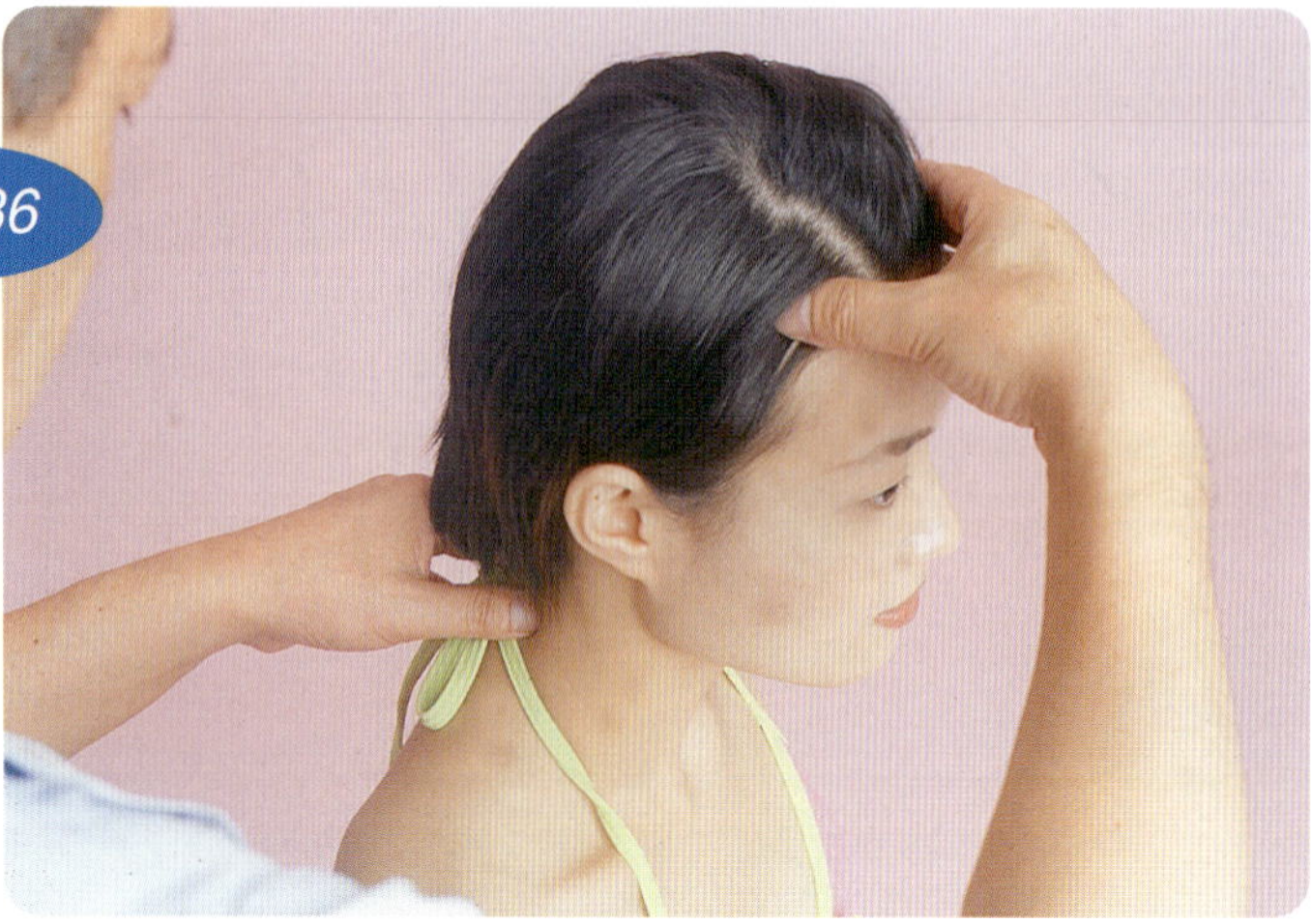

首の骨を押さないように気をつけて、
親指の先ですぐ際を押圧します。

関節の力を抜いて、上体をあずけるようにして、深部のシコリを押圧します（写真35）。また頚椎側縁では骨を押さないように気をつけて、骨のすぐ際のシコリを、拇指尖（親指の先端）で押圧します（写真36）。シコリ（ポイント）に指が当たると、患者は快痛感を感じ、その感覚が頭の方へ放散します。

慢性化した重症者の治療法ー側臥位で（写真37、38、39）

重症患者でシコリが容易にほぐれにくい場合は、患者を横臥位（横向き）にして治療します。側頚部、後頚部は片拇指で、肩上部は両拇指で治療します。

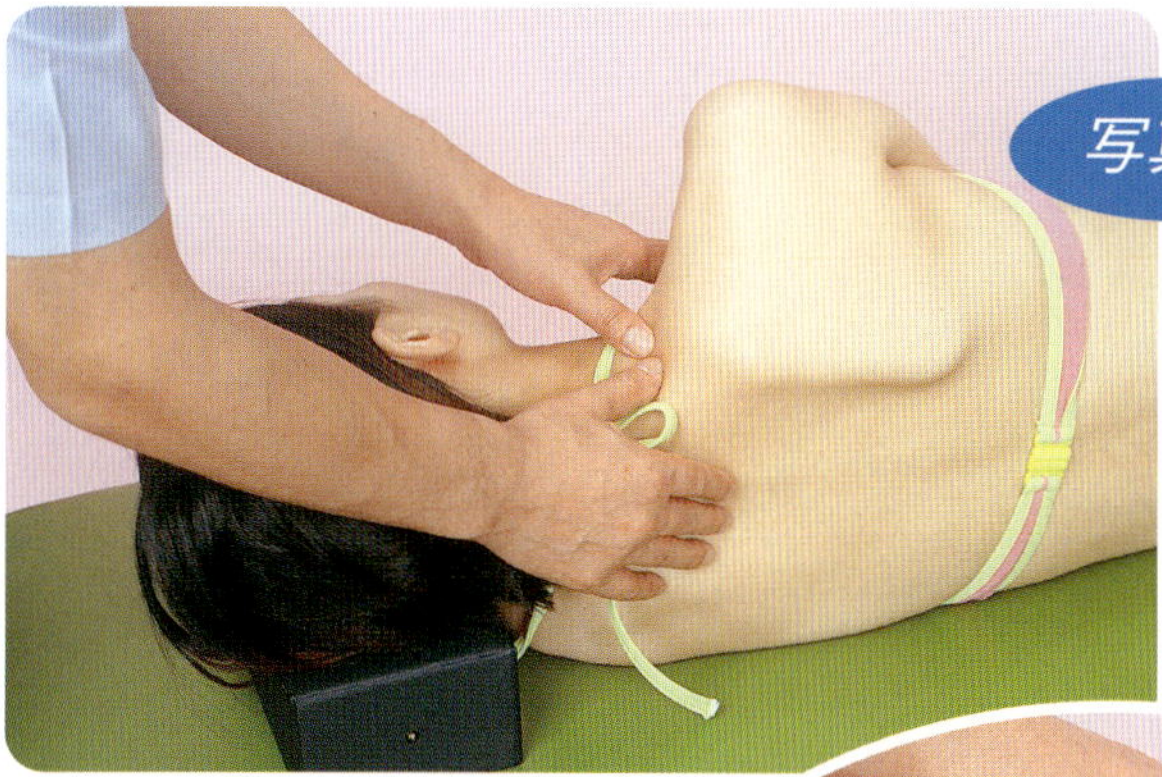

肩は両手の親指で押圧
します。

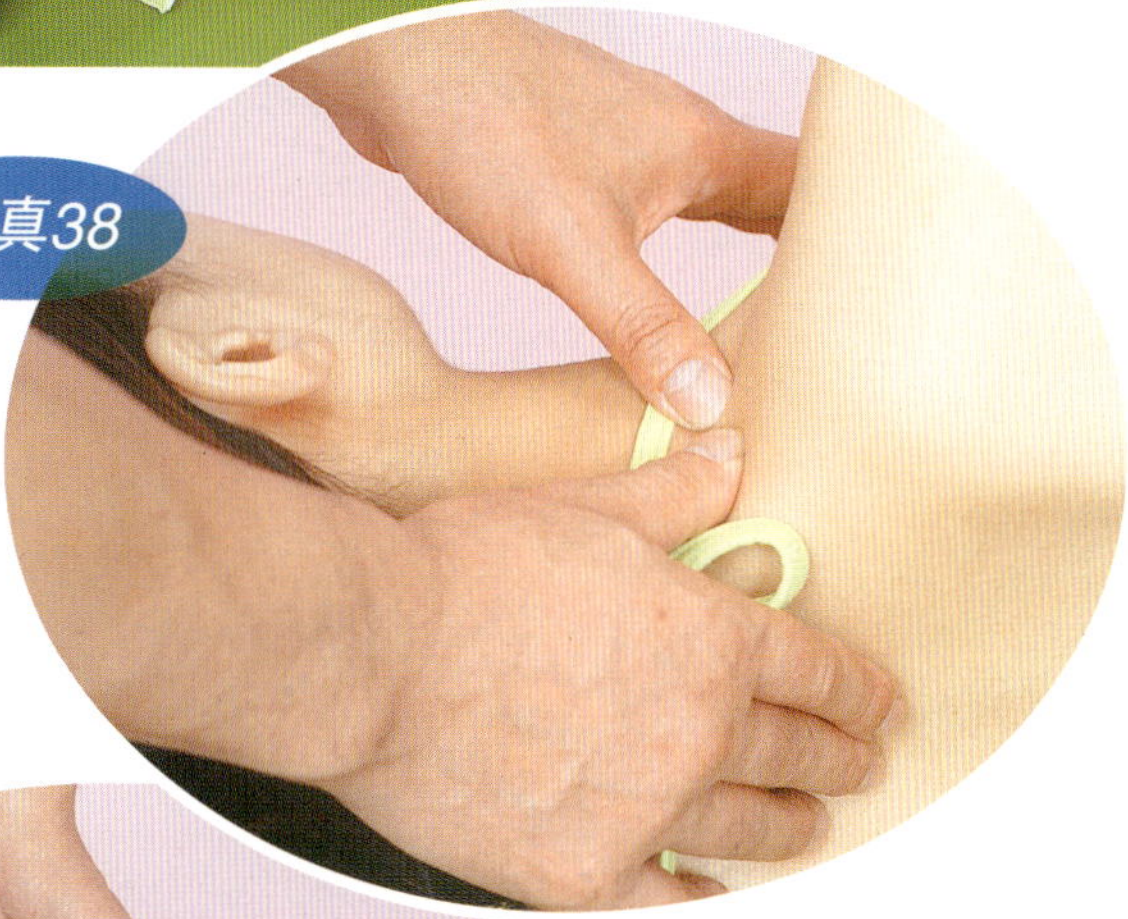

強圧にならないように気
をつけましょう。

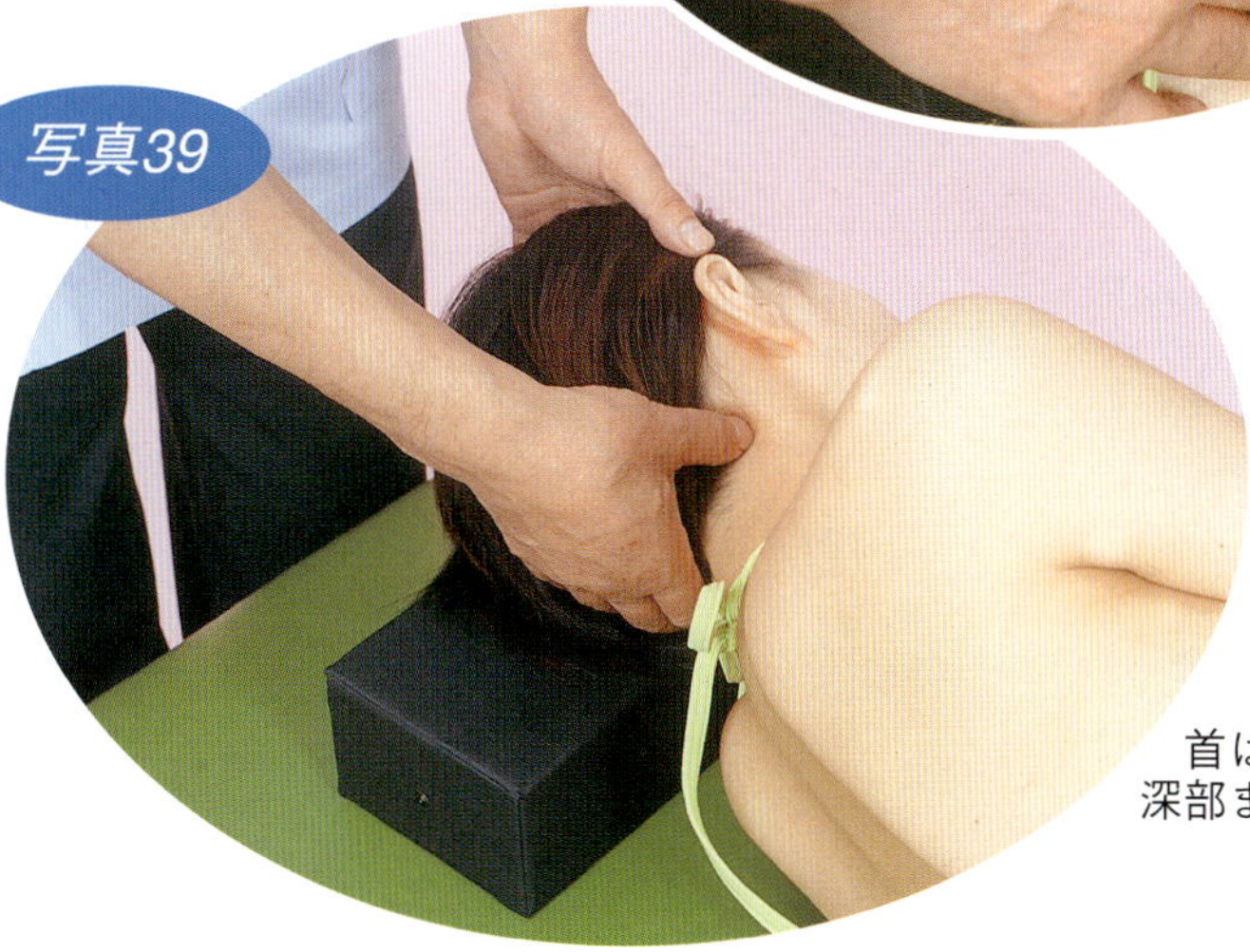

首は片手の親指で
深部まで押圧します。

2 頭痛（偏頭痛、筋緊張性頭痛）

頭痛の原因は色々あります。普段、頭痛のない人が急に頭が痛くなり、症状が重かったり、長く続く場合は、念のため病院で検査を受けた方がいいでしょう。ここでは、検査を受けても何等異常が発見されず、慢性的に頭痛がする場合です。慢性頭痛の原因は、大きく分けて偏頭痛、筋緊張性頭痛、三叉神経痛のいずれか、または二つ以上が合併している場合が多く見られます。その他、心因性の頭痛などがあります。テレビコマーシャルでも頭痛薬の宣伝が多くみられますが、普段から安易に鎮痛剤に頼ったのでは、薬物依存症となり、薬の量も増えてきて体に良くありません。循環療法を活用すれば、根治的に治すことが出来ます。

（1）偏頭痛

原因

医学的に原因は解明されていませんが、自律神経の働きが悪く、血管の収縮拡張のコントロールがうまくいかずに起こるといわれています。このような人は、冷え症、低血圧症、婦人科障害（生理痛、生理不順）、自律神経失調症タイプの女性に多くみられます。このタイプの人は、おヘソの下にシコリがあり、これは漢方でいう瘀血《おけつ》（循環障害）の腹症にあたります。根治的には、お腹のシコリを解消する必要があります（冷え症の治療法参照）。

症状

発作的に側頭部（こめかみ）がズキンズキンと脈打つように痛み、数時間続いたり、吐き気や目まいを伴ったり、嘔吐する場合もあります。前駆症状として目の前がキラキラ見えたり、視野が狭くなったりする事があります。

治療法（写真40、41）

患者を横臥位（横向き）

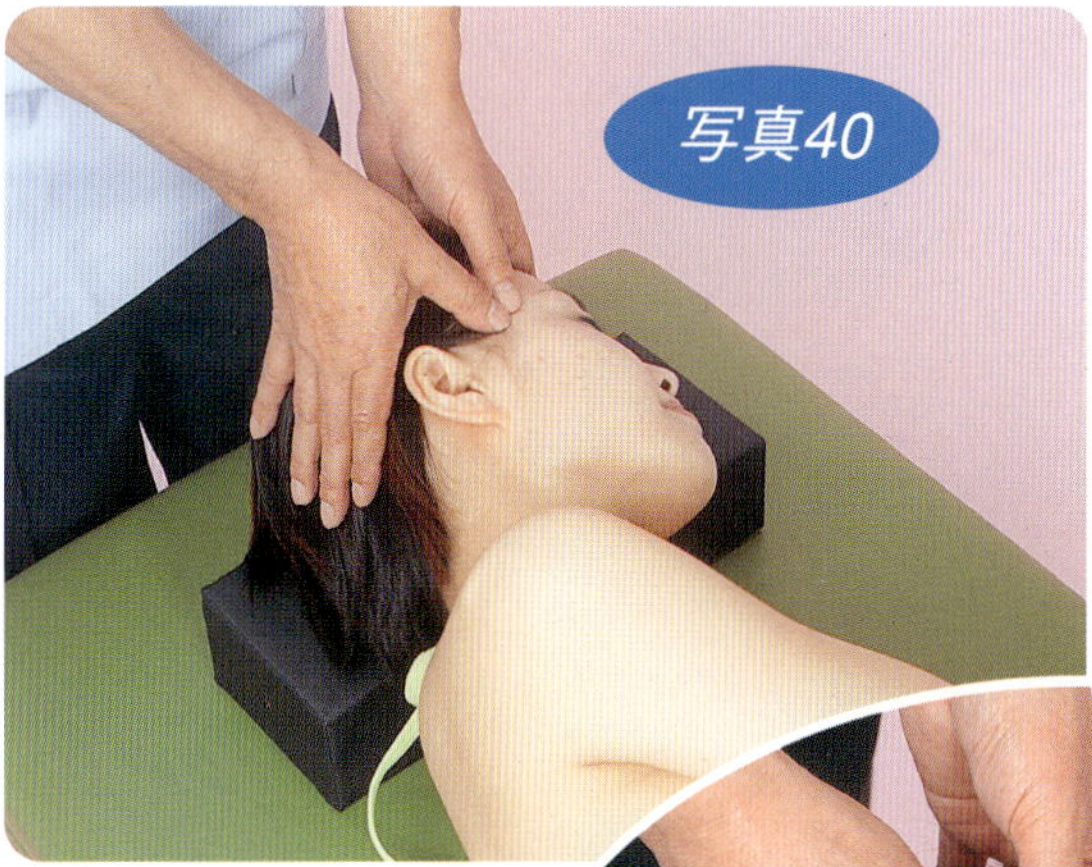

患者を横向きにして、頭側に位置します。

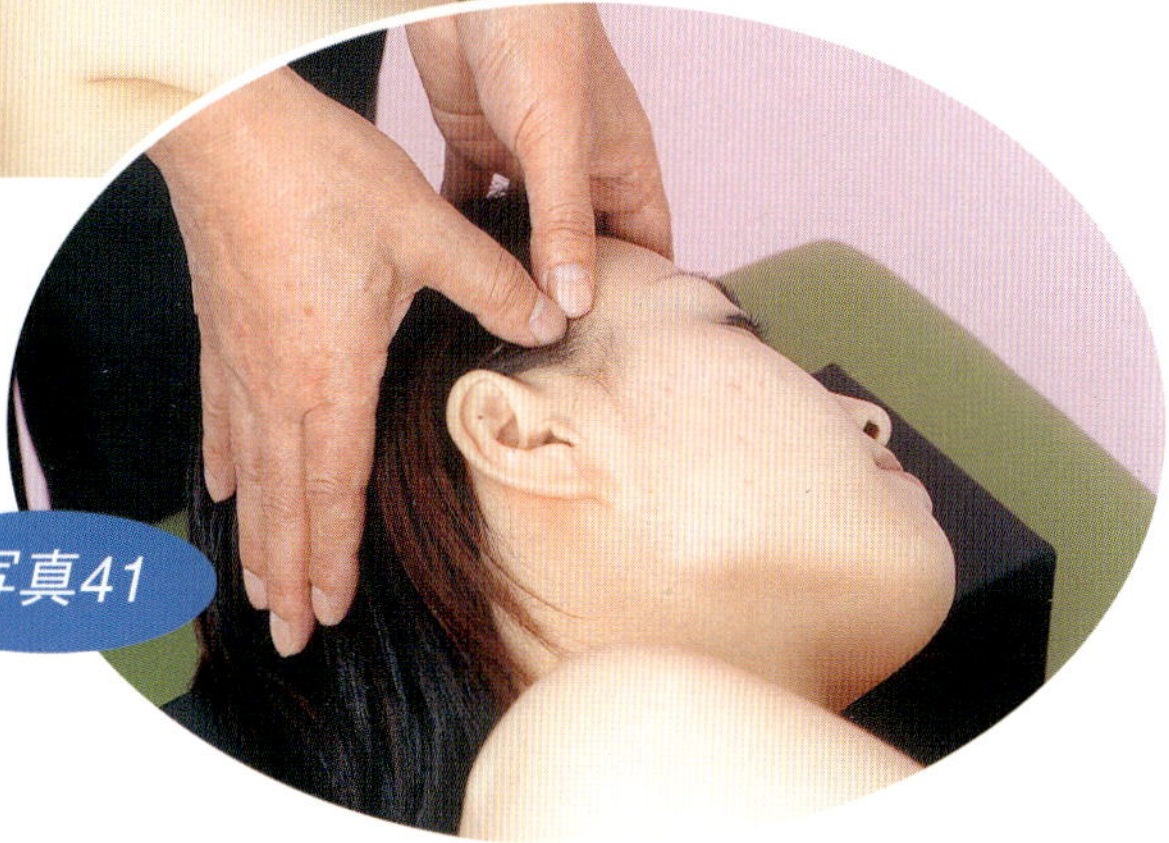

両手の親指で、こめかみを軽く押圧します。

にし、側頭部を両拇指にて軽く触圧診すると、小さな圧痛性（時に快痛感）のシコリを触れます。このシコリを圧痛が軽くなるまで、治療します（写真40）。反対側も同じように治療します。

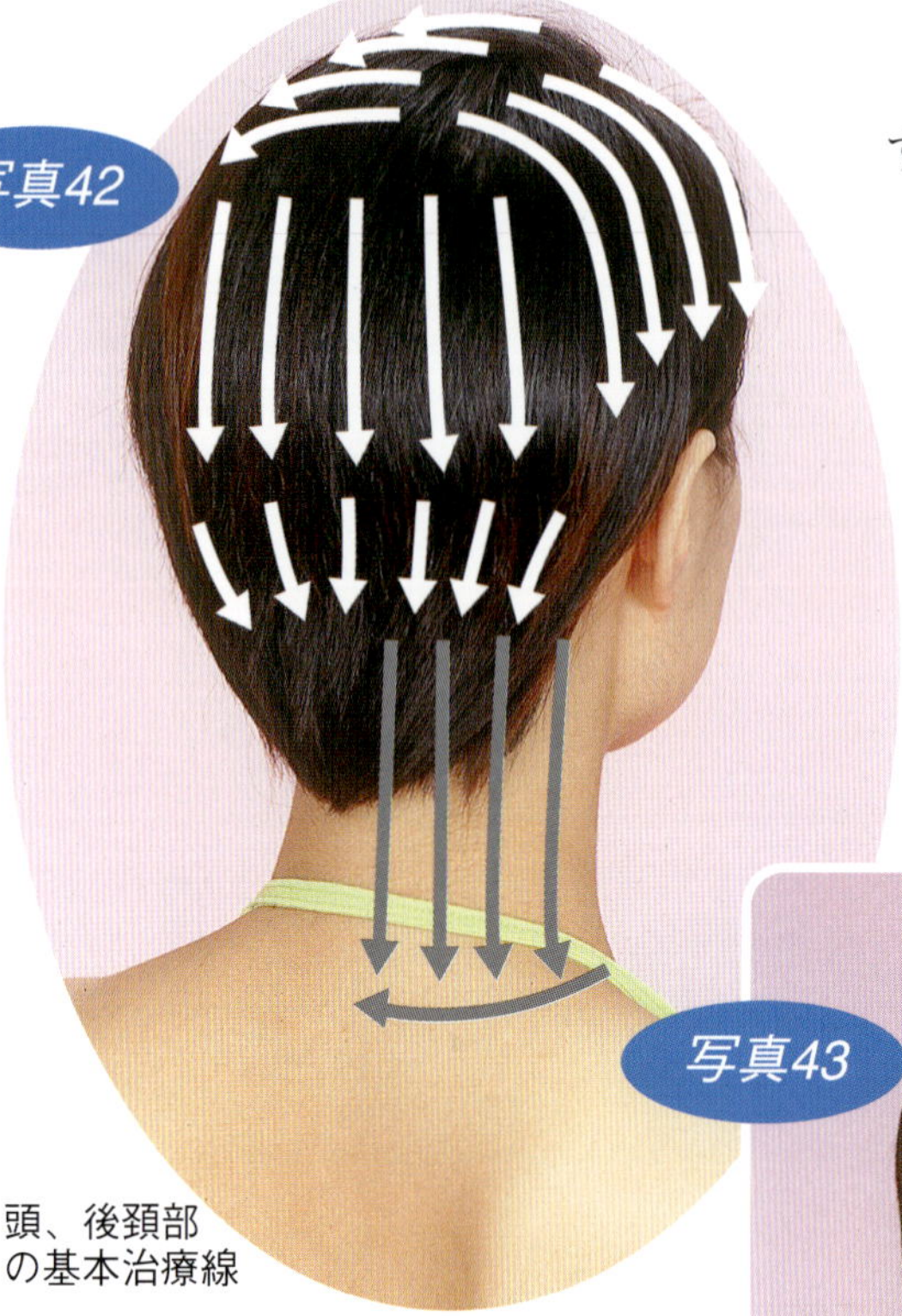

頭、後頚部の基本治療線

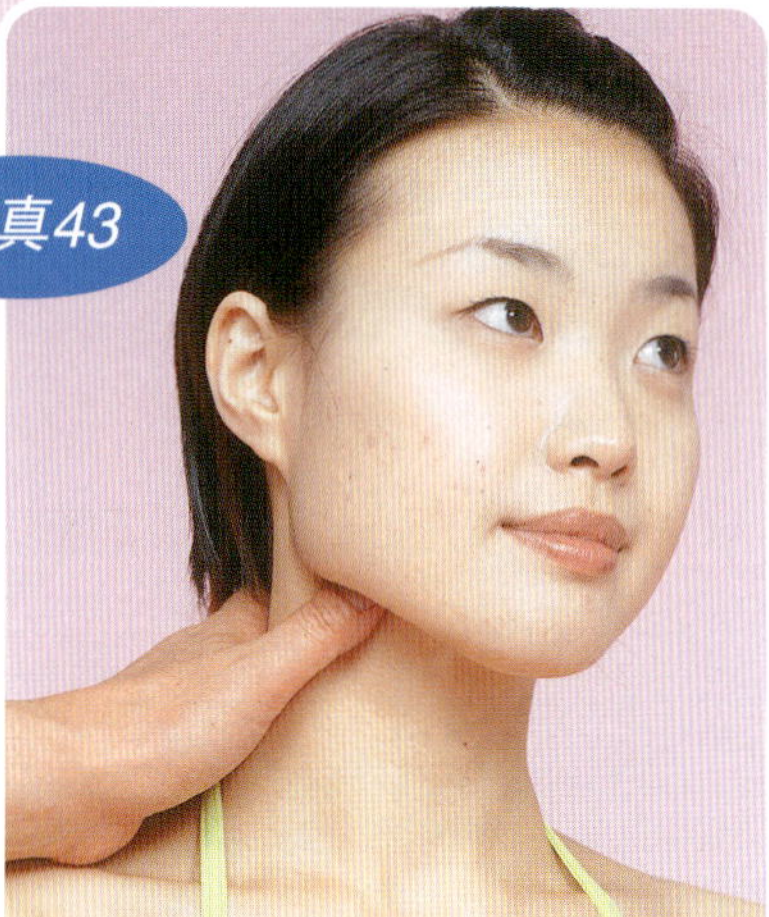

動脈の拍動を触れながら押圧します。

これだけで頭がスッキリし、随分軽くなります。次に患者を坐位にして、頭部全体、頚部、肩部を軽く基本治療（写真42）します。この時、側頚部では総頚動脈（特に内頚動脈）をよく押圧して頭の中の循環を良くします。顎の下で動脈の拍動を触れながら、斜め上方に押し上げる様に押圧します（写真43）。

軽症の場合は、数回治療すれば良くなります。重症の場合は腹部治療及び全身治療をします。腹部治療では、おヘソの下のシコリを軟化させます。

側頭部の触圧診の仕方（シコリの見つけ方）

（写真44）

親指の指腹部で、指先の力をできるだけ抜き、意識を集中して軽く圧し、きめ細かく移動していきます。何となく硬い小さなシコリに触れたら、異和感があるかどうか、患者に聞くと良いでしょう。異和感があれば、それが偏頭痛の原因のシコリです。

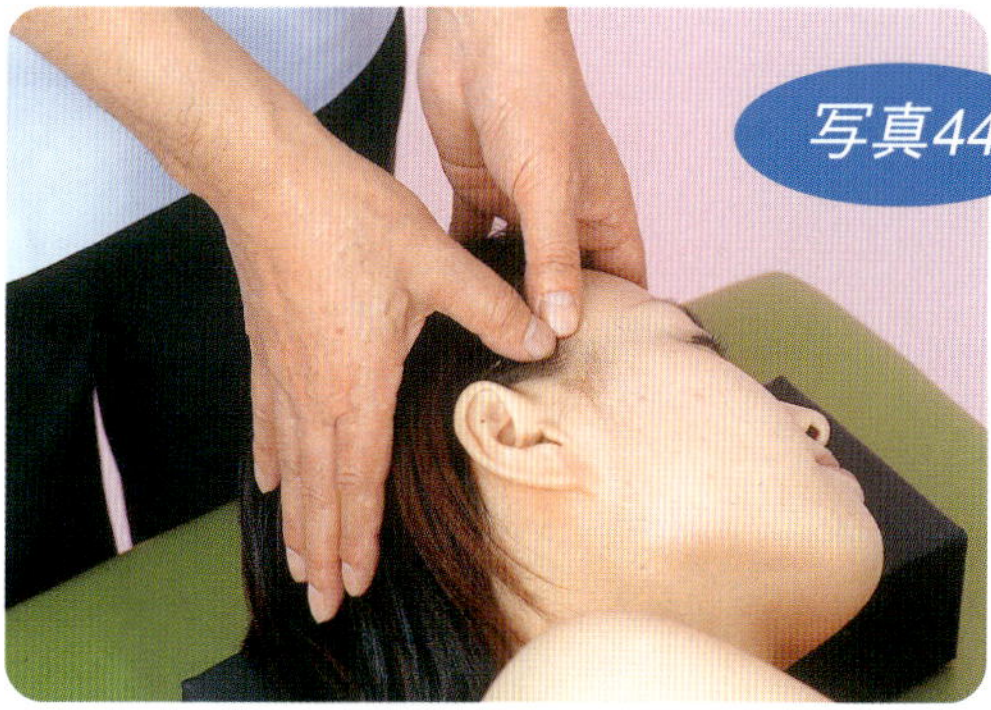

親指の腹で軽く押圧します。

ポイント治療

――約三分から五分位を目安

側頭部（こめかみ）治療線とポイント

（写真44、45）

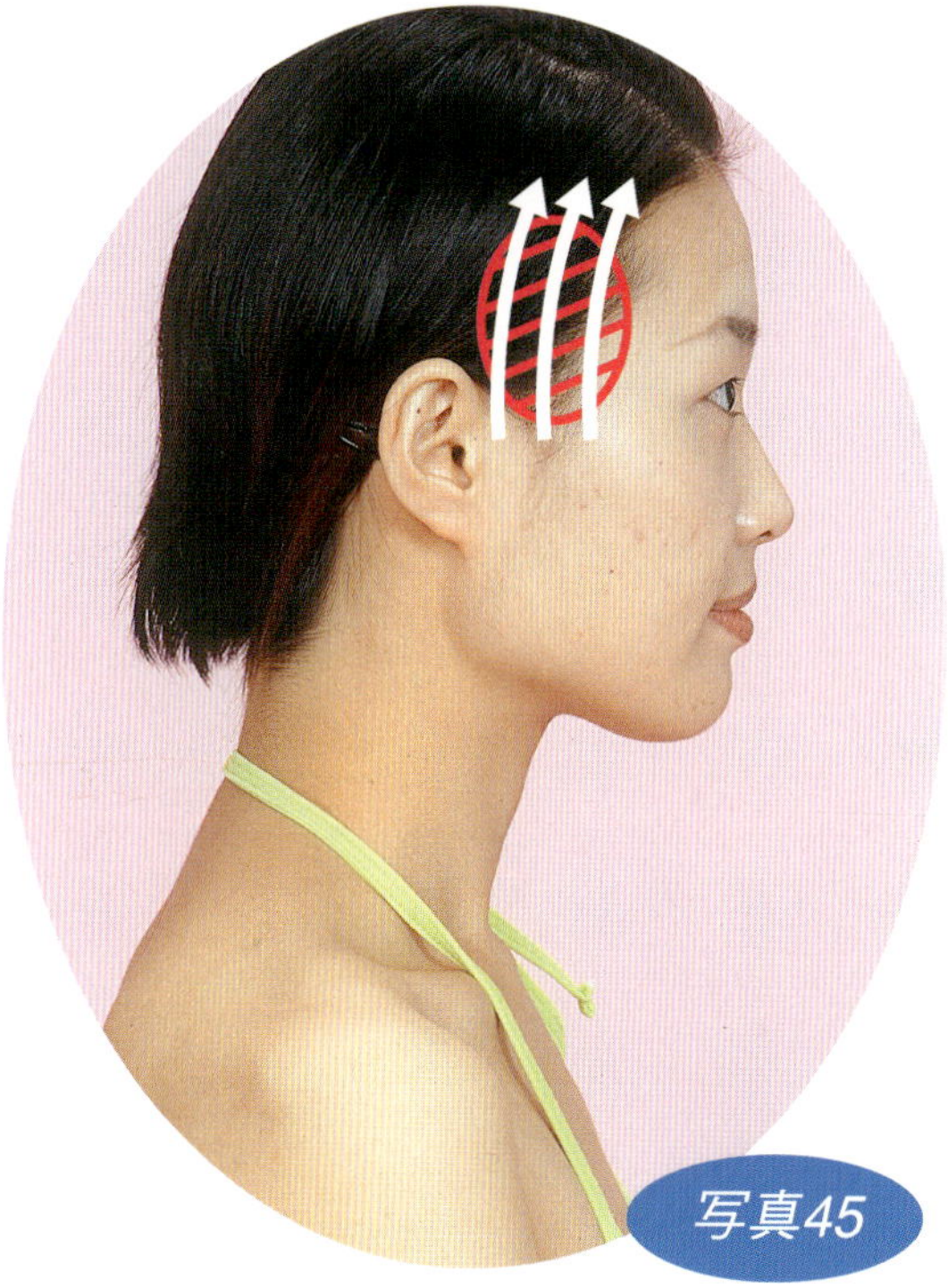

→に沿って、きめ細かく押圧します。

決して強圧しないこと。シコリは、できるだけゆっくり軽くジワーと押し、パッと指を離します。三分から五分位軽く押圧を繰り返していると、シコリが緩み、痛みが軽くなります。この時、患者に痛みが軽くなったかどうか聞くと良いでしょう。軽くなれば、それ以上押圧しないで、周辺部を軽く押圧します。

（2）緊張性頭痛（頭重）

原因

後頚部から肩に掛けての筋群が硬化してシコリになり、後頭部に分布する神経（大後頭、小後頭神経）の出口を圧迫するためです。筋硬化の原因は、肩凝りの原因と共通のものが多く、心理的ストレス、寒冷刺激、厚着、衣類の圧迫、頭を前に突き出した不良姿勢などです。運動不足のデスクワーカー、肩凝り性、長時間同じ姿勢での緊張状態が続く運転手、オペレーターなどに多くみられます。

症状

後頚部から頭部全体（特に後頭部）にかけ、締め付けられるような重圧感、重苦しさを感じ、集中力が低下し、根気、やる気（意欲）がなくなります。思考力が低下したり、ひどくなると夜間の眠りが浅くなり、日中にすぐ眠くなり、居眠りをしてしまいます。

治療法

患者を坐位にして、後頚部の原因のシコリを触圧診して探します（**写真46**）。この部のシコリは深層にあるので、深部まで押圧しなければ判りません。ポイントのシコリを確認したら、軽症の場合は坐位のままで、重症の場合は横臥位にして治療します（**写真47**）。ポイントのシコリを集中的に押圧して緩め、

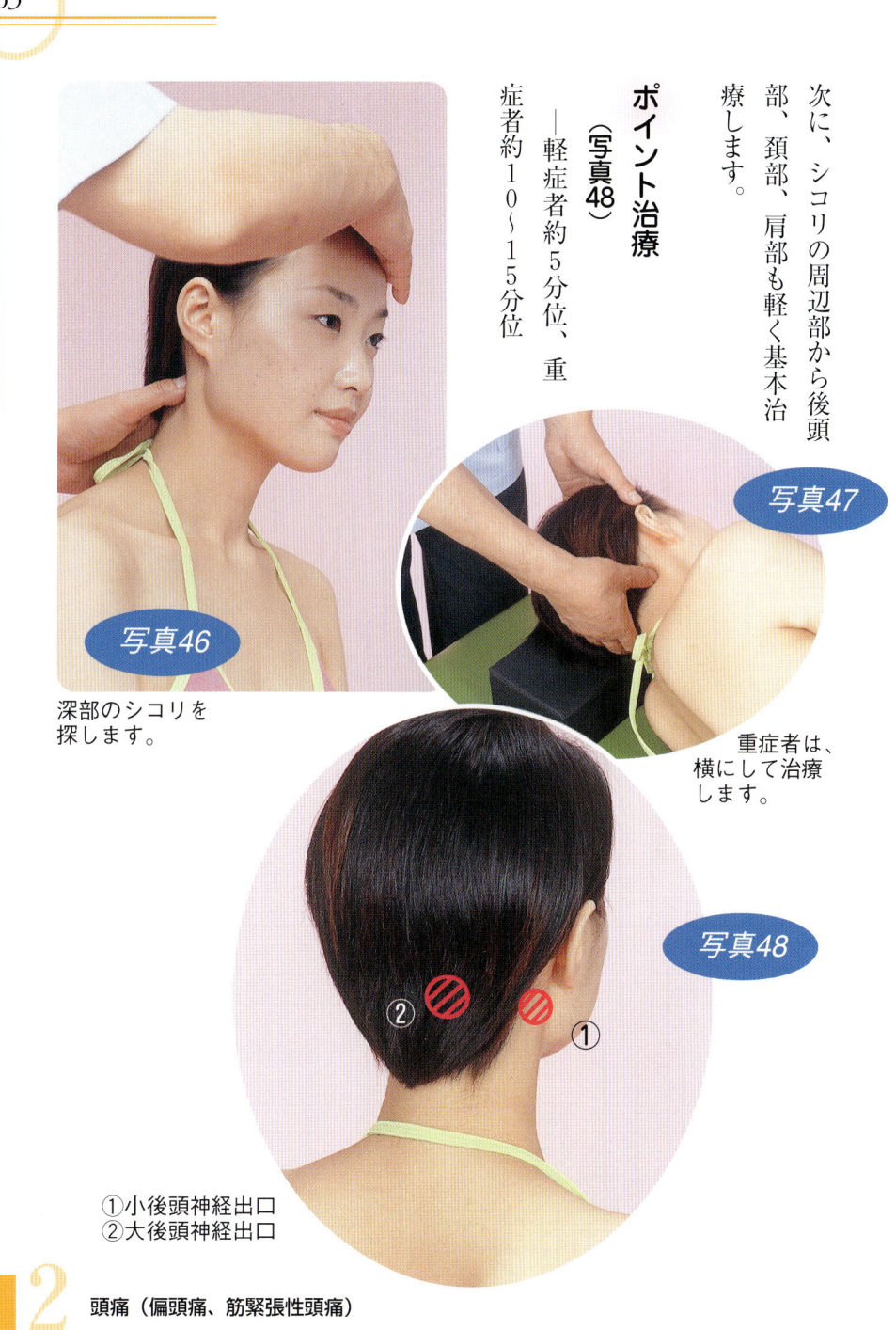

次に、シコリの周辺部から後頭部、頚部、肩部も軽く基本治療します。

ポイント治療（写真48）

―軽症者約5分位、重症者約10～15分位

深部のシコリを探します。

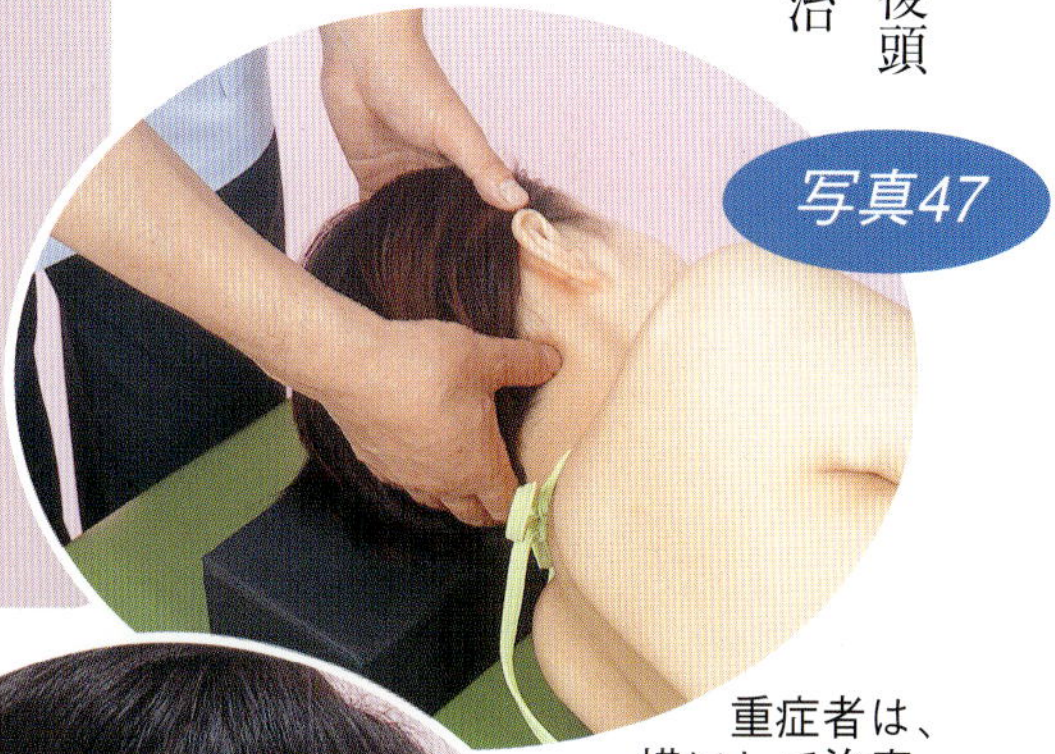

重症者は、横にして治療します。

①小後頭神経出口
②大後頭神経出口

①小後頭神経出口（耳の後ろの出っ張った骨の後下部）

②大後頭神経出口（ぼんのくぼの側方）

深層にあるシコリまで指を入れて、シコリを確実に押圧します。シコリに指が当たると圧痛があり、後頭部に響きが走ります。強めに押圧すると、何とも嫌な痛みがありますので、患者に聞きながら、快痛感になる位の圧度で押圧します。我慢させてまで強く押圧すると、シコリがほぐれないばかりか、後で痛みが出て、硬化します。適度の圧で、集中的にポイントのシコリを押圧すると、シコリが緩み、圧痛が直ぐに楽になります。神経出口のシコリは、下方の肩までつながっている事が多いので、シコリに沿って下方まで押圧して緩めます。

3 五十肩

原因

肩関節は、可動域が広い反面、関節を支える軟部組織が弱にもかかわらず、上肢を酷使するため、加齢とともに関節周囲の軟部組織に負担がかかり、いつの間にかシコリが出来ます。そして、運動不足あるいは過使用、加齢、外傷などが引き金となり発症します。

症状

櫛で髪をとく動作や、手を後ろに回してエプロンの紐を結んだり、ゴルフのバックスイングをするような動作をした時に、肩関節に痛みが出て、自由に動かせなくなります。ひどくなると、動かさなくても痛み、健側肢で患側の前腕を支えたり、腕を上げるとき肩をすくめるようにして挙上したり、患側を下にして横臥位が取れなかったり、夜間痛のため眠れなくなります。数か月から一年ぐらい経過すると、運動時の激痛や安静時痛は次第に軽くなりますが、肩関節周辺のシコリは広範囲に波及して、可動域が減少していきます。更に経過すると、症状は軽減していきますが、シコリを解消しない限り可動域制限が残り、また再発の可能性があります。

治療法

①ポイントを探す

座位で腕をどのように動かした時、肩関節のどの部が痛いのかを聞き、また可動域制限がどの程度かを確認します（写真49、50、51）。次に、痛む部位を触圧診してシコリを探します（写真52、53）。痛みの出ている部

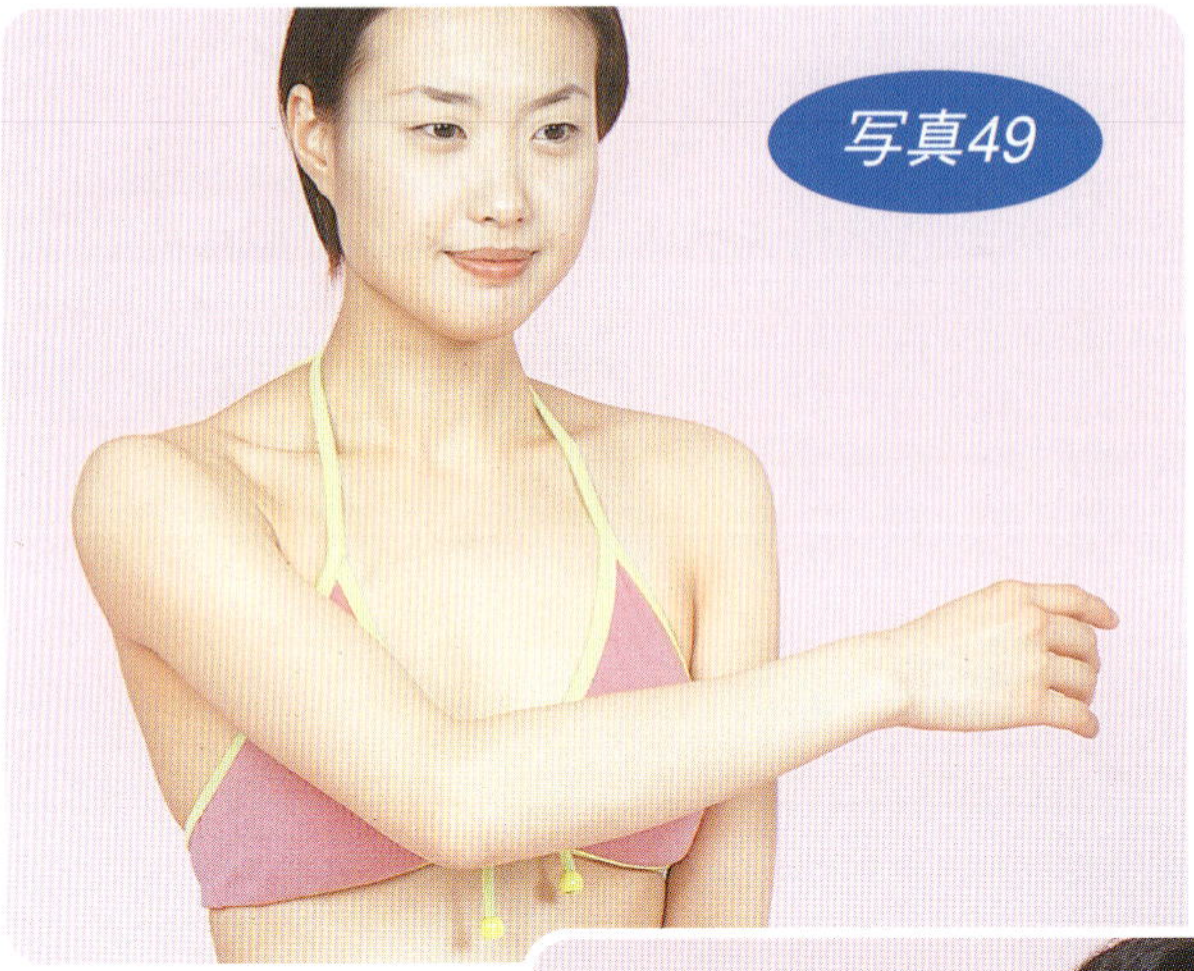
写真49

どんな動作の時、
どこが痛む？

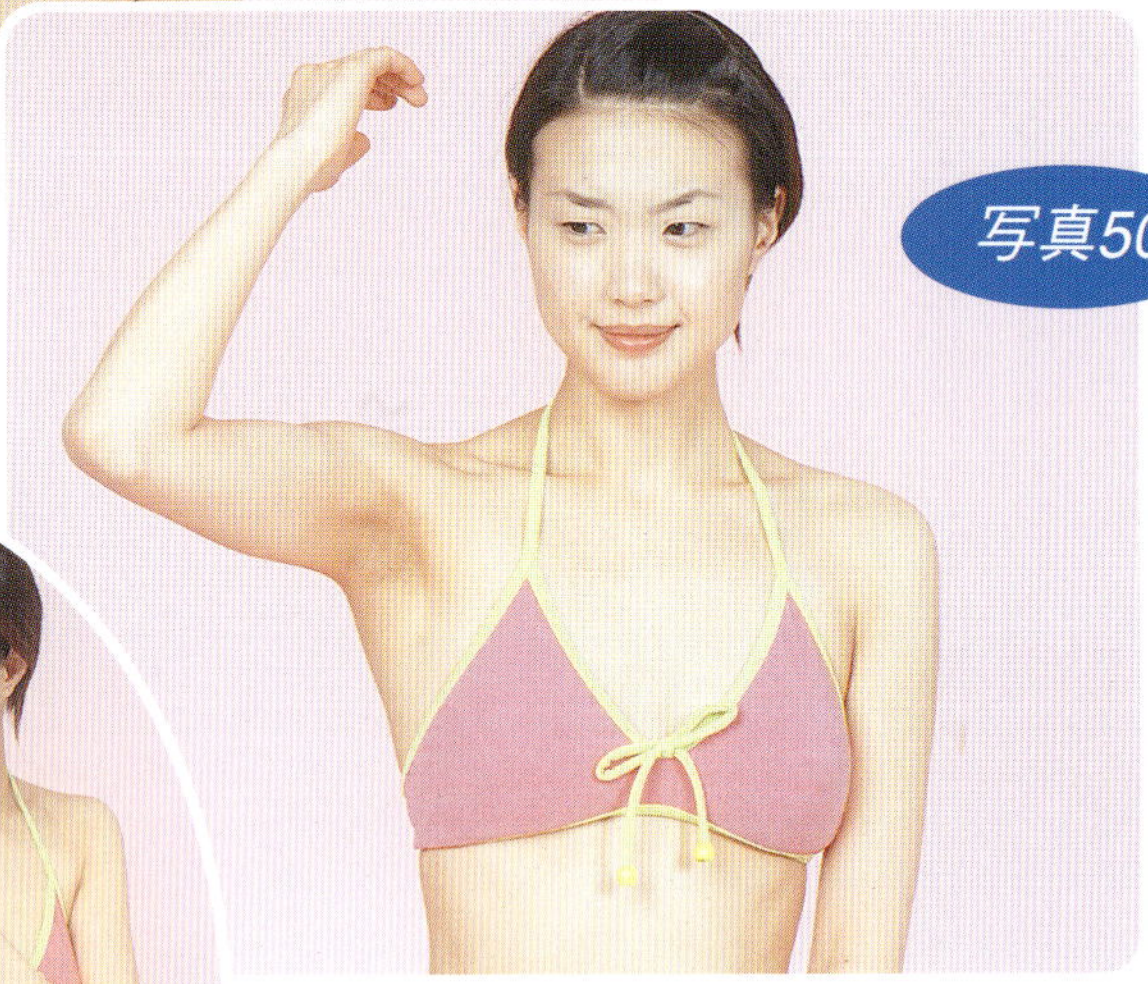
写真50

挙げた時、どこが痛む？

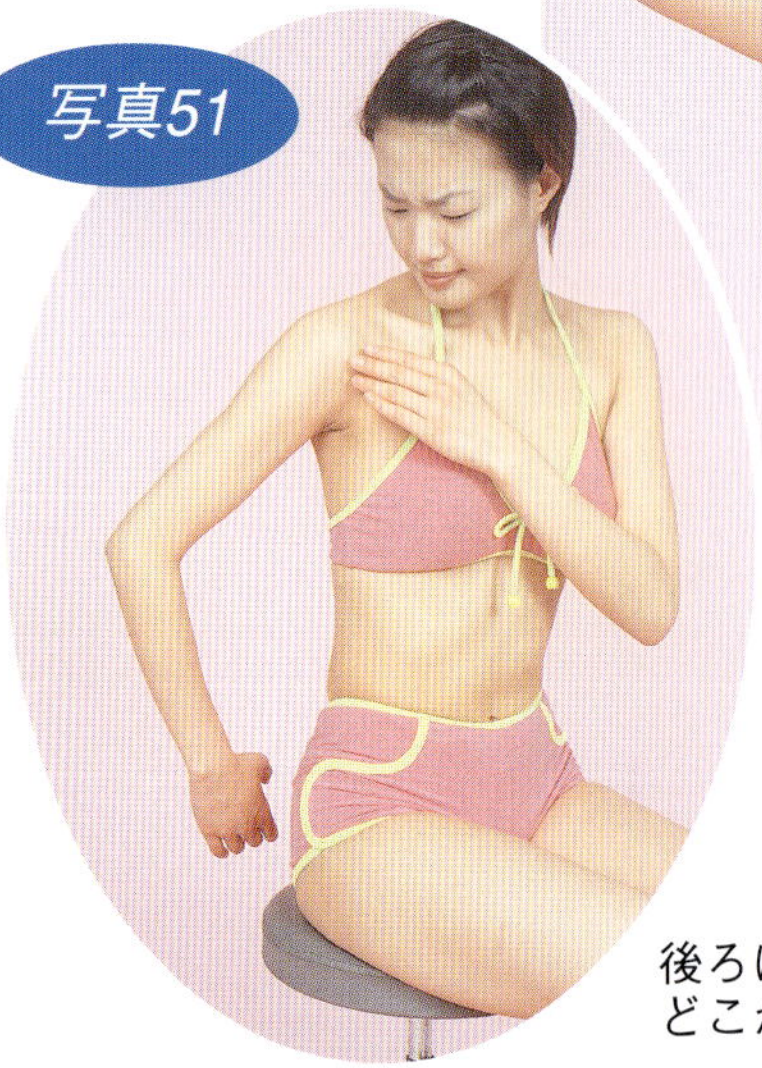
写真51

後ろに回した時、
どこが痛む？

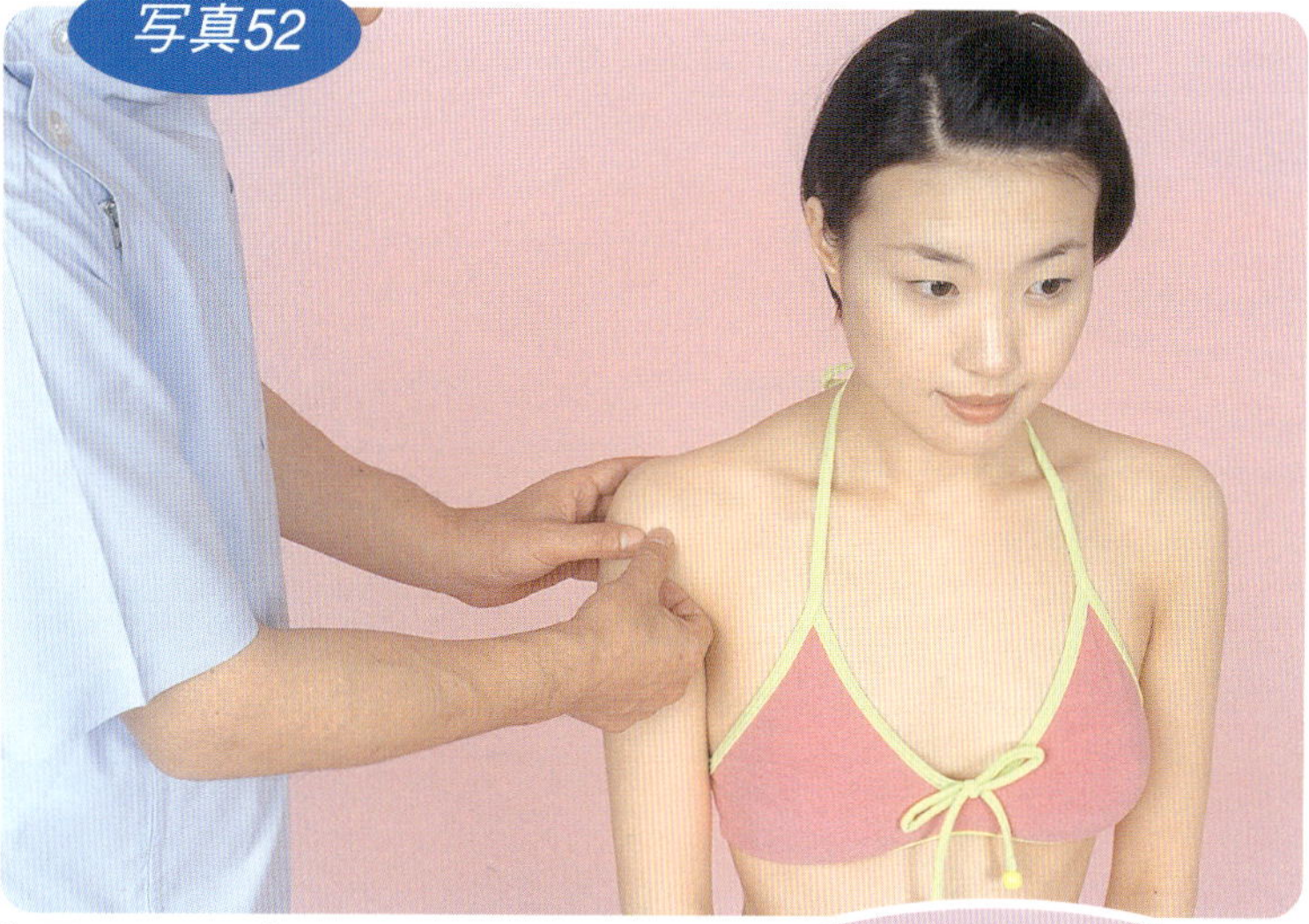

押圧してみて痛みのあるシコリを探します。

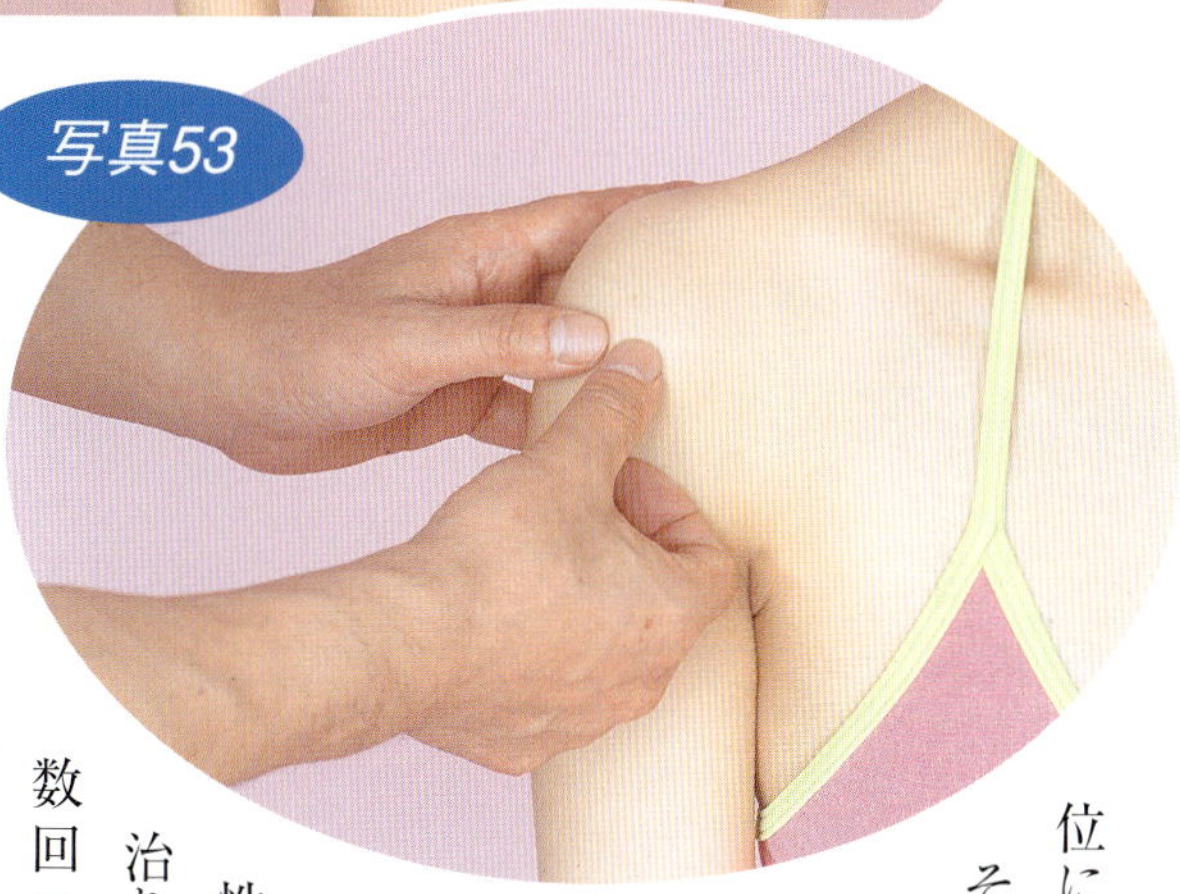

痛む部位に必ずシコリがあります。

位には必ずシコリがあり、そのシコリが治療ポイントです。このシコリを集中的に押圧して軟化させると、次第に痛みが軽減して可動域が改善します。

最終的にシコリを軟化させて、正常な弾力性に戻れば、根治的に治ります。軽症の場合は、数回の治療で、重症者や色々な治療を受けてこじらせている人は、最初のうちは毎日治療して、一回の治療毎に症状を少しずつ改善していき、根気よく治療を続ける必要があります。

ポイント治療（写真54、55、56）

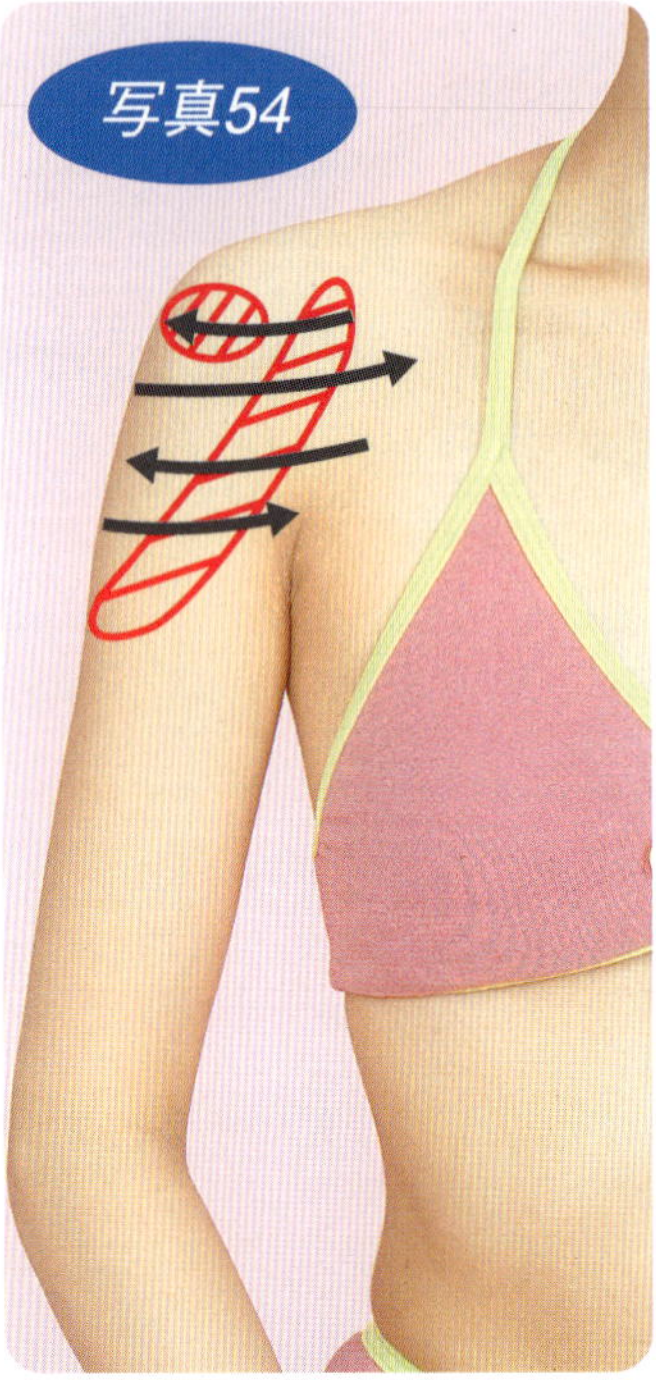

関節前面部…烏口突起《うこうとっき》の筋付着部、上腕骨の筋付着部

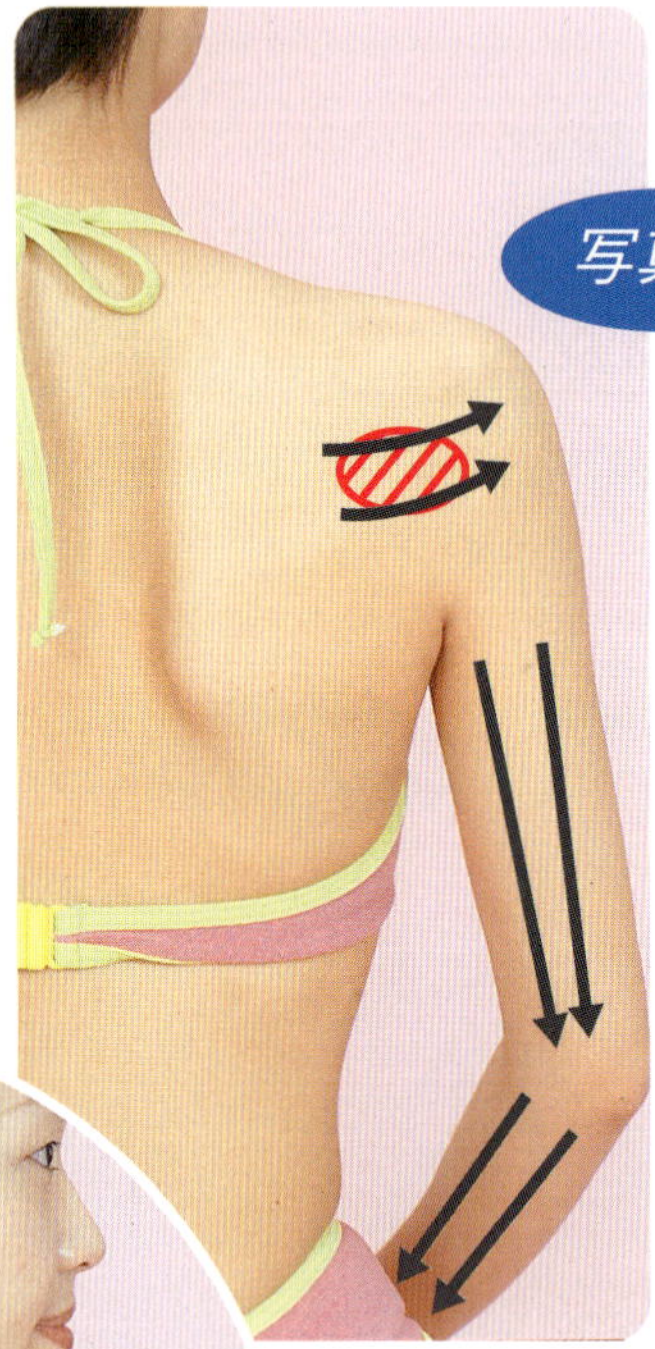

関節後面部…
肩甲棘下《けんこうきょくか》部

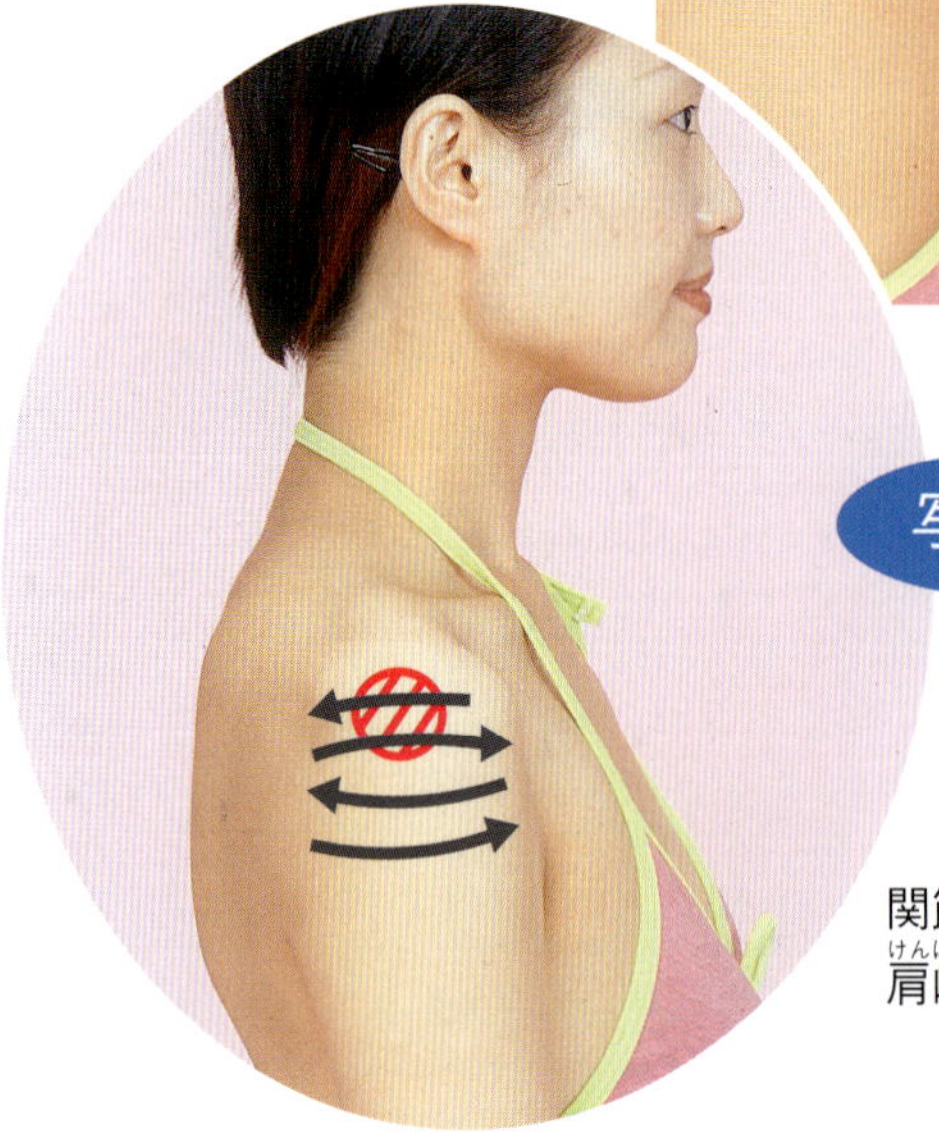

関節側面部…
肩峰《けんぽう》（肩先）直下部

②仰臥位（あお向け）で治療

シコリを確認したら、患者を仰臥位にして、関節前面部、側面部及び上肢部の治療をします（写真57）。最初は軽く、圧痛が軽減したら深くまでゆっくり押圧して、出来るだけ深部まで循環がよくなるようにします。圧度は、余りいたくない程度で、痛みの激しい時は、軽く押圧します。軽く「ジワー、パッ」を繰り返していると痛みが軽くなりますので、楽になったらゆっくり深くまで押圧します。シコリは一か所とは限らず、経過が長い程、加齢が進む程、シコリは波及して増えています。無痛性のシコリもあり、押圧されてみて初めて気づくシコリは沢山ありますので、それらのシコリもよく押圧して循環を良くしておきます。シコリ部がある程度軟化したら、上肢全体を軽く基本治療（写真55、58）します。

写真57

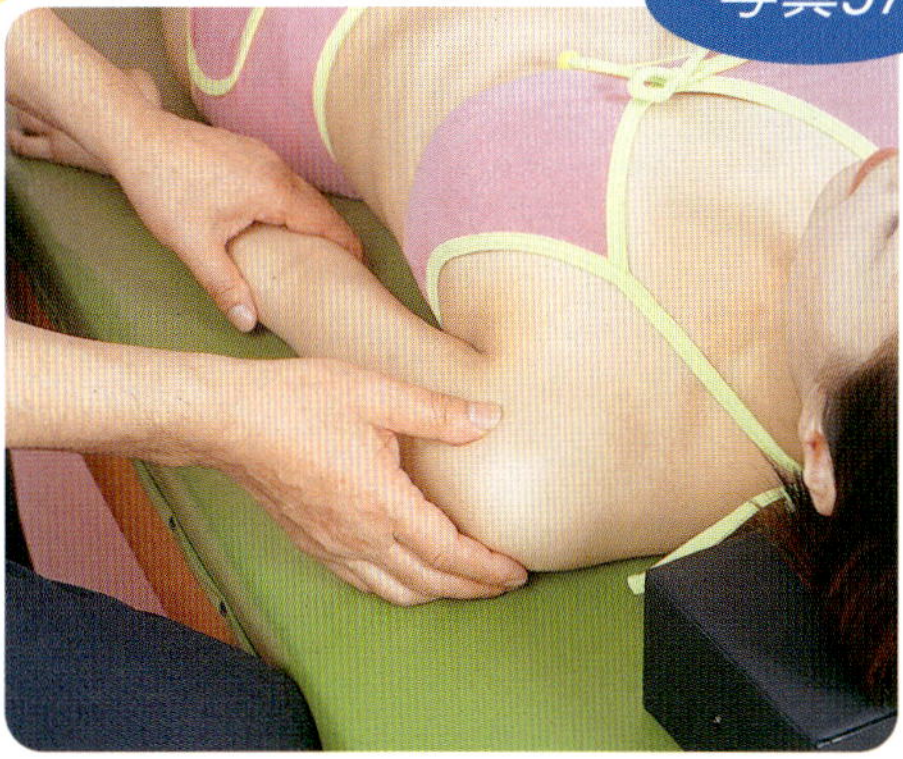

痛むシコリを集中的に押圧します。

写真58

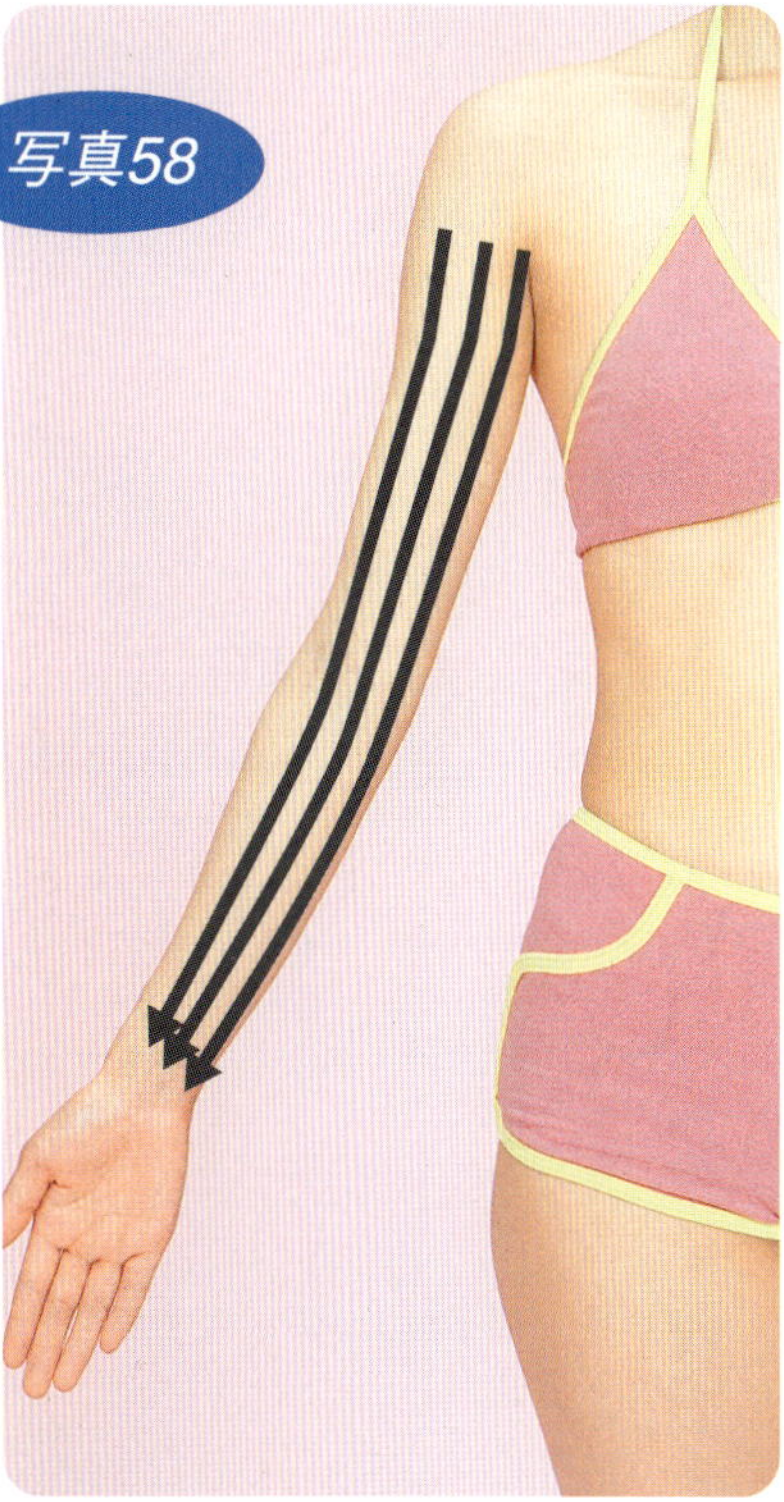

治療線（→）に沿って上肢全体も軽く押圧します。

③伏臥位（うつぶせ）で治療

患者を伏臥位にして、関節後面部及び肩甲棘下部の治療をします（**写真59、60**）。肩甲骨部のシコリは圧痛が激しいので、強圧しないように気をつけます。

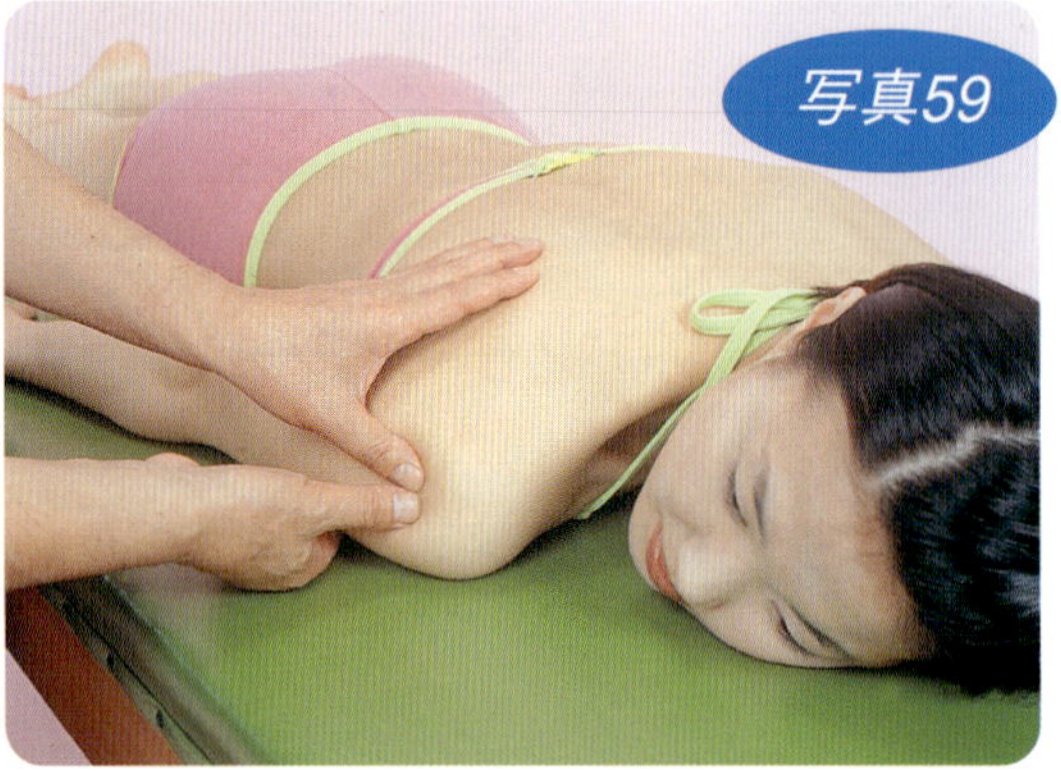

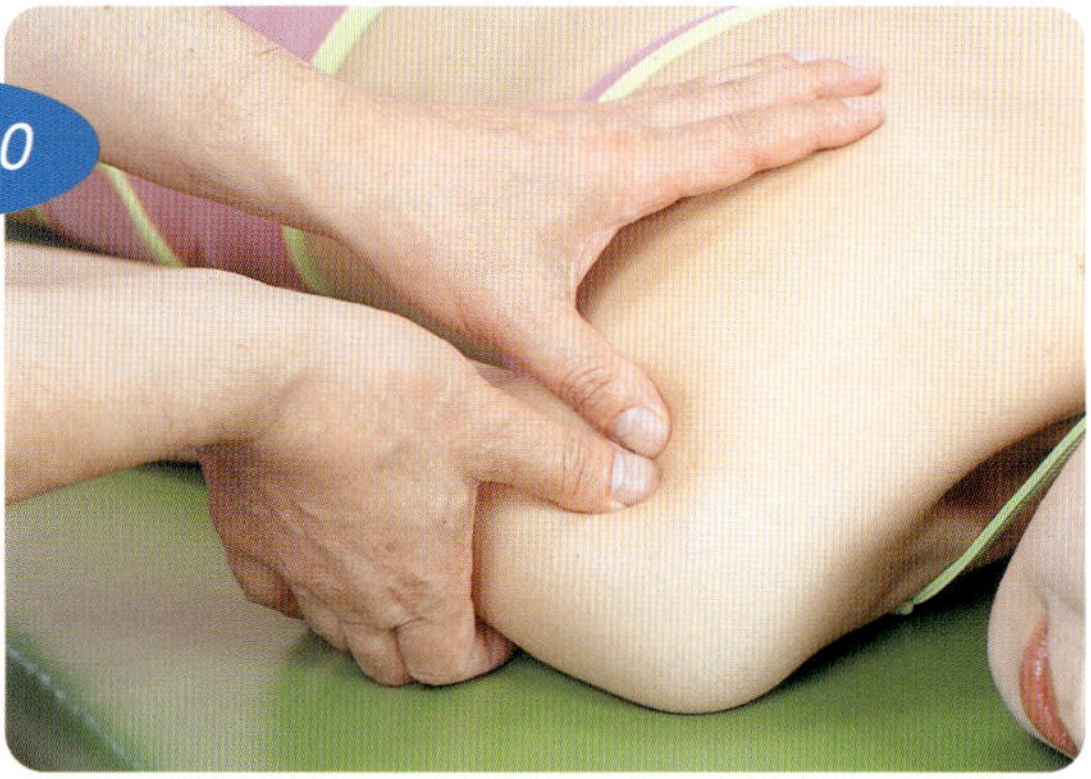

痛むシコリを集中的に押圧します。

④ストレッチング

患者を坐位にして、肩関節の他動運動法（他動ストレッチング）をやります。まず患側の手を術者の両手で挟むようにして支え、脱力させて上方に伸ばします（**写真61**）。次に、患者の手首と上腕を支えて内転させます（**写真62**）。次に、肘関節を曲げて後方へ伸展させます（**写真63**）。更に肘の関節を背中の方に曲げ、手を上方へ持って行きます（**写真64**）。

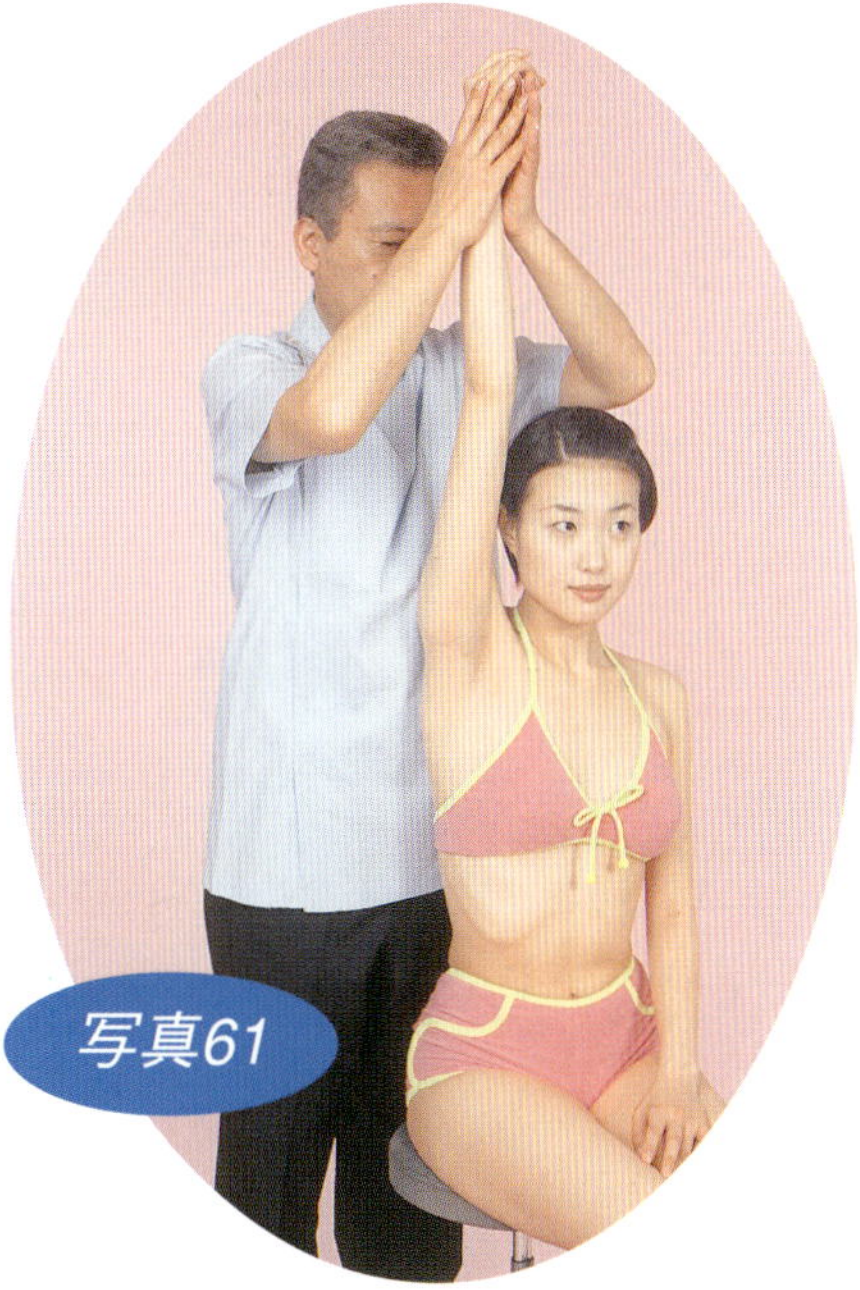

無理をしない程度に上方へ
けん引します。

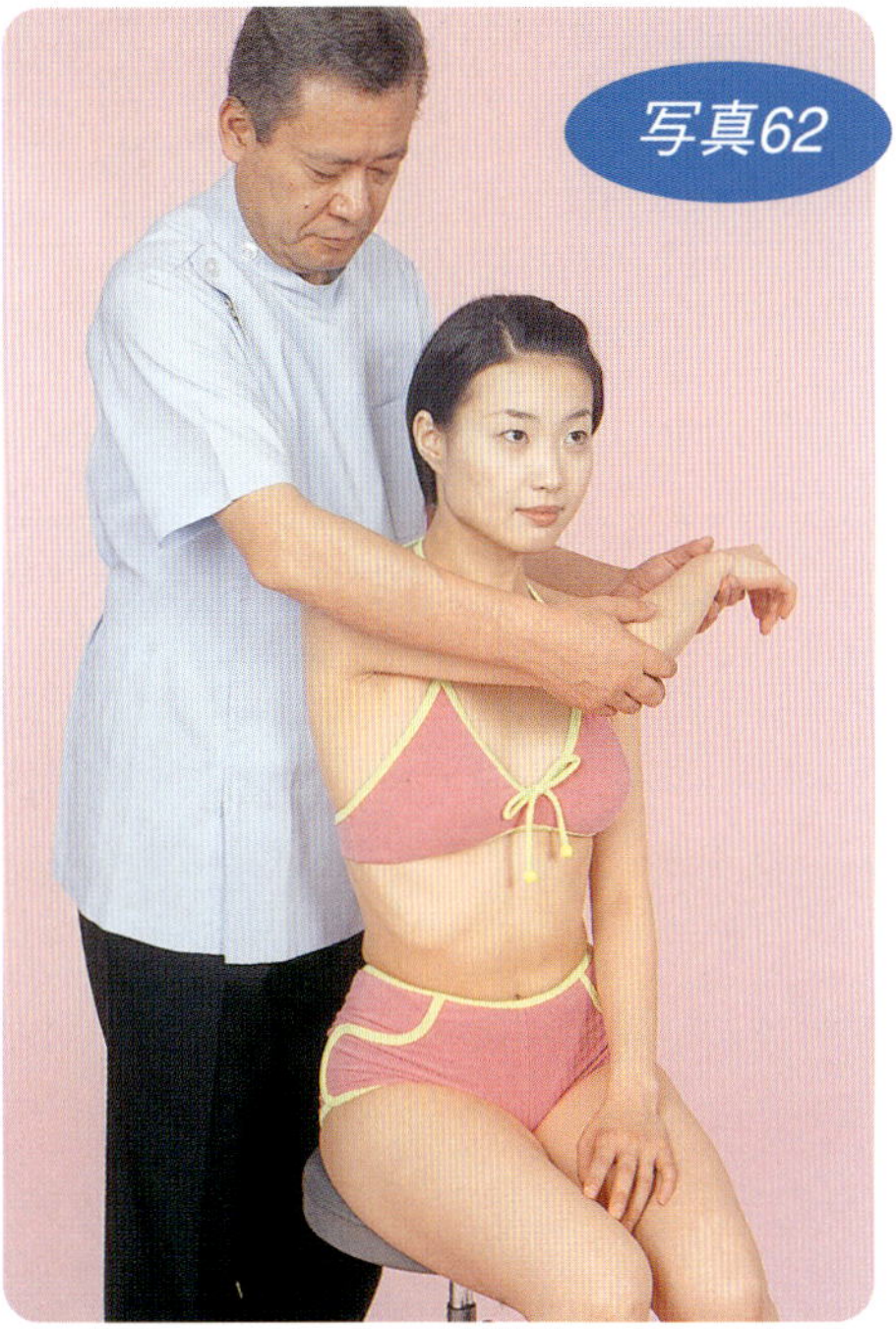

内方へ回します。

後方に伸展します。

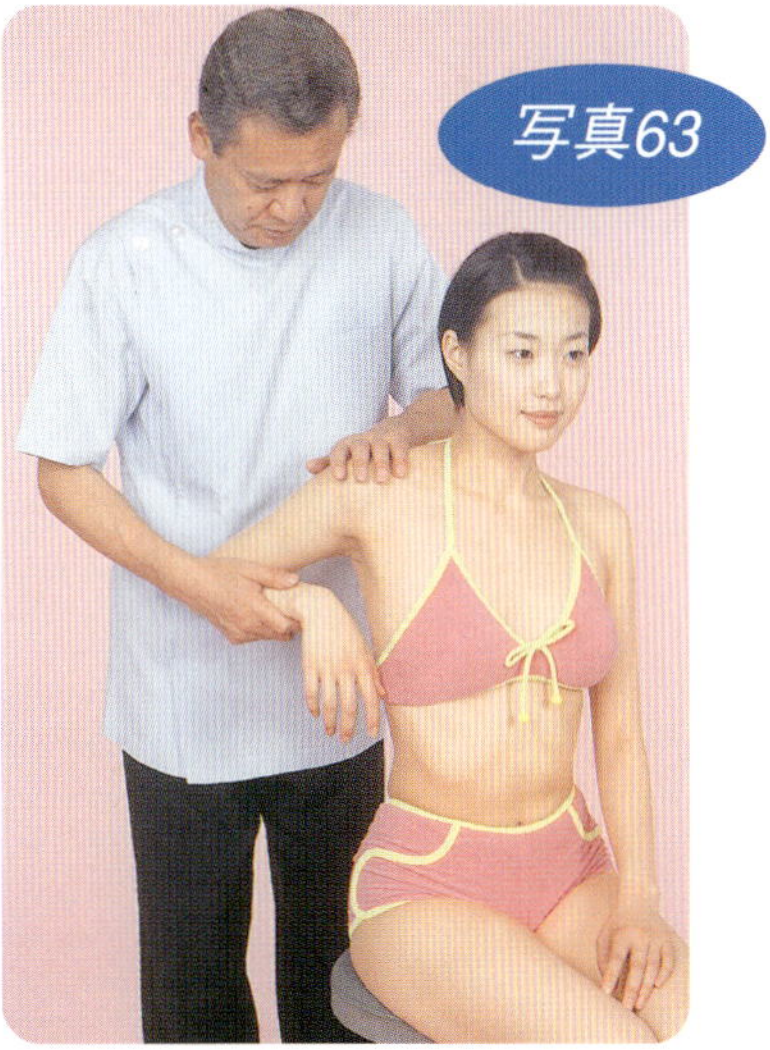

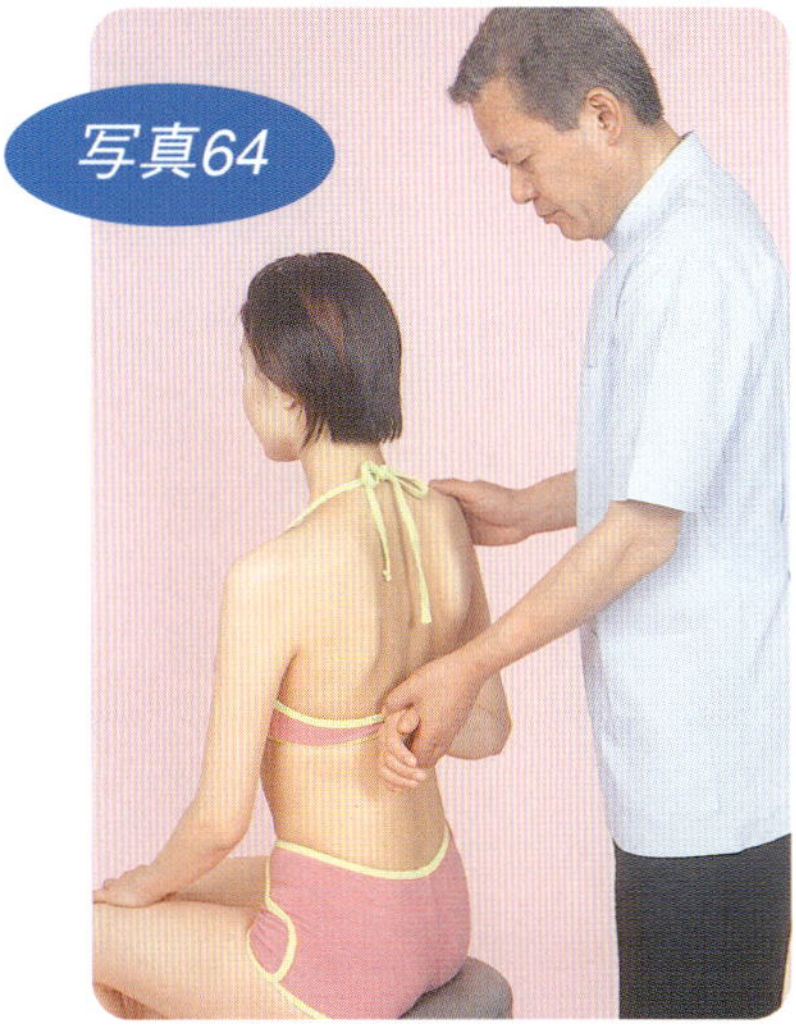

背中に回
します。

⑤効果の確認

運動法が終わったら、痛む時の運動を自力でさせてみて、効果を確認します（**写真65**）。ポイントを上手に治療していたなら、治療前より良くなっています。もし良くなってなければ、的はずれか、押圧の仕方が悪いか、のいずれかです。その場合は、もう一度原因となっているシコリを探して治療し、症状が改善するようにします。

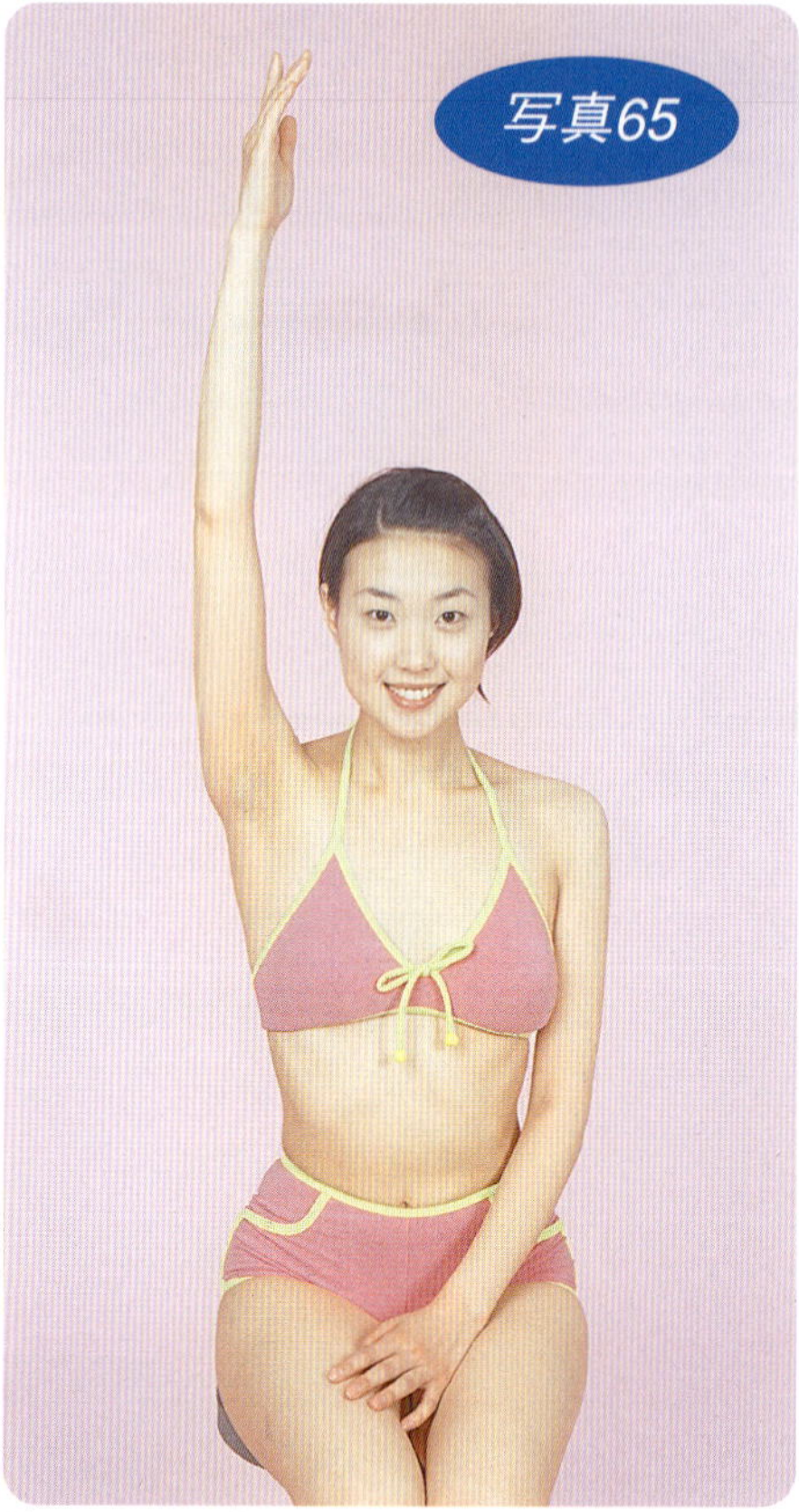

治療前より良くなっているか確認します。

〈上肢部の適応症〉

むち打ち症
上腕部の痛み
肘関節の痛み（ゴルフ肘、テニス肘、野球肘）
前腕部の痛み
手首の痛み（腱鞘炎など）
手、指の痛み

第三章

伏臥位――うつぶせで

――背腰部　殿部　下肢後面部――

1 腰痛症（ギックリ腰、慢性腰痛症）

原因

車社会になって歩かなくなり、長時間椅子に腰掛ける生活が多くなったこと、肥満、運動不足による筋力の低下、加齢による柔軟性の低下、それらによる不良姿勢などがあります。また、子供の頃から外で遊ばず、骨格筋の未発達により、発症年齢も若年化してきています。逆にスポーツクラブなどで、弱年層から激しい運動のやり過ぎも、腰痛の原因になります。

腰痛症の原因の多くは、腰殿部の筋群のシコリです。いつの間にか腰殿部の筋群が硬化し、疲労の蓄積、睡眠不足、ストレス、寒冷など悪条件が重なった時、何気ないちょっとした動作で、ぎっくり腰（急性腰痛症）になります。ぎっくり腰は筋・筋膜の炎症ですから、一週間ぐらい安静にしていると、痛みがなくなります。しかし、原因のシコリを解消しない限り、また悪条件が重なると再発します。これを繰り返していると、慢性腰痛症になります。

症状

①ぎっくり腰（急性腰痛症）

激しい痛みのため腰を伸ばすことが出来なくなり、前屈姿勢により、痛みが増強します。あお向けに寝ることが出来ず、寝返りをしても痛みます。エビのように腰を丸めて、横向きに寝ると楽に寝られます。

②慢性腰痛症

常に腰部に鈍痛を感じ、長時間の立位やデスクワーク、あるいは腰部に負担の掛かる姿勢（中腰、あぐら）や、作業で痛みが増強します。また何らかの原因で血液の循環の悪くなると、痛みが増強します。例えば、寒冷、夏の冷房などによる冷え、衣類の圧迫、発熱、長期間の伏臥などです。逆に、入浴、サウナ、カイロなどで腰部を暖めると、血液の循環がよくなり一時的に痛みが軽くなります。

治療法

最初、左右のどちら側が痛いかを聞き、痛みの出ている側から触圧診します。伏臥位（うつぶせ）にして、基本治療線（写真66）に沿って押圧し、痛みの出ているシコリを探し、治療します（写真67）。次に、反対側も触圧診し、シコリがあれば治療して緩めま

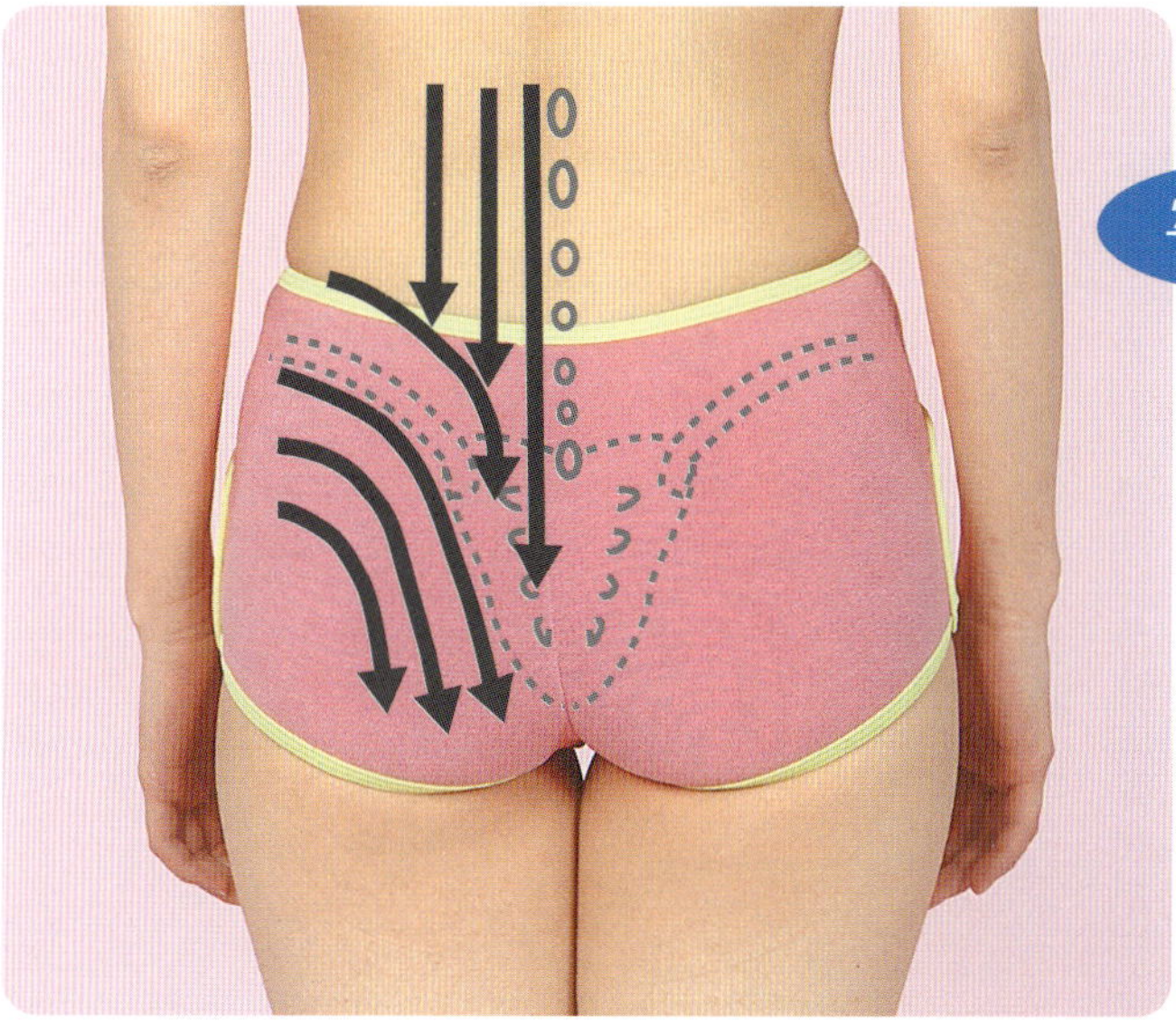

写真66

→に沿って押圧します。

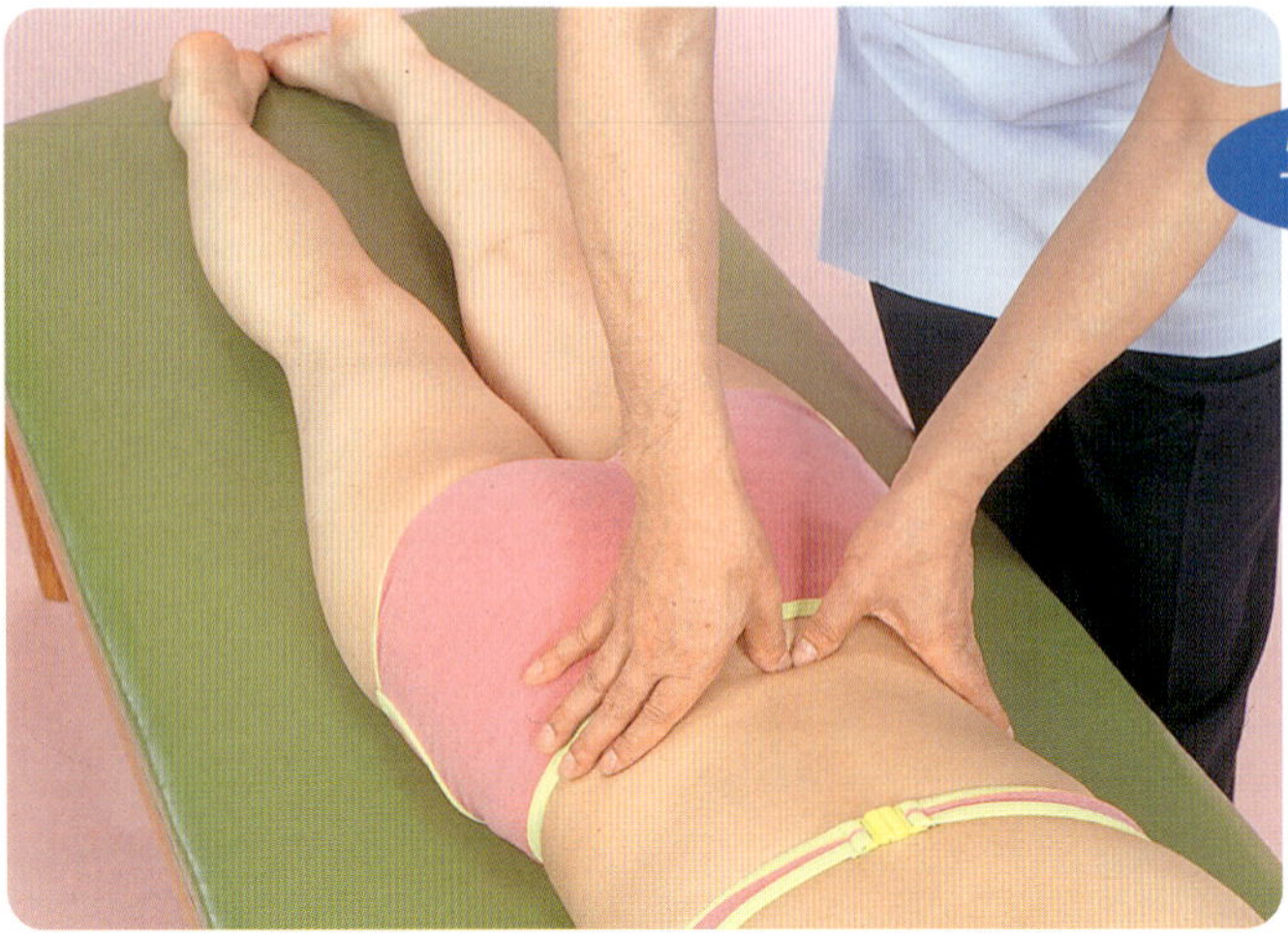

両親指でゆっくり押圧します。

す。部位が判らない時は、患者に聞きながら押圧し、ポイントに指先が当たったら合図をしてもらうとよいでしょう。普段痛みを感じていないシコリでも、圧痛があることもあります。この場合は、圧痛はさほど強くなく、むしろ快痛感といった感じです。集中的に押圧を加え、循環をよくすれば、次第にシコリが緩んで、痛みは軽くなります。経過の長い腰痛症ほどシコリは増えて複数ありますので、シコリすべてを治療する必要があります。シコリを緩めたら、その周辺部も基本治療しておきます。次に、下肢部後面（写真68）と下肢部前面（写真69）を基本治療します。

◆運動法

（写真70～74）

次に腰部の運動法をします。患者の股関節と膝関節を屈曲させ、術者は、両手を患者の膝に当て、前後に股関節を屈伸させながら徐々に深くまで曲げます（写真70、71）。次に、膝頭が円

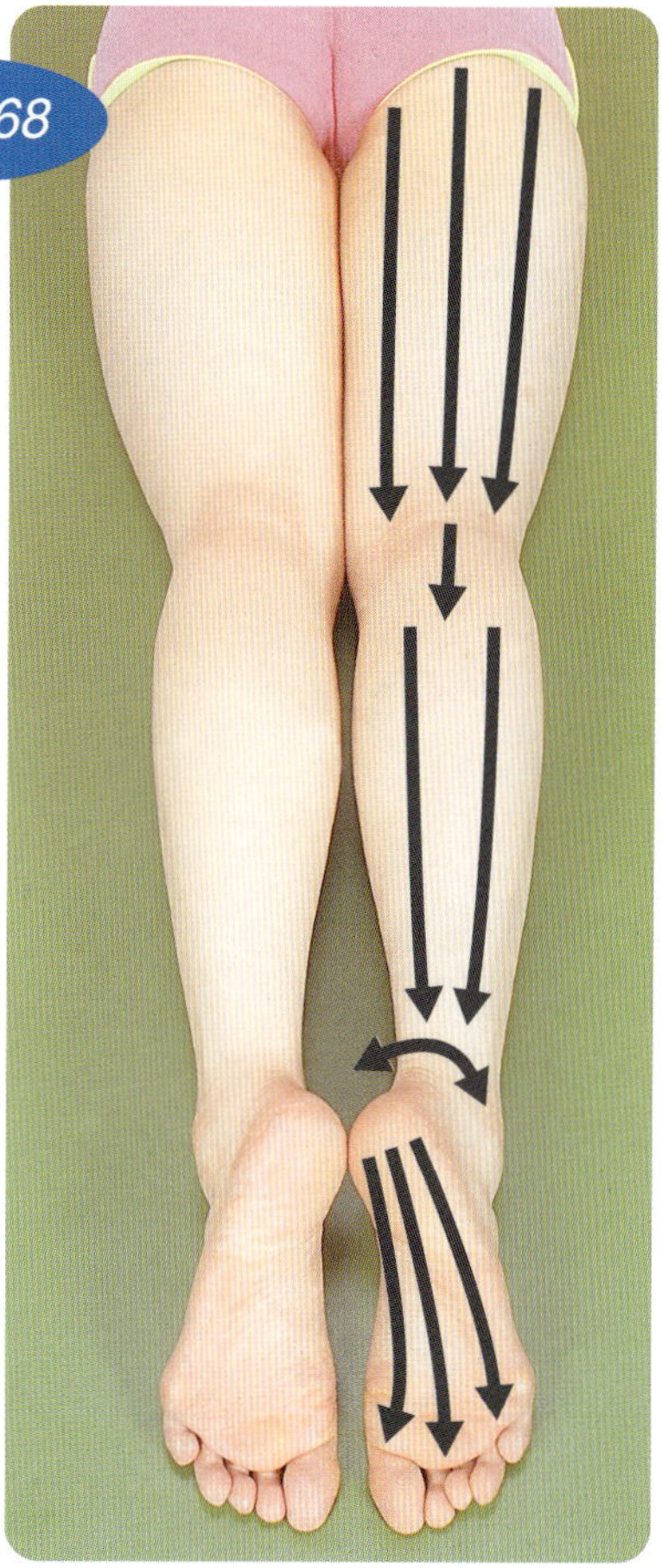

下肢後面部の
基本治療線

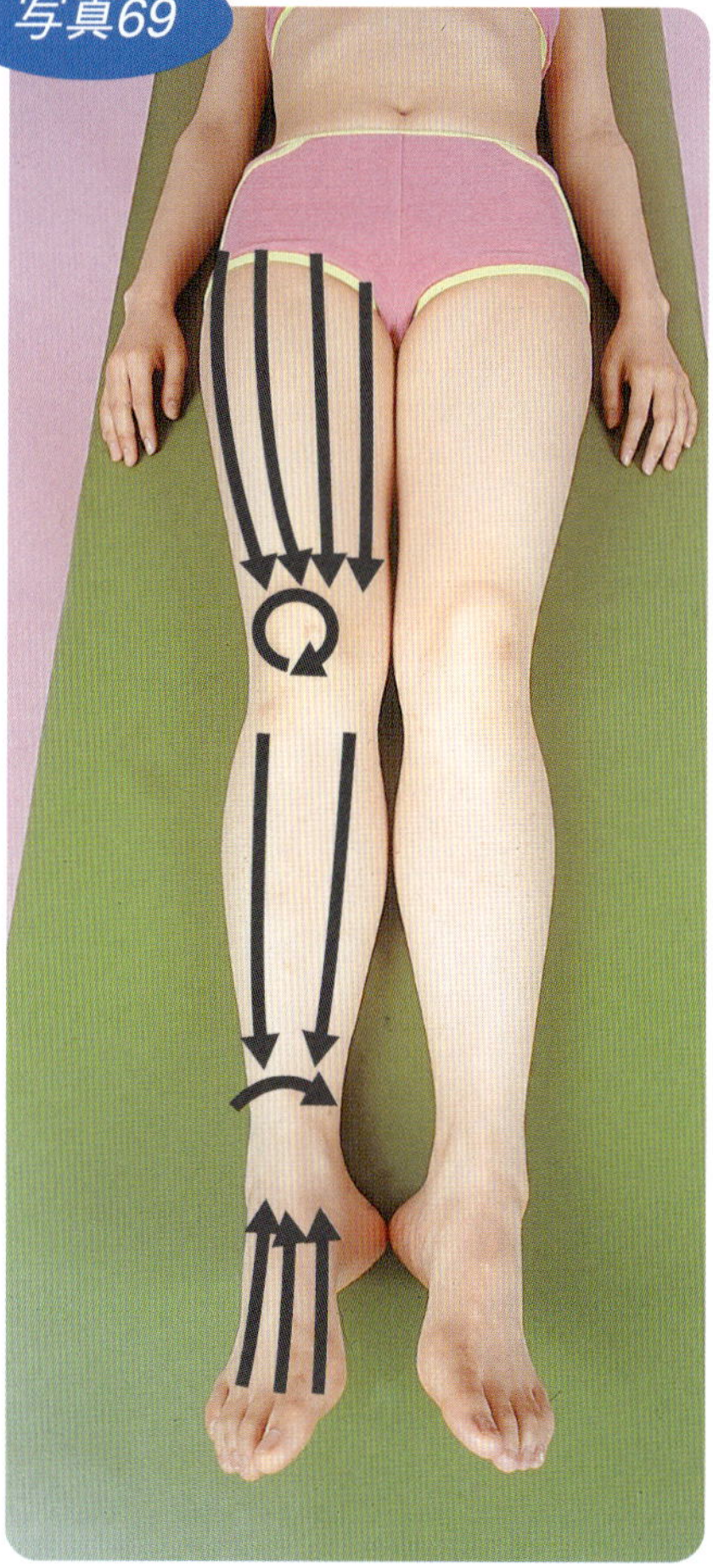

下肢前面部の基本治療線

写真71　写真70

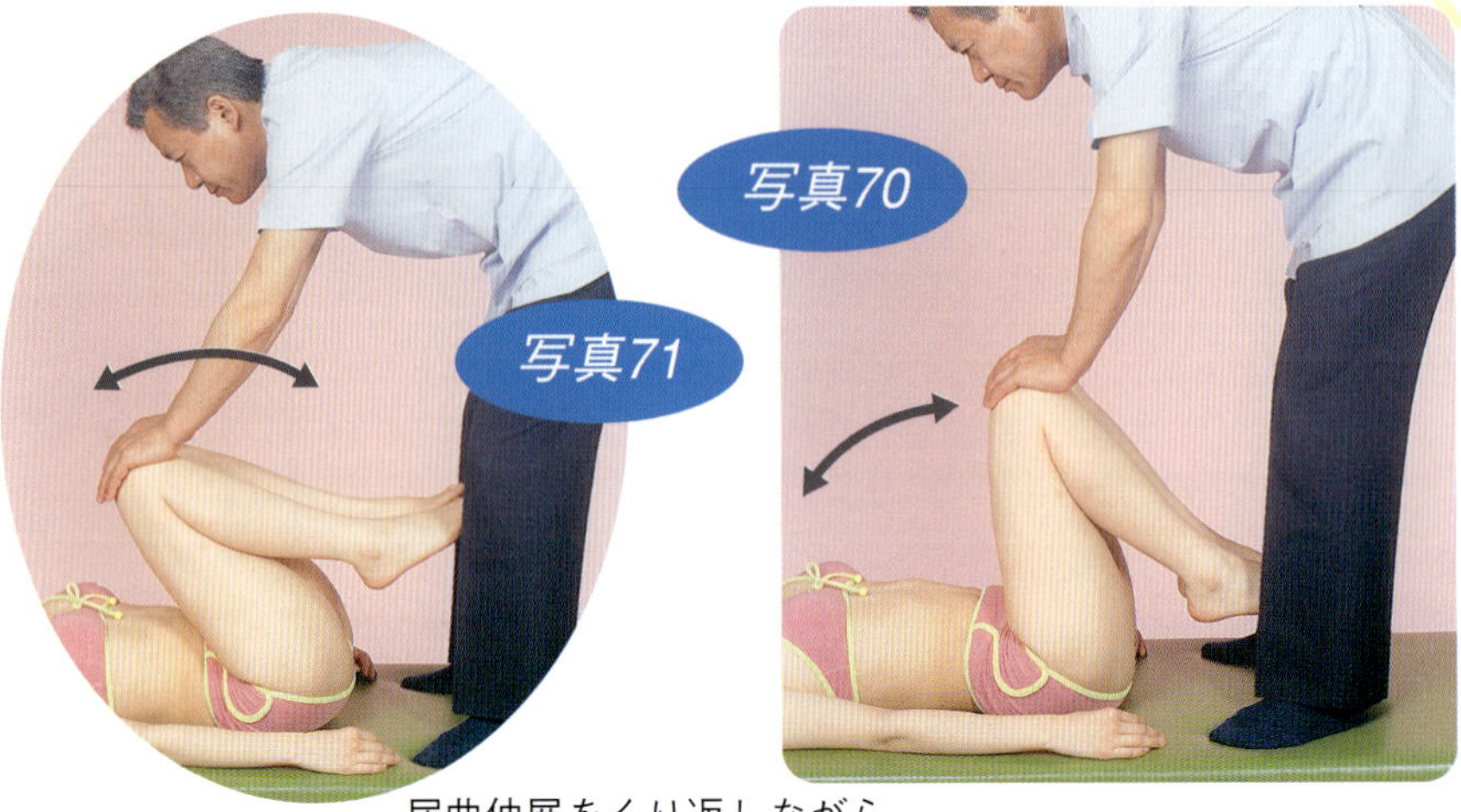

屈曲伸展をくり返しながら、
徐々に深くまで屈曲します。

写真74　写真73　写真72

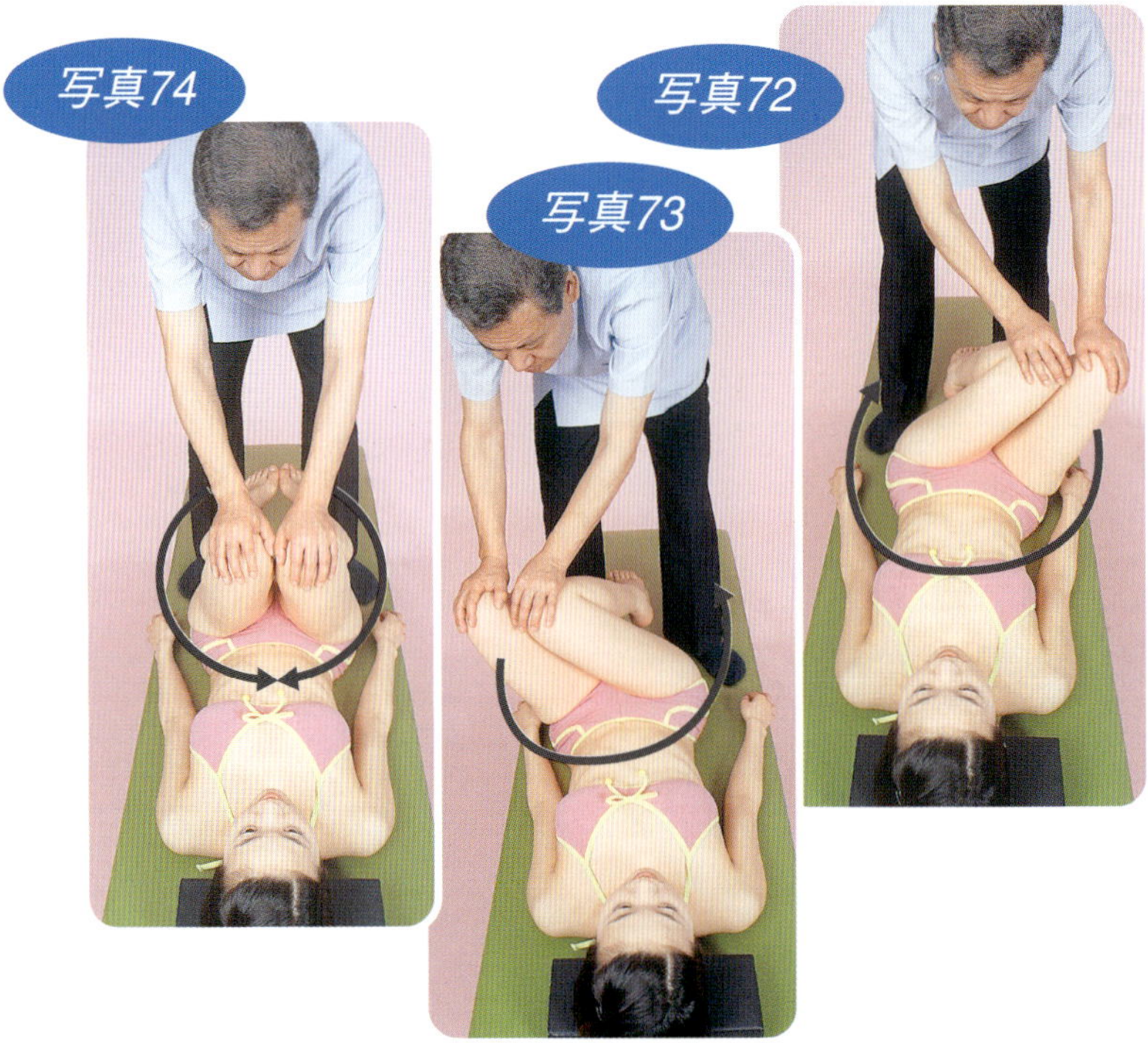

左右にそれぞれ回旋します。

を描くように、腰を右回旋と左回旋させます（**写真72～73**）。腰に痛みが多少残っていても、この運動法を行うと、痛みが消えます。

以上が一回の治療の順序です。軽症は、一回の治療で痛みが取れます。重症は、一回の治療毎に症状を軽減させていきます。最初のうちは症状が戻る事がありますので、間隔を空けないで治療し、様子を見ながら間隔を空けていきます。その間、無理をしないように注意してもらいます。シコリが残っていたら、再発の可能性がありますので、最終的にシコリを軟化させるのが目標です。

ポイント治療

①腰の筋群の側方—（写真75）ポイント1（脊柱起立筋外縁部）

この部は、側方より内側方向（腰椎の方向）に押圧します。この時、外側の拇指をメインに押圧するとよいでしょう（**写真76**）。脊柱起立筋の外縁部に沿って、第十二肋骨の下方から腸骨上端まで押圧してみます。最初は軽目に押圧して見て、異常を感じなければ、徐々に深くまで押圧します。

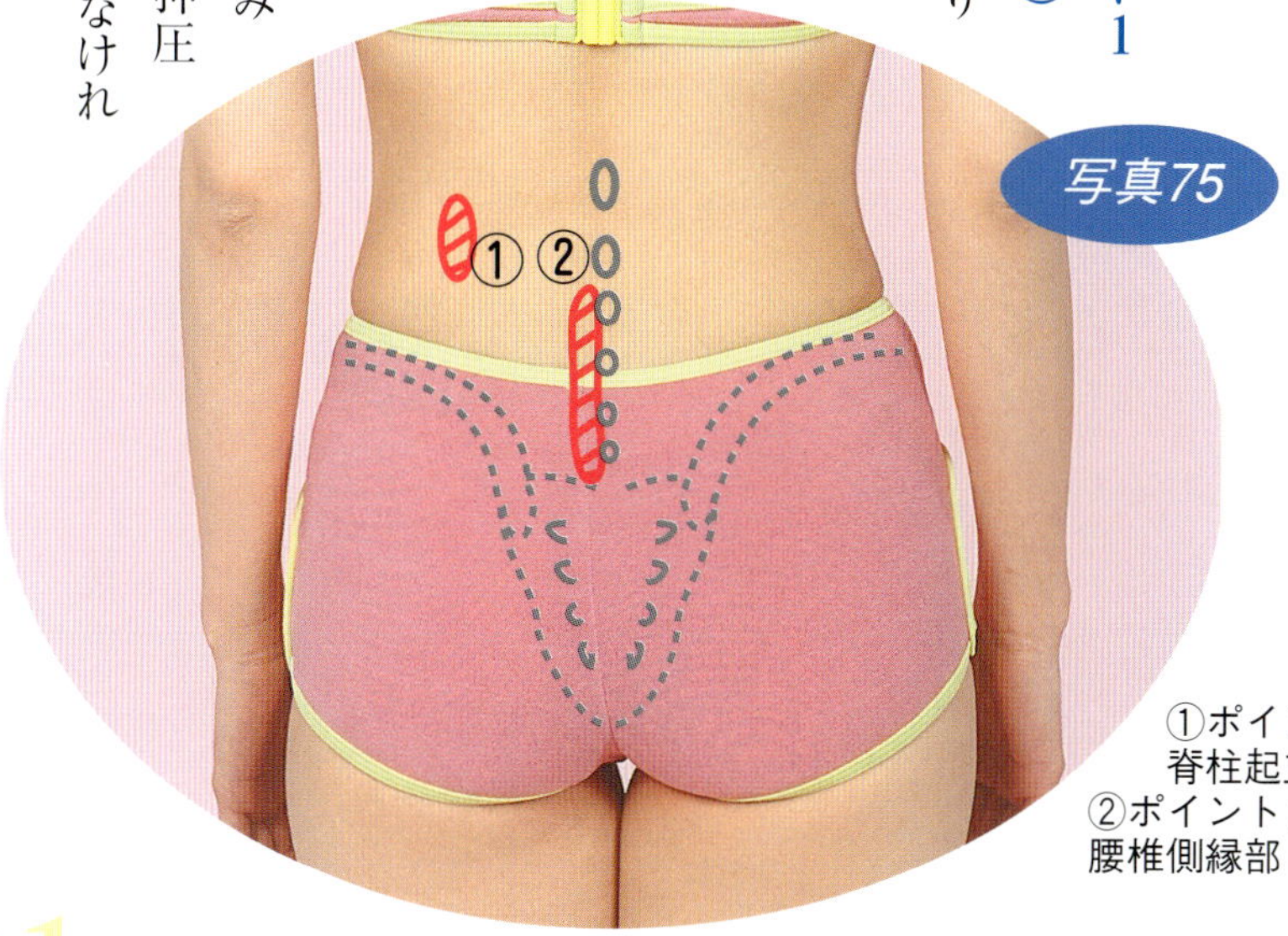

写真75

①ポイント1
脊柱起立筋外縁部
②ポイント2
腰椎側縁部

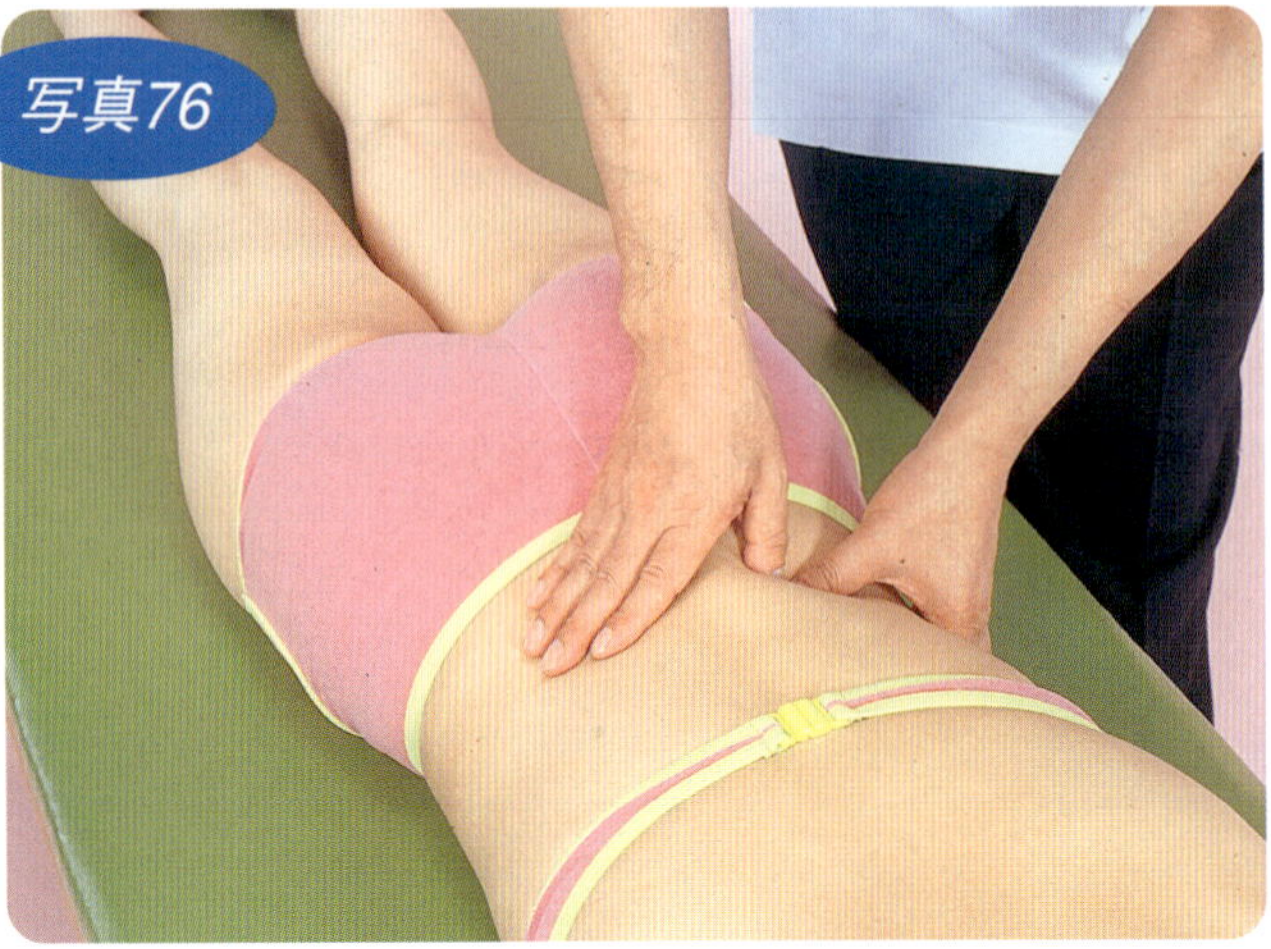

写真76

外側方から内側に押圧するのがコツです。

②背骨の直ぐきわ―ポイント2
（写真75）
（腰椎側縁部）

上から下に基本治療線に沿って垂直方向に押圧します（写真75、77）。筋が硬化していれば相当に硬く、指が入っていかず、圧痛があります。上から下にゆっくり体重を掛けて、両拇指頭で押圧を繰り返すと緩んできます。仙骨上では、硬い小さなシコリが指に触れたら、患者が「快痛感」を感じる程度の押圧を、集中的に繰り返すと緩んできます。

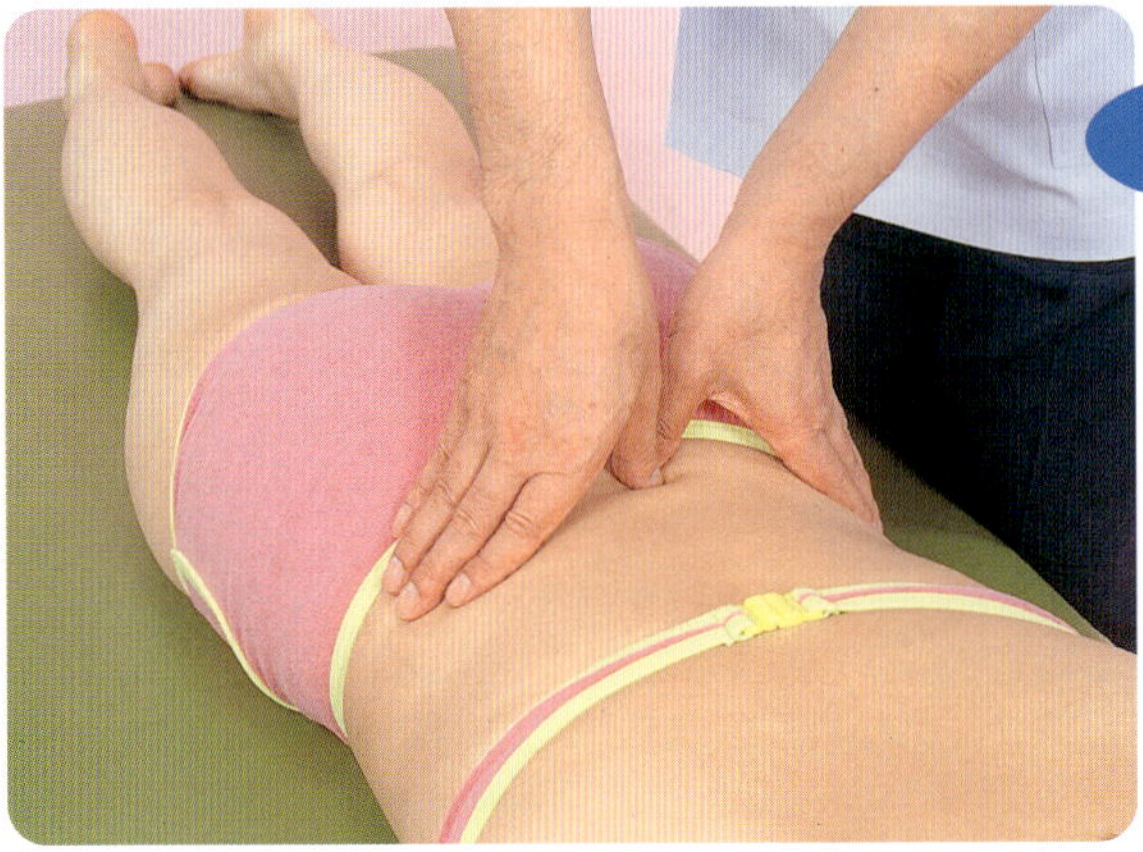

写真77

背骨のきわを体重をのせてゆっくり押圧します。

③骨盤と仙骨の境目——（写真78）ポイント3（仙腸関節部）

この部の骨上にあるシコリは、押圧するとヌルッとした感じで逃げますので、両拇指頭で挟む様に押圧するとよいでしょう（写真79）。また、仙腸関節部にシコリが隠れている事がありますので、腸骨の内側もよく押圧して、見落とさない様に注意します（写真80、81）。

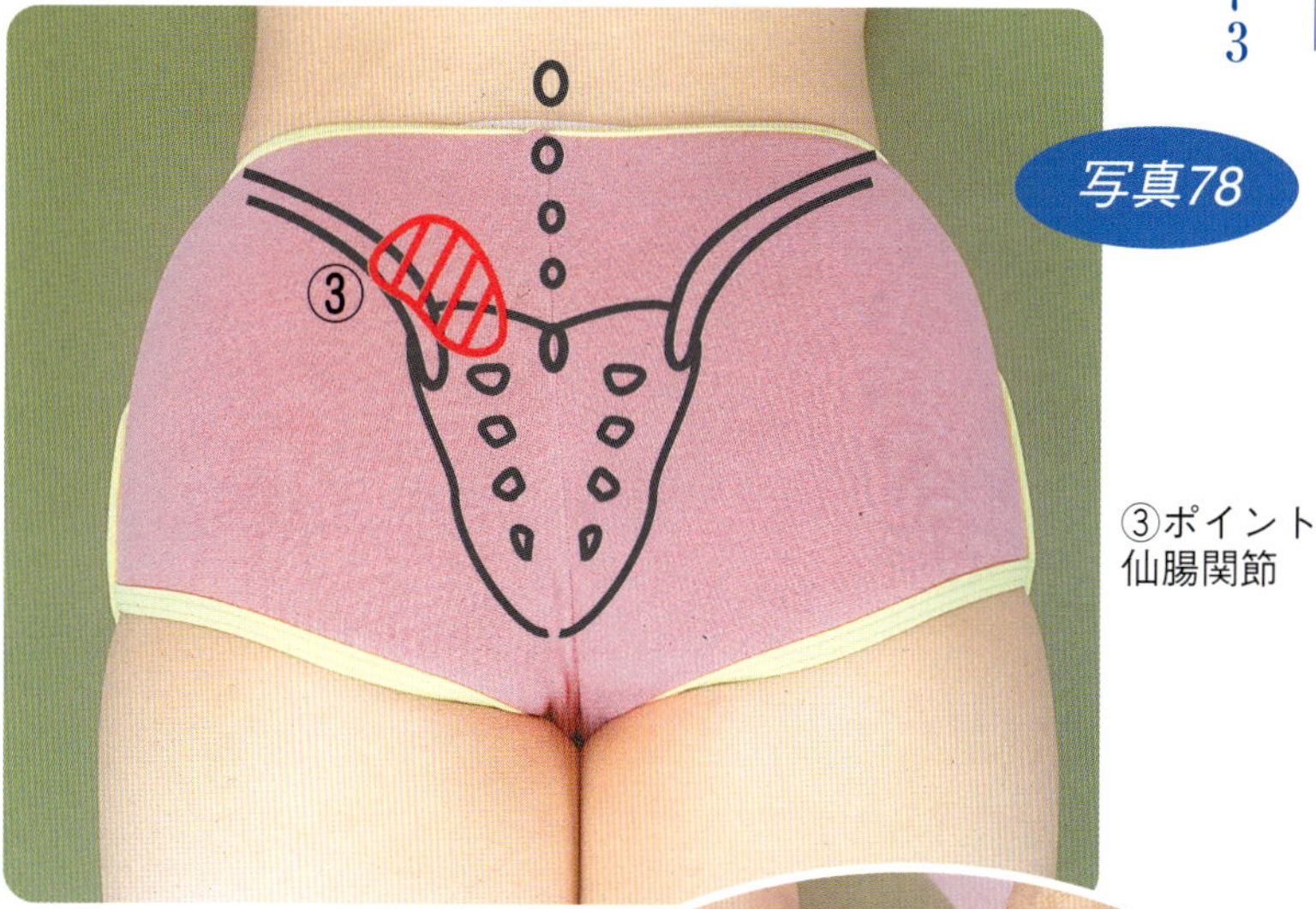

③ポイント3
仙腸関節

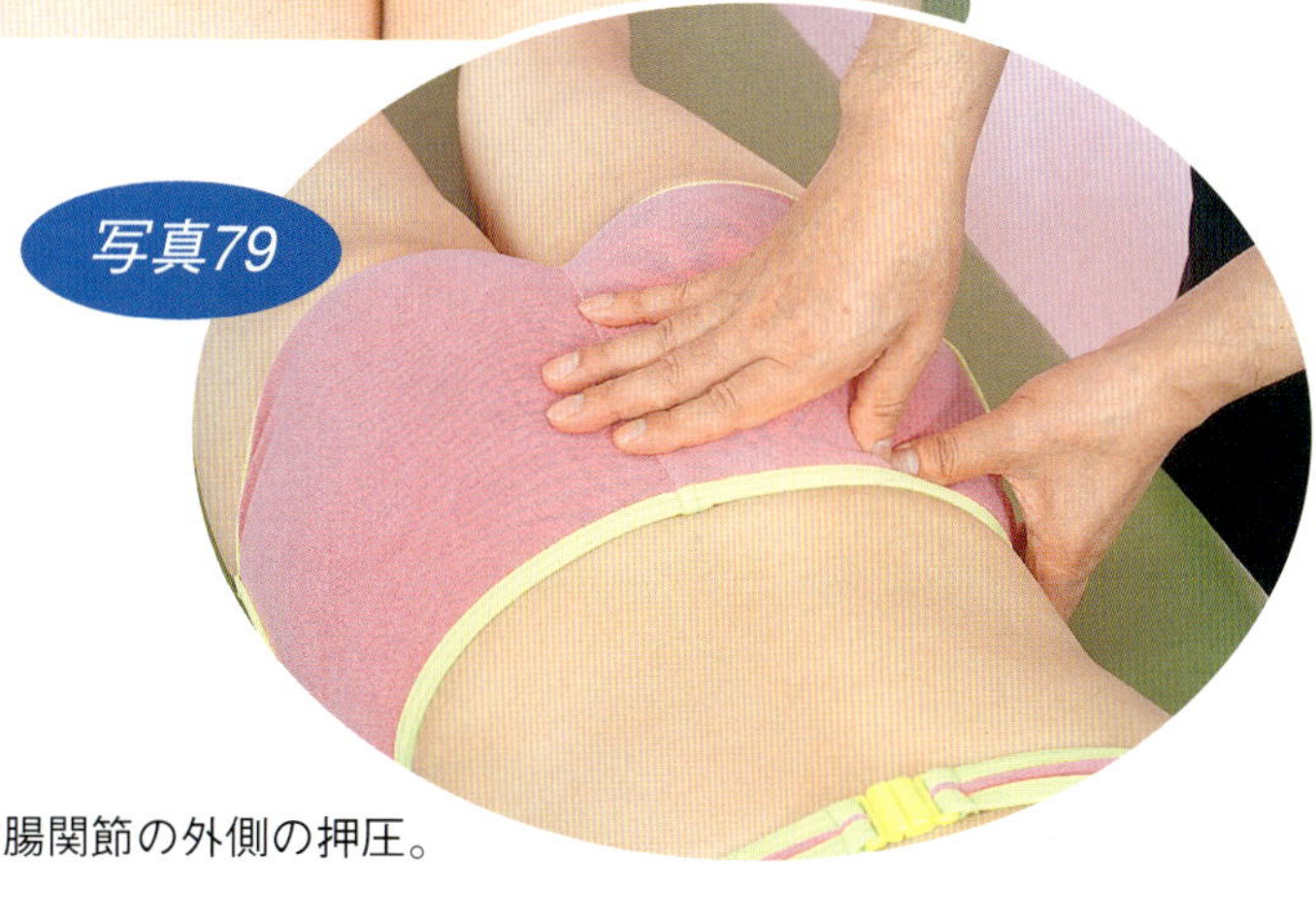

仙腸関節の外側の押圧。

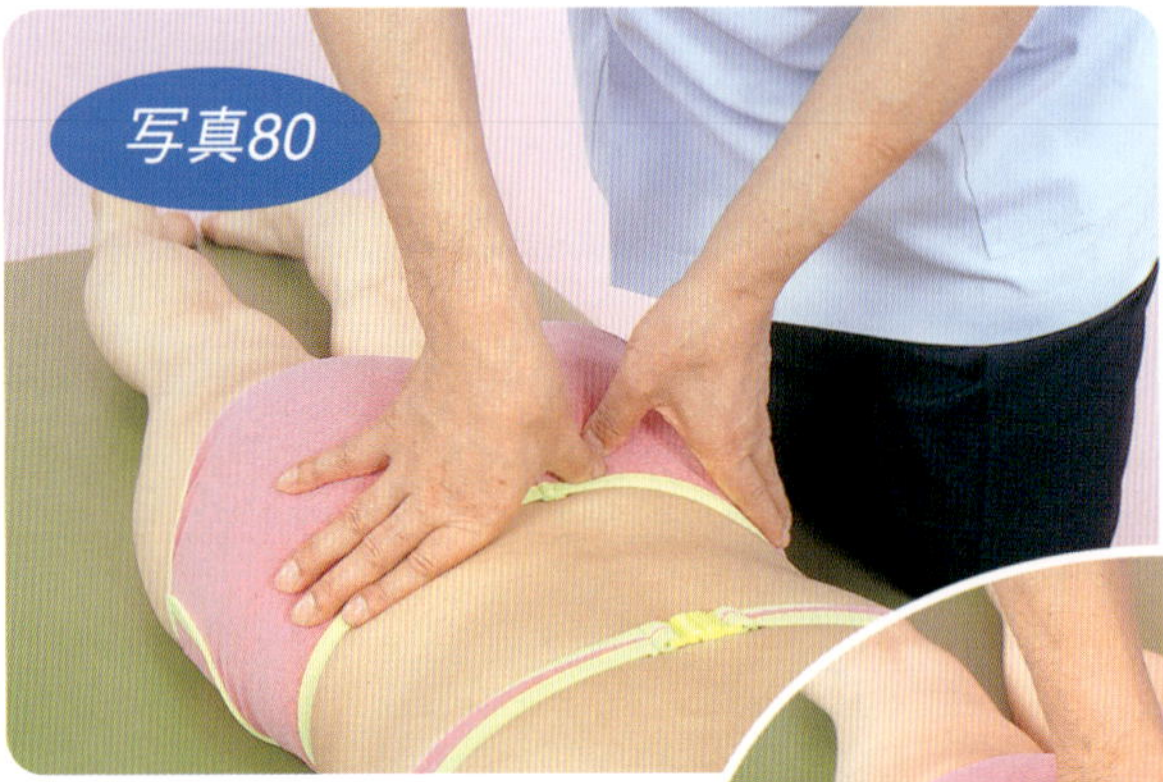

仙腸関節内側の押圧

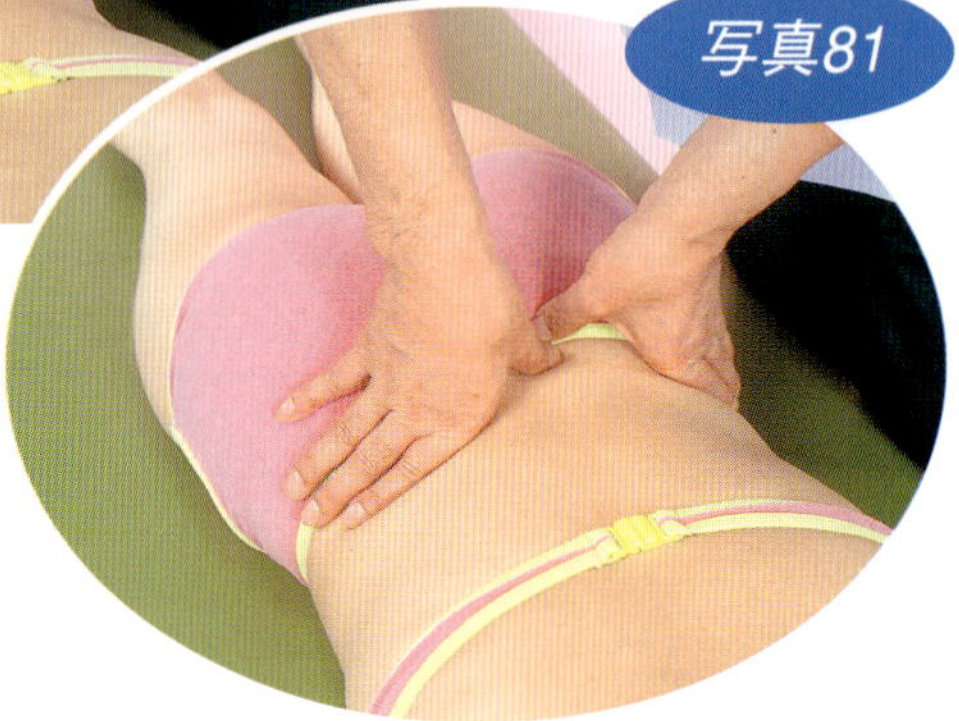

「隠れシコリ」を探す。

④仙骨外縁部（写真82）
ポイント4

仙骨外縁部にコリコリとしたシコリが多く見られます。この部では垂直、斜め四十五度、水平

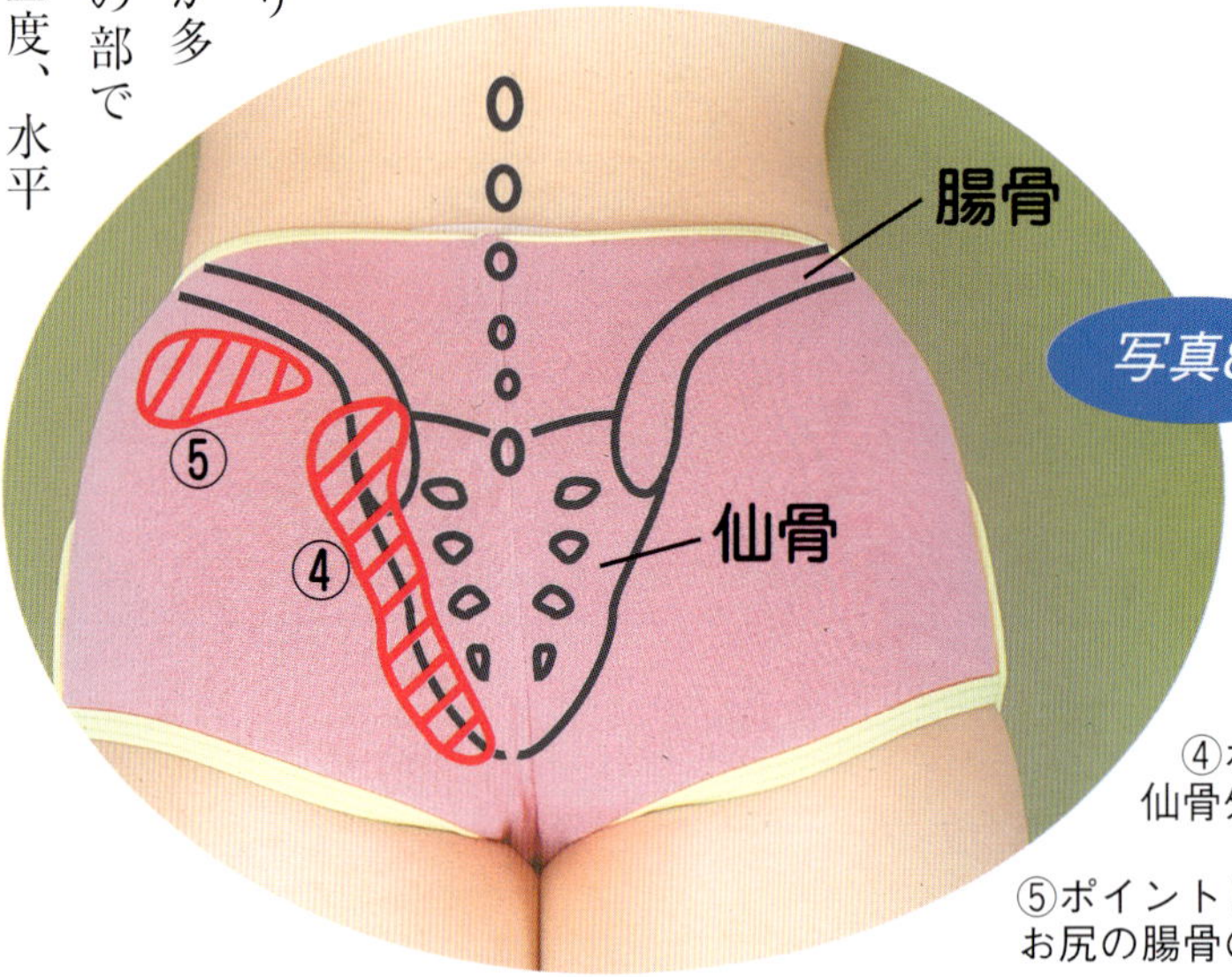

④ポイント4
仙骨外縁部

⑤ポイント5
お尻の腸骨のきわ

に近い方向など、色々な角度から押圧してシコリを探します（写真83、84、85）。

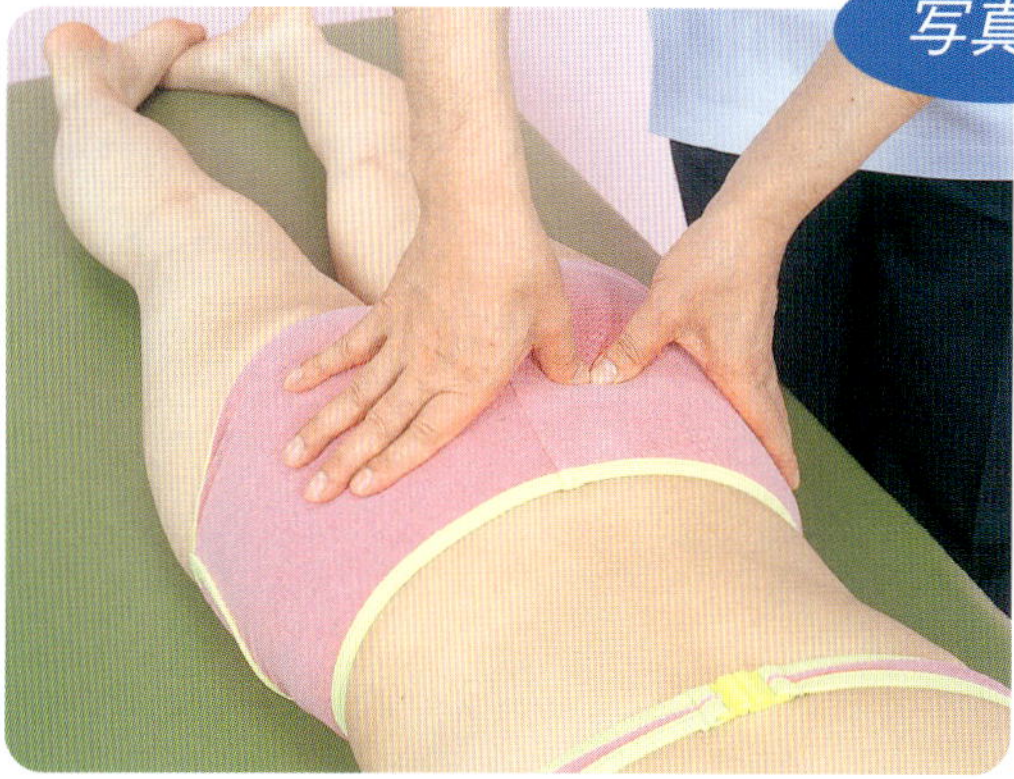

垂直方向に押圧してみます。

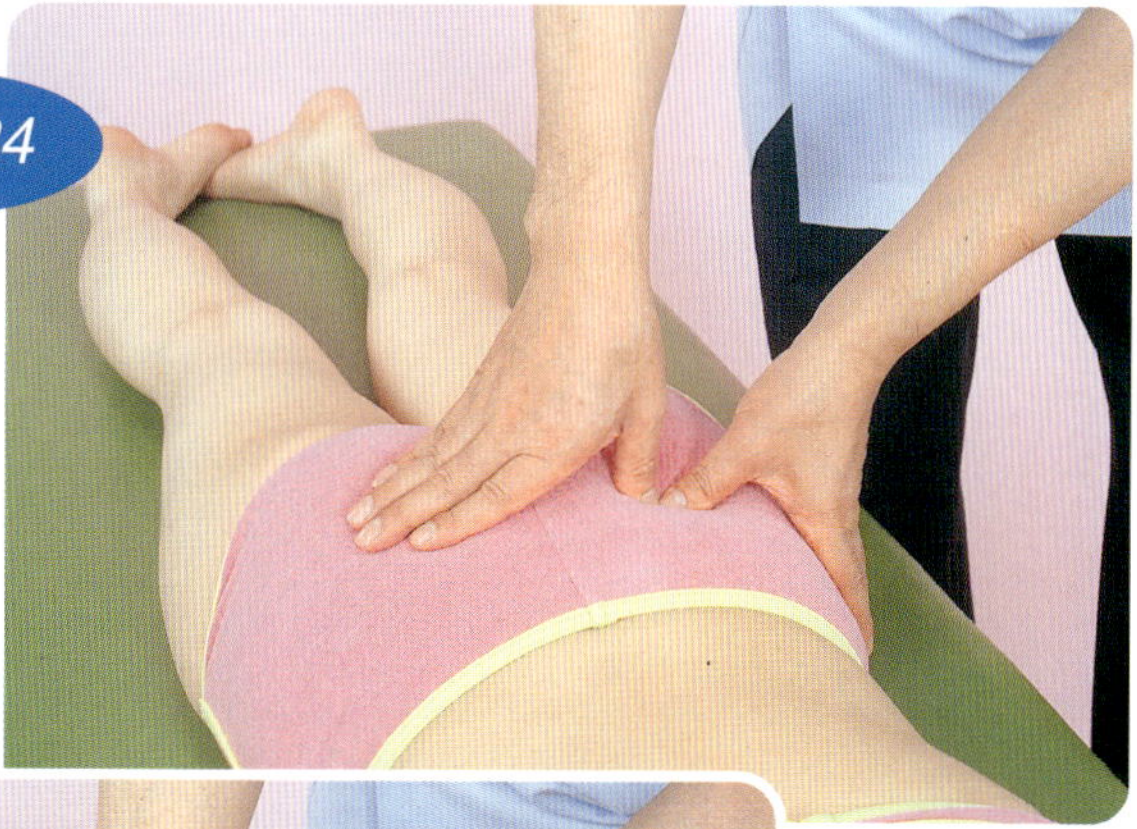

45度から押圧してみます。

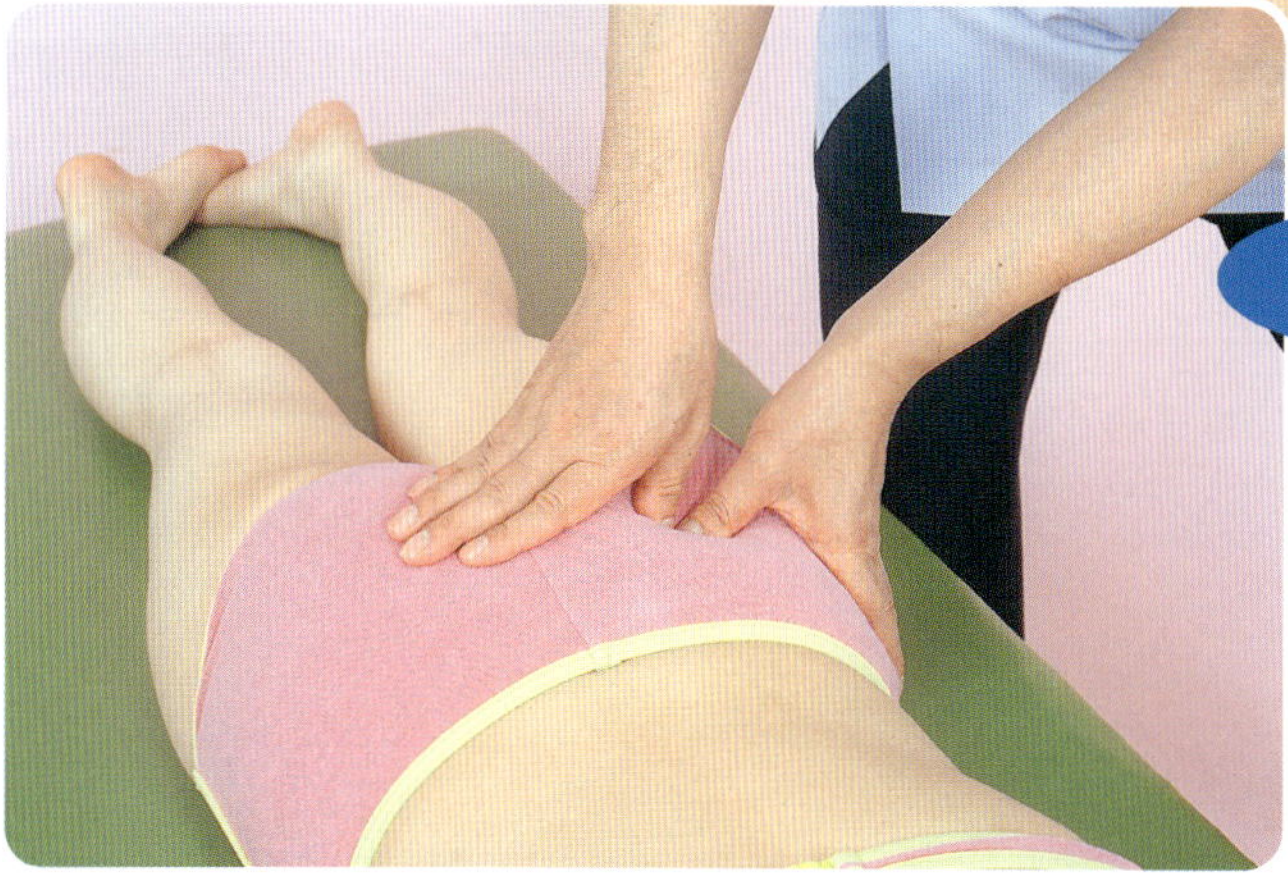

横から押圧してみます。

⑤お尻の腸骨のきわ――（写真82）ポイント5

この部では、横から中心に向かって押圧します（写真86）。深部まで押圧しないとシコリを見落とし、治療の後で痛みが出る原因になります。また強圧すると痛みのため、筋を硬くし、深部まで指が入りませんので、ゆっくり静かに押圧します。シコリが緩んできたら、その周辺部の殿部全体を基本押圧します。

ぎっくり腰は強圧に注意――圧度が良くなるかどうかの境目

ぎっくり腰では、腰部の筋群

写真86

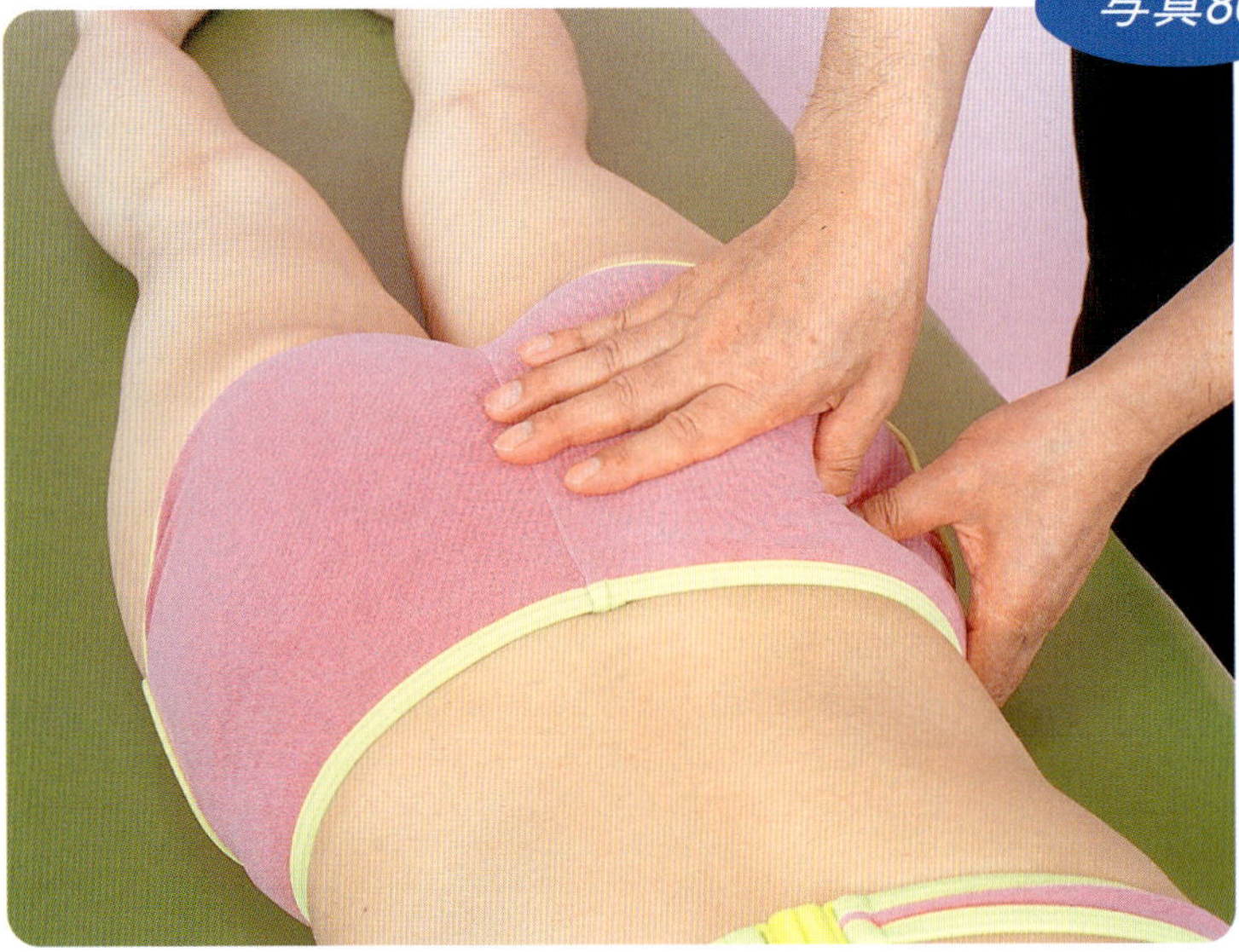

横から中心に向かって押圧します。

が表層からバーンと張って、圧痛が激しいので、軽く押圧を繰り返します。強圧すると、悪化します。細心の注意を払って、指先に意識を集中し、上手に「ジワー、パッ」を繰り返すと、みるみる筋群が緩んできて、痛みが軽くなります。一回の治療で劇的に痛みが消え、腰を伸ばして普通に歩ける様になります。

患者と力比べをしない事

シコリが硬いと、ついつい強く押したくなるのが人情です。強圧を受けた患者は、痛いのでますます緊張して硬くします。これでは患者と力比べをしているだけで、治療にならないばかりか、過刺激のため、治療後痛みがひどくなります。この事に気付いたら、患者に深呼吸をしてもらい、リラックスさせてから、軽く静かに押圧をやり直します。上手に「ジワー、パッ」を繰り返すと、必ずシコリが緩んできます。

慢性腰痛症では根気よく治療する

慢性腰痛症では、間隔を空けないで、気長に治療を続ける事です。シコリに対して血液の循環が良くなるような押圧を加えていけば、少しずつ組織が正常に戻ってきて、今まで感じなくなっていた痛みが現れ、更に治療を続けると、軽くなって良くなります。このような波を繰り返しながら良くなります。

「椎間板ヘルニア」と診断されても治る可能性あり

病院で検査を受け「椎間板ヘルニア」と診断され、手術を勧められるケースが良くありますが、循環療法で治っている症例が多くあります。（拙著「シコリを解けば病気がなおる」参照）

2 坐骨神経痛（梨状筋症候群《りじょうきんしょうこうぐん》）

原因

坐骨神経痛の原因で多いのは、椎間板《ついかんばん》ヘルニアと梨状筋症候群です。梨状筋症候群は、梨状筋の硬化により、坐骨神経や血管を圧迫して、殿部や下肢後面に、痛みやシビレが出ます。下肢部で症状が出る時は、大腿（もも）後面部の筋群が硬化しています。梨状筋や下肢後面の筋群の硬化の原因は、中腰で荷物を運搬する作業、長時間立位の労働、殿部打撲の後遺症などによくみられます。

症状

片側の殿部から下肢後面にかけて、痛みとシビレが持続的に出ます。時に、下腿前面部まで症状が出ることがあります。中腰になると痛みが増悪したり、ひどくなると歩行困難となります。寝ても起きても痛み、痛みは灼熱的、穿通的です。梅雨時や寒冷、または冷房で冷やすと症状が増悪します。

治療法

患者を伏臥位（うつぶせ）にして、両拇指頭で殿部を基本治療線に沿って（写真87）シコリを触圧診して探します。梨状筋（坐骨神経の出口）は深層にあるため、深部までゆっくり押圧していき、抵抗に当たれば、そ

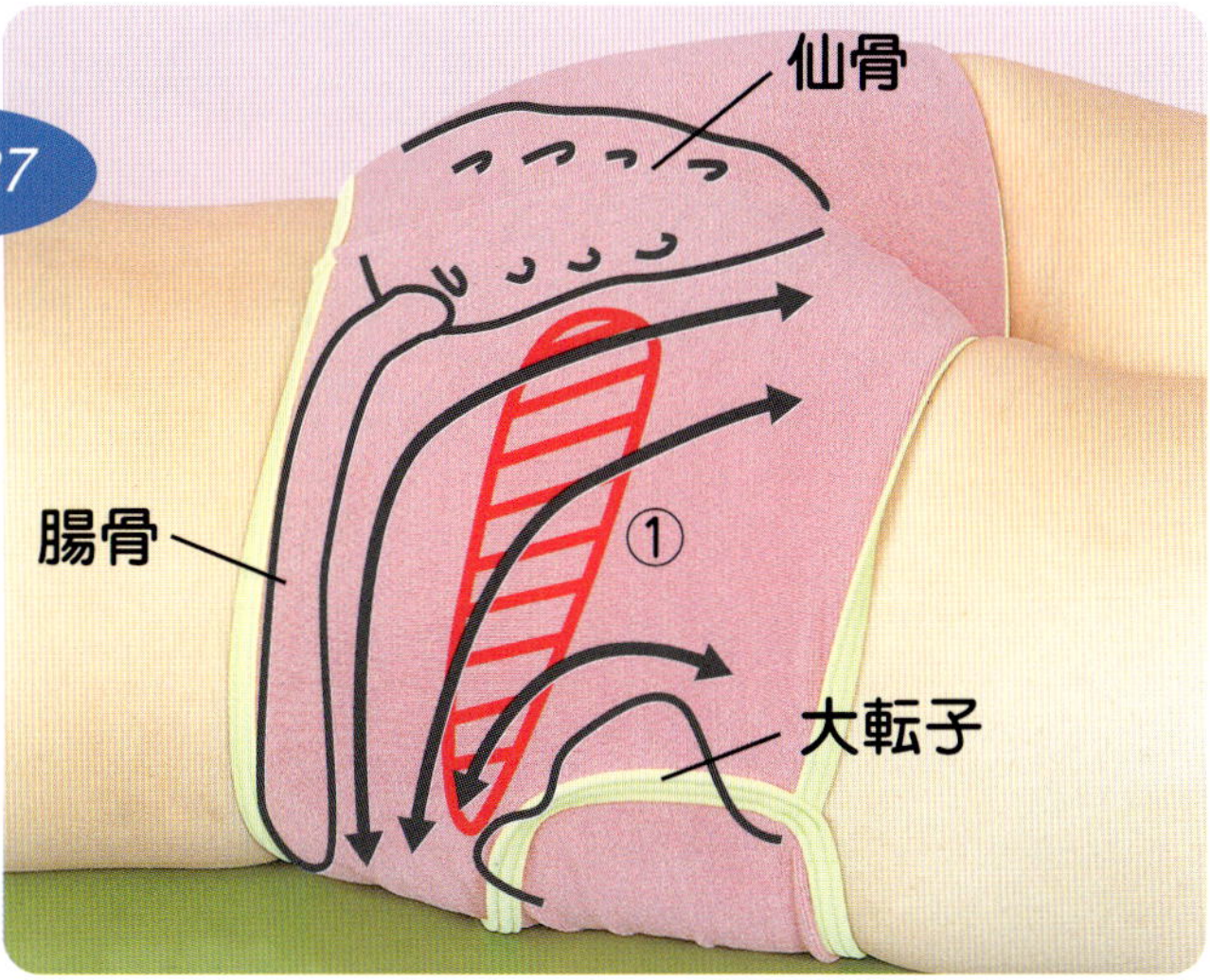

→に沿って押圧します。

①ポイント１
梨状筋のシコリ

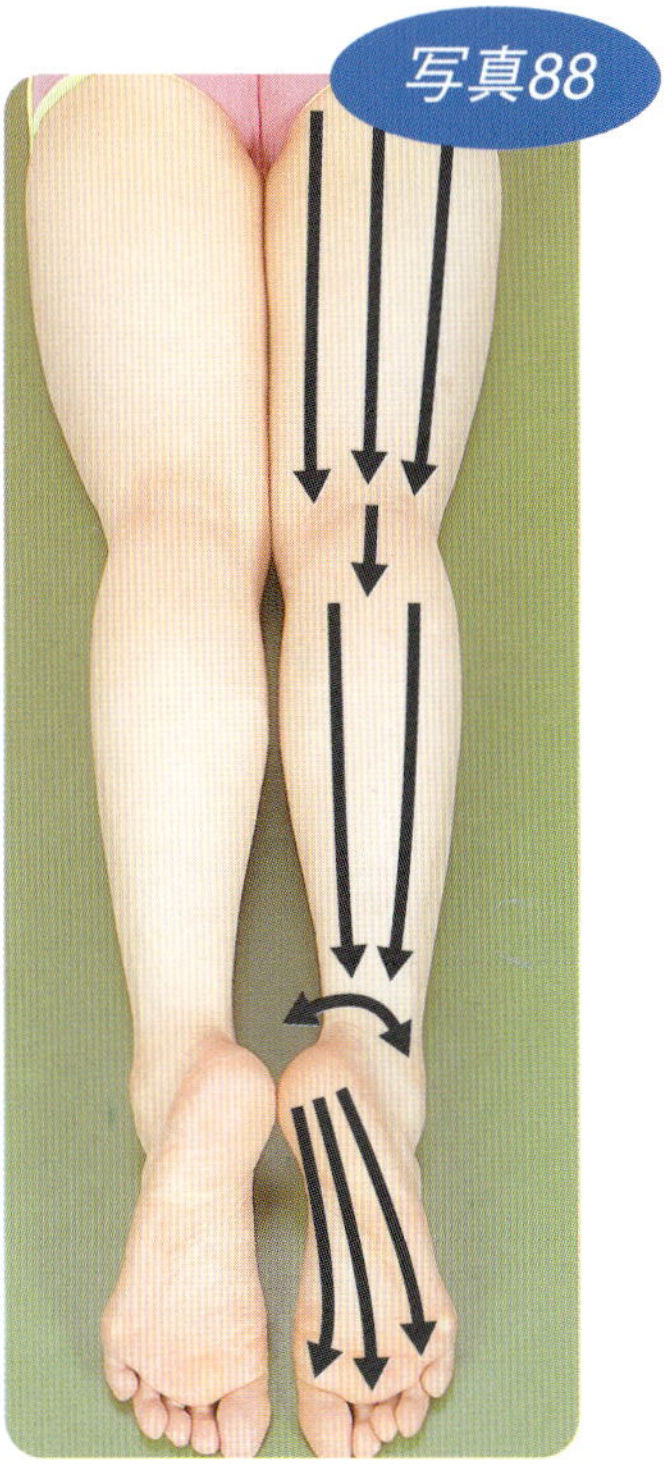

→に沿って押圧する。

れがシコリで、圧痛があり、時に下肢の方へ放散します。シコリが見つかれば、強圧しないように気をつけながら、集中的に押圧を加え緩めていきます。シコリが緩めば痛みが軽くなりますので、その周辺部及び殿部全体を軽く基本治療します。次に、下肢部を両拇指頭で基本治療線に沿って、触圧診します（写真88）。大腿後面部では、正中付近から膝窩部（膝うら）にかけ、坐骨神経の経路に沿って、棒状に筋群が硬化している事がよくあります。下腿前面部に症状が出ている場合は、すねの筋群が硬化しています。これらのシコリが見つかれば、上から下へと押圧を繰り返し緩めます。次に、下肢部全体を基本治療します。

ポイント治療

①殿部深層の梨状筋—坐骨神経出口

（写真87）ポイント1

仙骨外方から斜め下方に出来るだけ深くまで、集中的に押圧を繰り返し緩めます（写真91）。

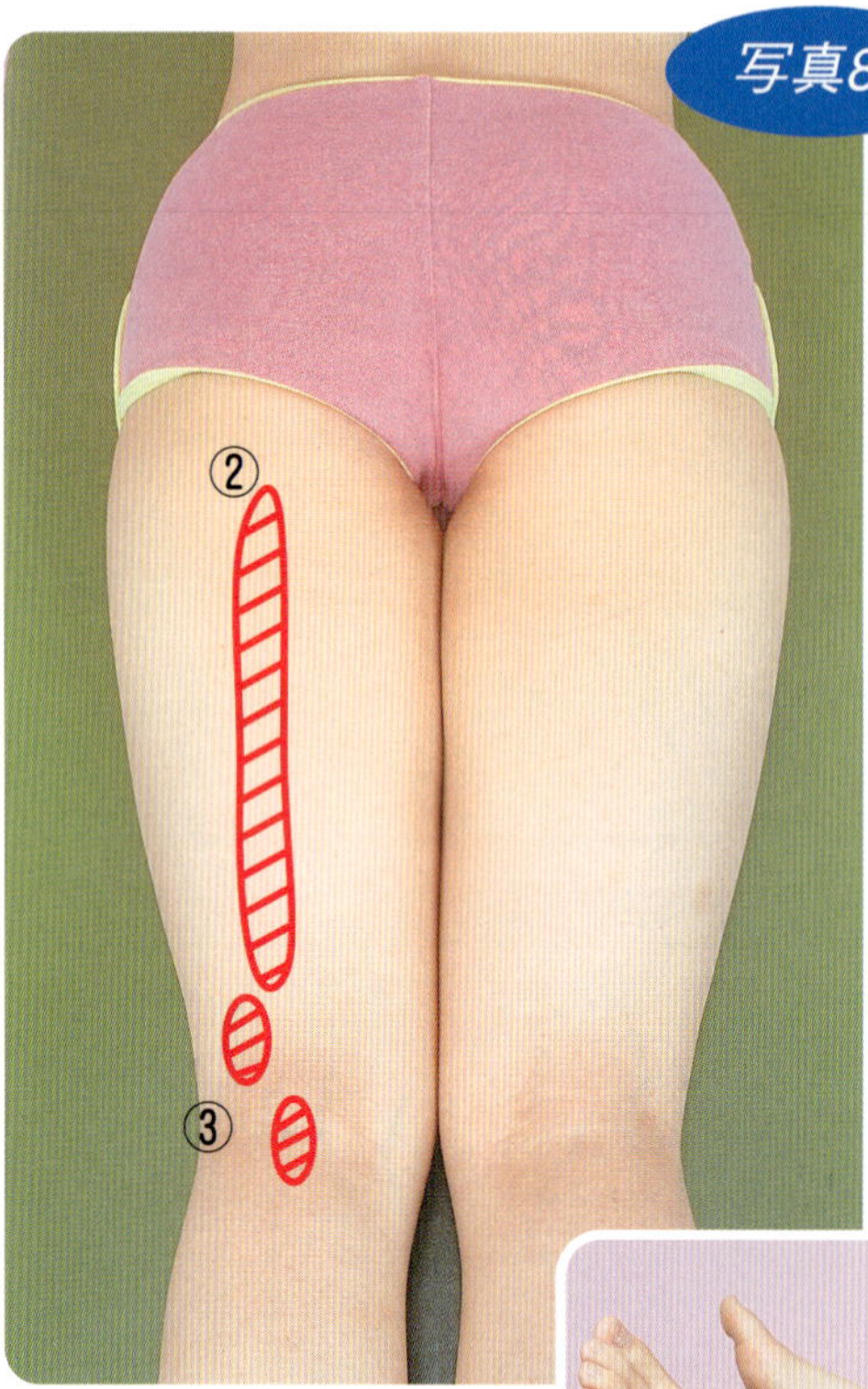

②ポイント2
大腿後面のシコリ

③ポイント3
膝うらのシコリ

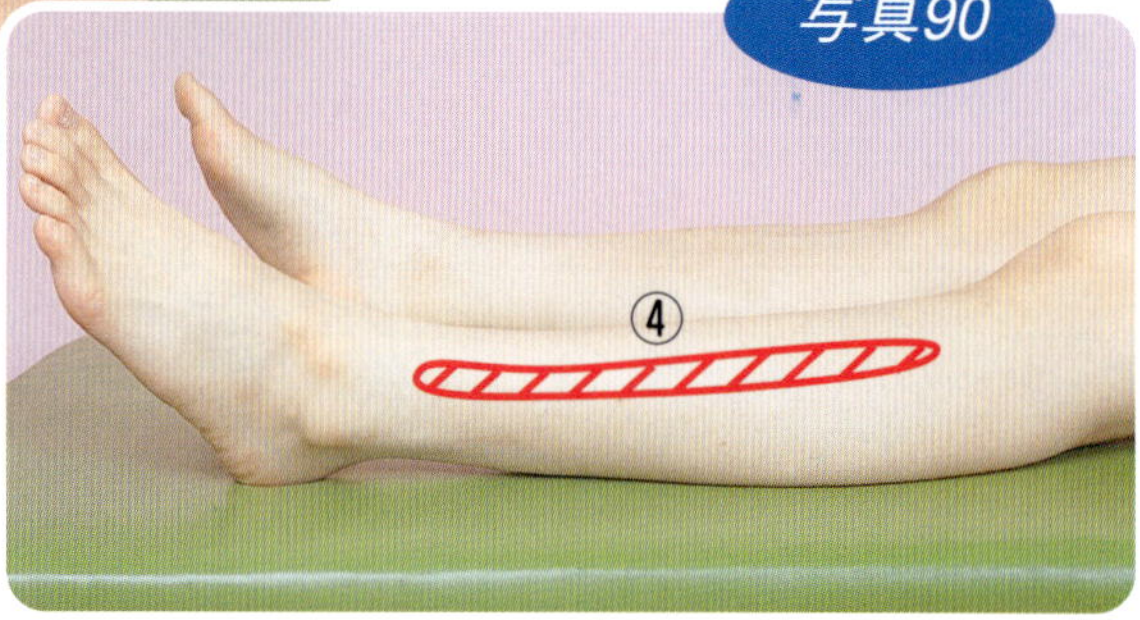

④ポイント4
すねのシコリ

②大腿（もも）後面部—坐骨神経の経路

（写真89）

ポイント2

両拇指頭で棒状のシコリを挟む様に、上から下へ押圧を繰り返して緩めます（写真92）。

③膝窩部《しっかぶ》（膝うら）—脛骨神経《けいこつしんけい》

（写真89）ポイント3

強圧しない様に気をつけます（写真93）。

④すね——腓骨神経《ひこつしんけい》（写真90）ポイント4

筋の硬い部位なのでゆっくり深く、上から下へと押圧を繰り返し緩めます（写真94）。

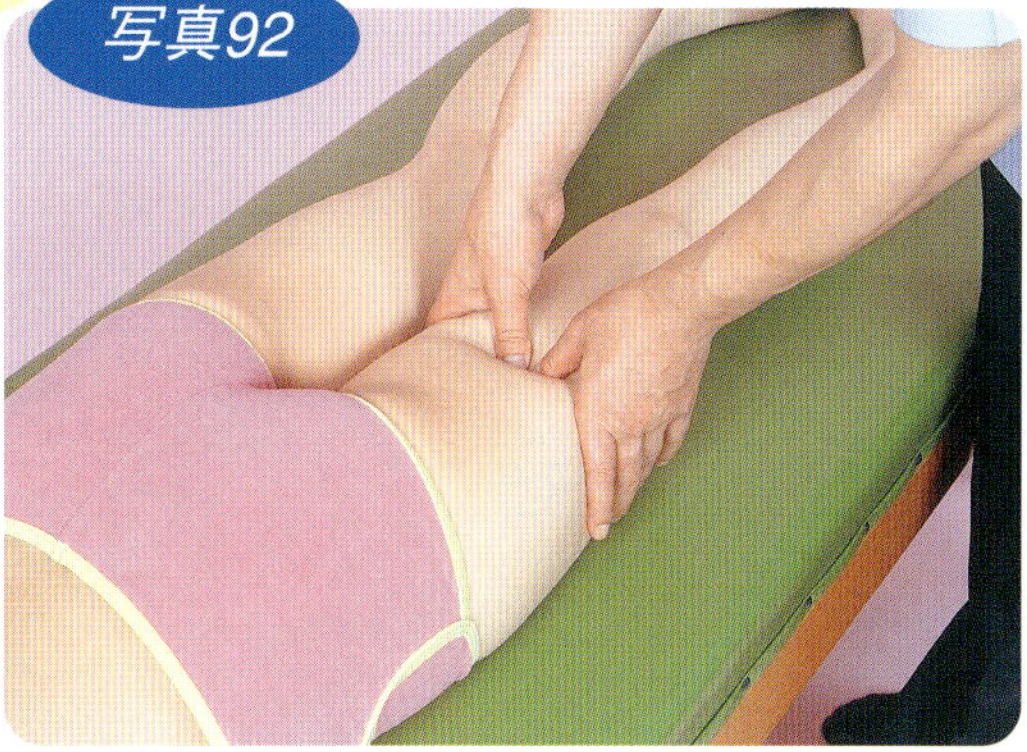

シコリを両親指ではさんで押圧する。

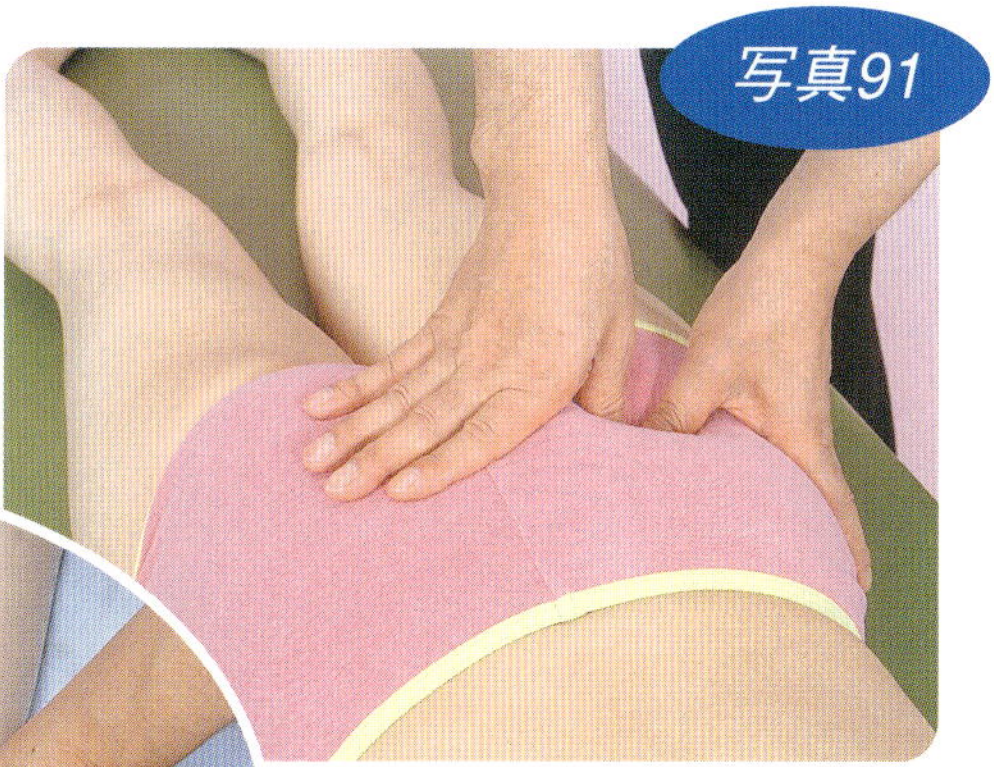

出来るだけ深部まで押圧します。

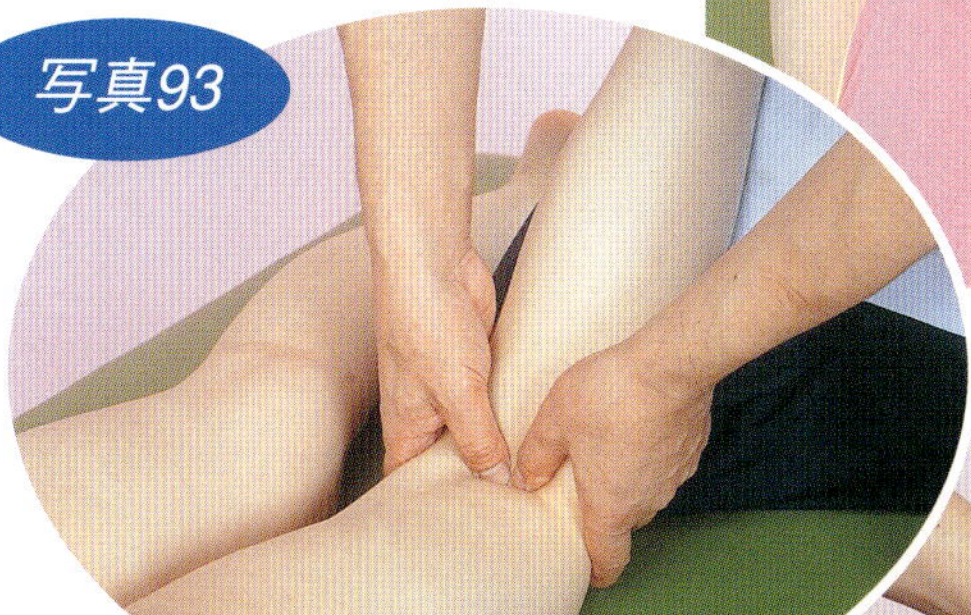

強圧しない様に気をつけます。

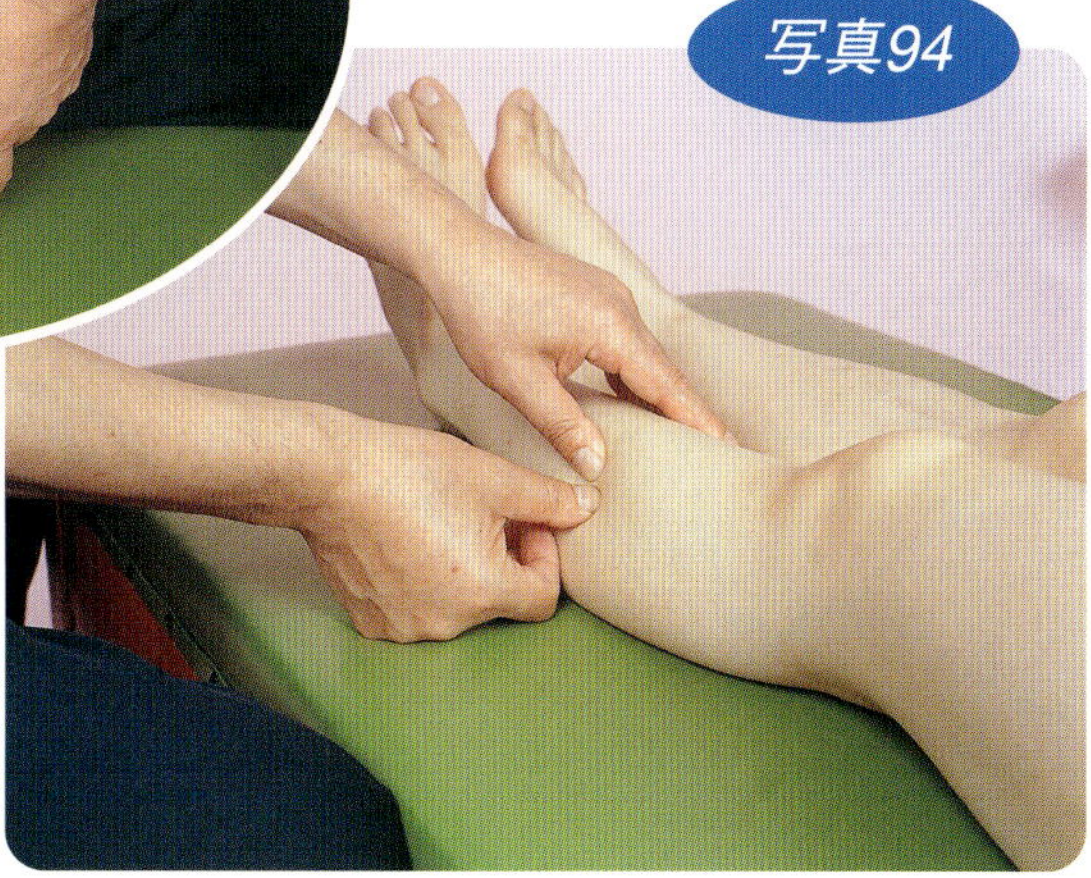

ゆっくり深くまで押圧します。

3 お尻が痛い、こむら返り、足が痛い（アキレス腱痛、足のうらの痛み）

（1）お尻が痛い

原因

長時間椅子に腰掛けていると、お尻が痛くなります。これは坐骨結節（座ると椅子に当たるお尻の骨）の上の筋が圧迫されてシコリが出来、そのシコリから痛みが出て、簡単に治らなくなります。

治療法

患者をうつぶせにして、お尻の痛む部位を押圧してみると（**写真95**）、坐骨結節の上に圧痛性のシコリがあります（**写真96**）。このシコリに、集中的に数分押圧を繰り返すと、シコリが緩んできて痛みが

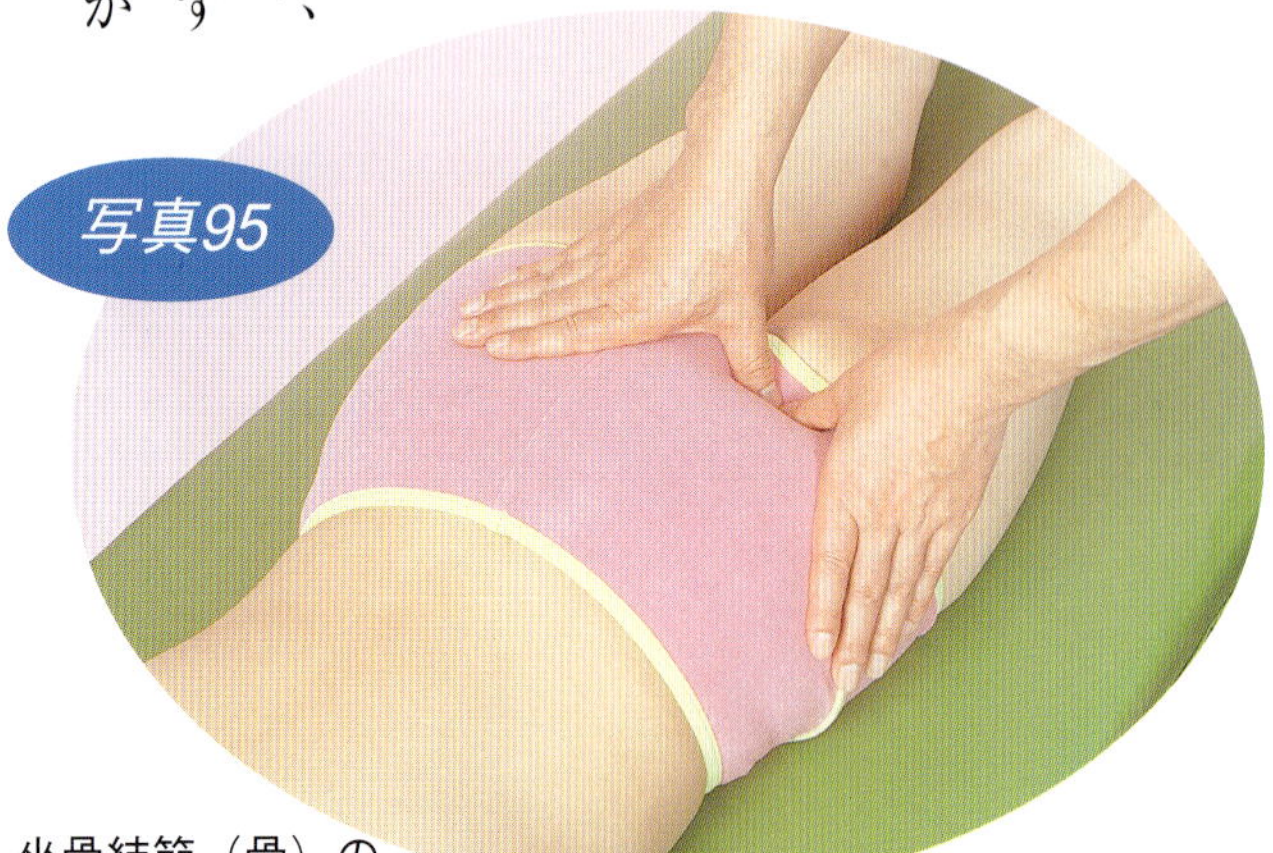

坐骨結節（骨）の上を押圧します。

軽くなります。これを数回繰り返して、シコリが柔らかくなれば良くなります。

写真96

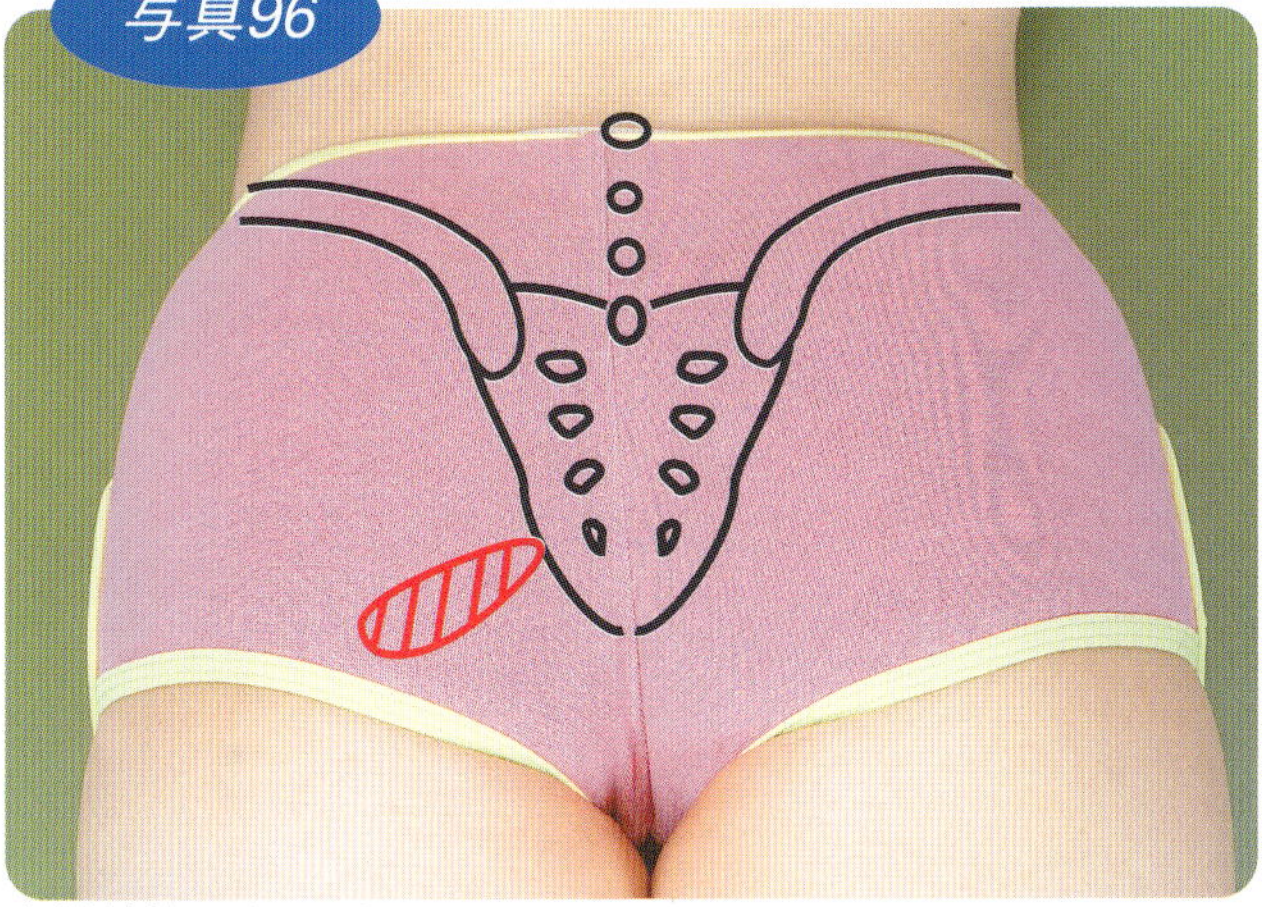

坐骨結節のシコリ

(2) こむら返り

原因

長く歩いたり走った後、ふくらはぎの筋肉に疲労物質(乳酸など)が溜まり、筋肉が硬化して、夜間就眠中に、突然筋肉が痙攣して、激しい痛みに襲われ目が覚めます。就眠中は全身の血液の循環が低下しますので、特に血液の循環が悪いシコリの部位に、酸素が十分供給されないため起こります。ふくらはぎにシコリが出来ている人は、一寸負担を掛けただけでも起こりやすくなります。従って、ふくらはぎのシコリを治療して柔らかくしておけば、起こらなくなります。

治療法

患者をうつぶせにして、ふくらはぎのシコリの出来ているところを探し治療します。シコリは、内側と外側に出来ていますので(**写真97**)、シコリを直接上から下へと押圧を繰り返すと緩んでいきます(**写真98、99**)。

痛みに敏感な部位なので、強圧しない様に、ゆっくり静かに押圧します。緩んでくれば圧痛が軽くなります。

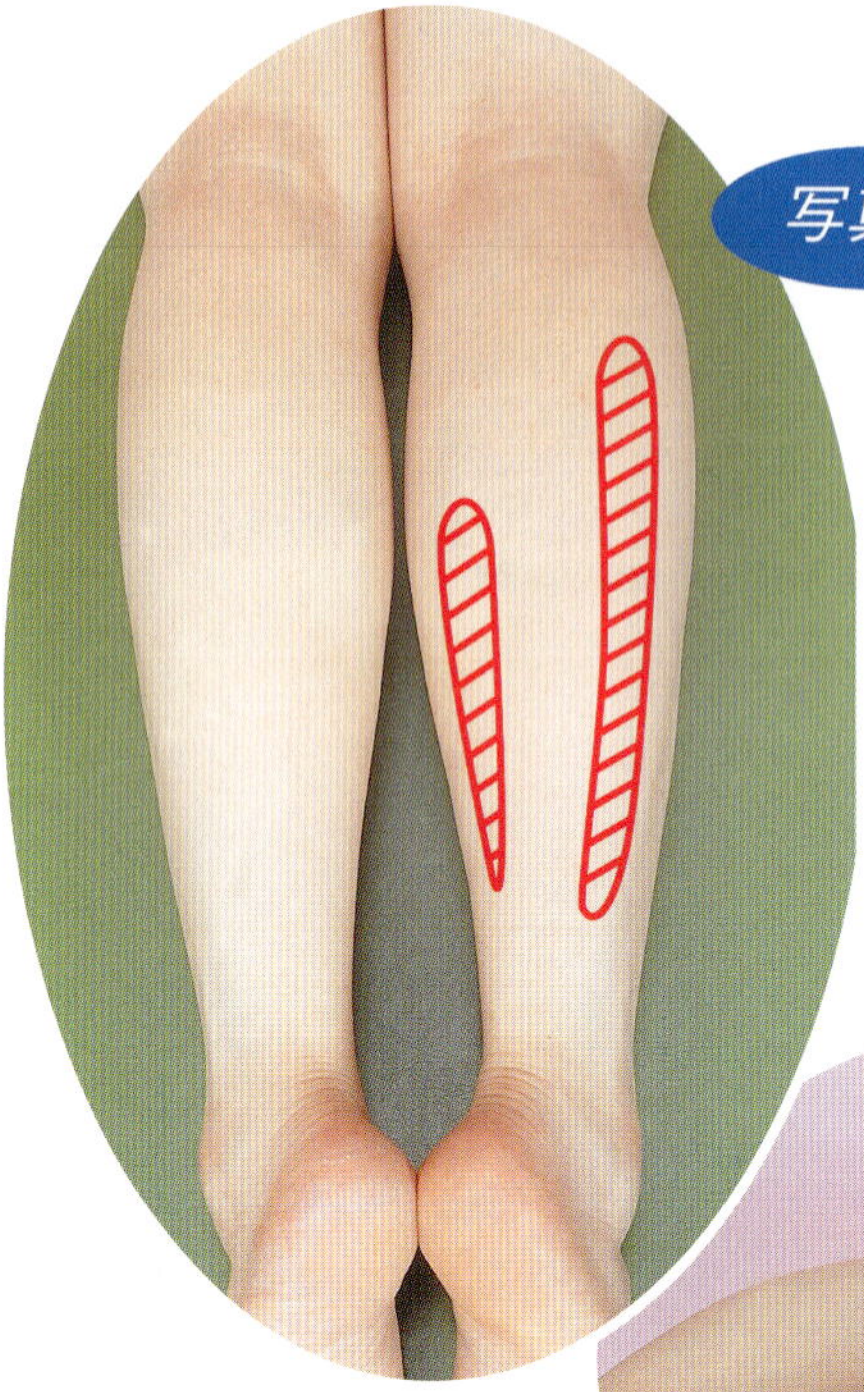

ふくらはぎのシコリ

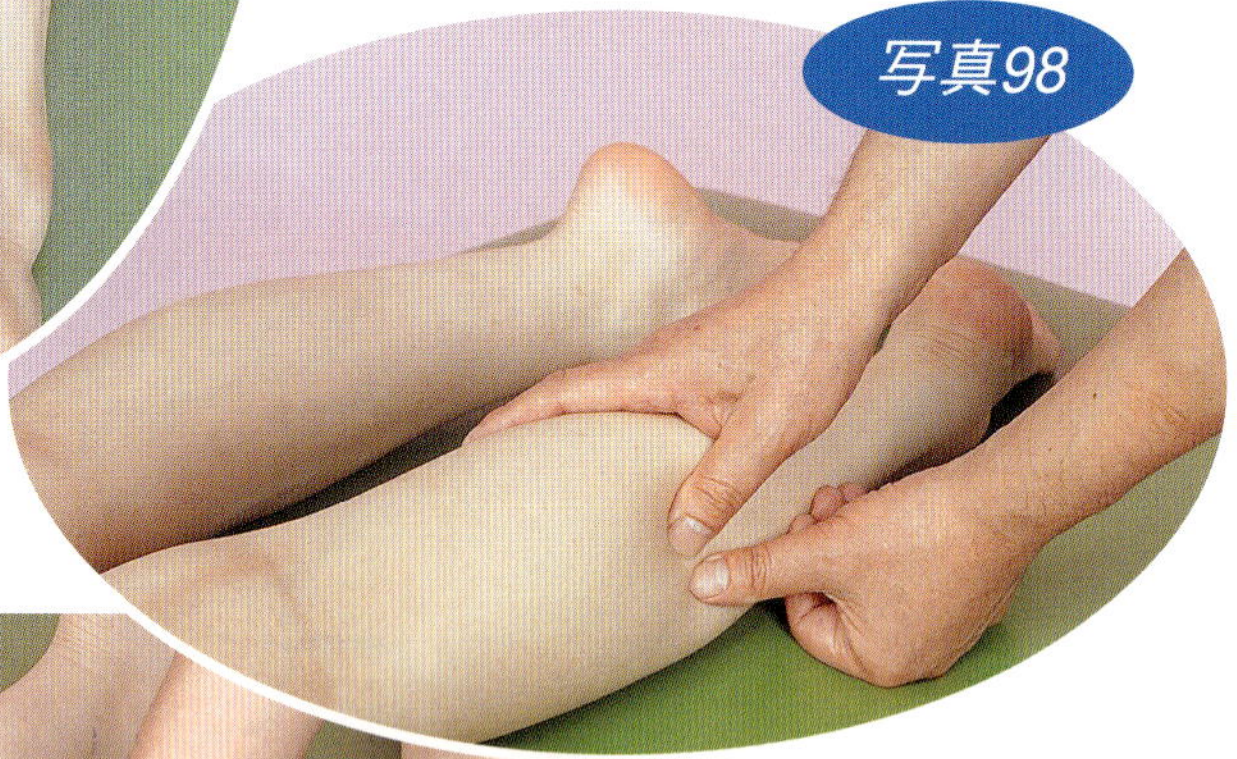

シコリを軽く押圧します（外側）

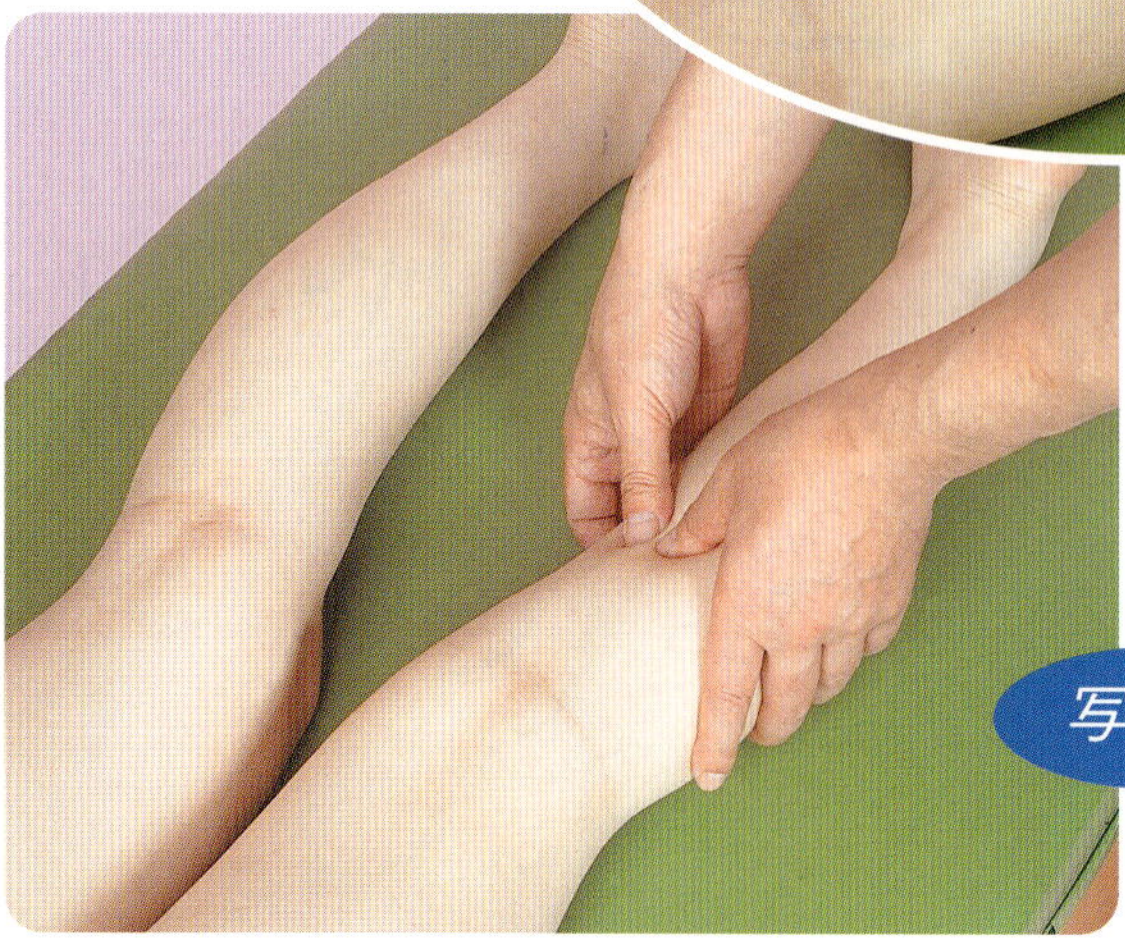

強圧しないよう気をつけます（内側）

（3）足が痛い（アキレス腱痛、足のうらの痛み）

治療法

①アキレス腱痛

アキレス腱が痛む時は、アキレス腱の付着部（かかとの骨）が硬化していますので、その部を押圧すると良くなります（写真100）。また、ふくらはぎ、アキレス腱も良く押圧して、柔らかくしておくと良いでしょう。

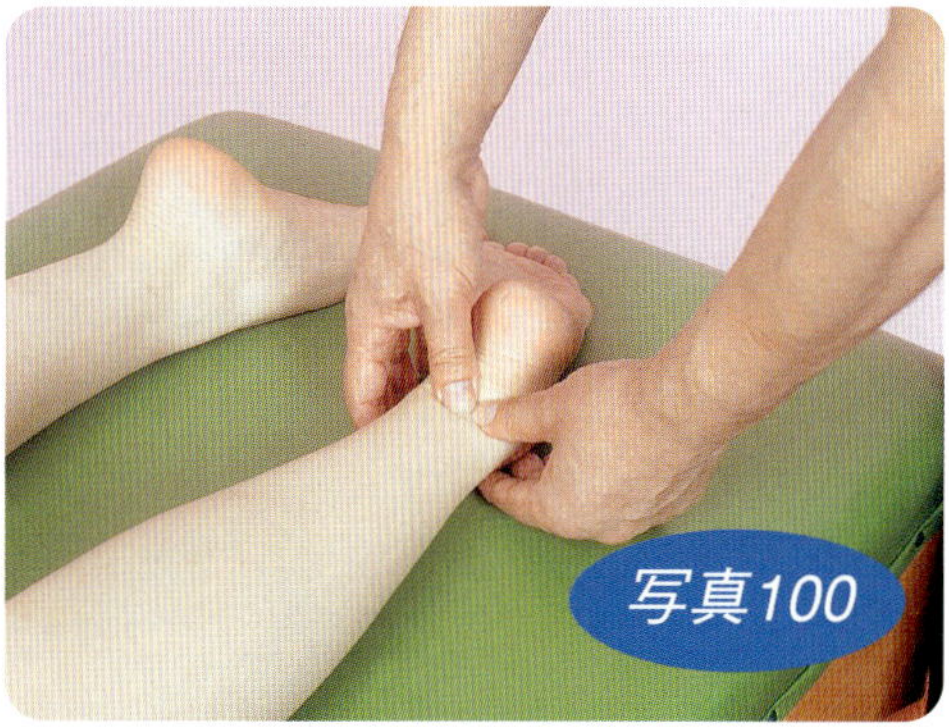

硬化したアキレス腱を押圧します。

②足うらの痛み（写真102）

底の硬い靴やヒールの高い靴をは

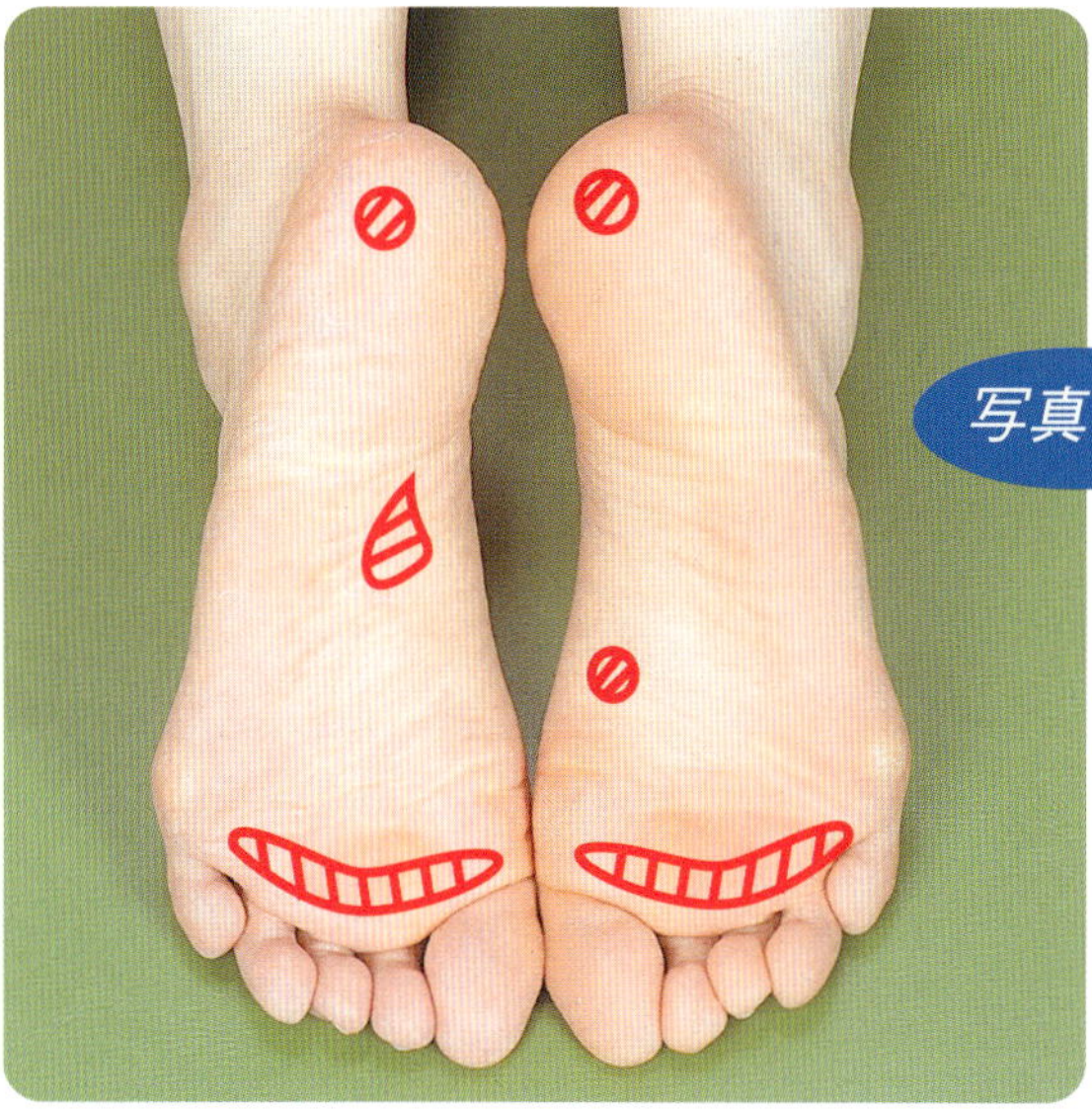
写真102
圧痛のあるシコリを探して押圧します。

いていると、体重の圧迫で足裏が角質化してシコリが出来、痛みが出ます。痛みの出ている部位を深くまで押圧すると、圧痛性のシコリがありますので、これを集中的に押圧すると、シコリが柔らかくなり、痛みが和らいできます（写真103）。この治療を数回繰り返すと良くなります。

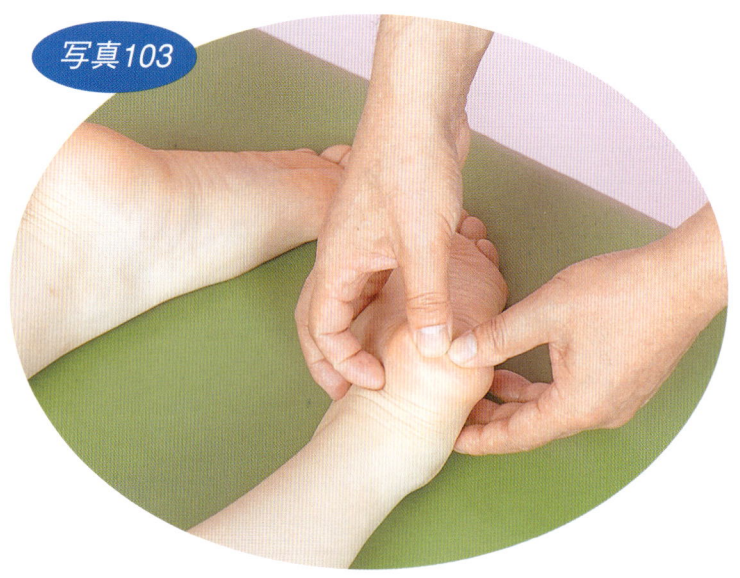

両親指でジワー、パッをくり返します。

第四章

仰臥位——あお向けで

——眼部　顔面部　耳部——

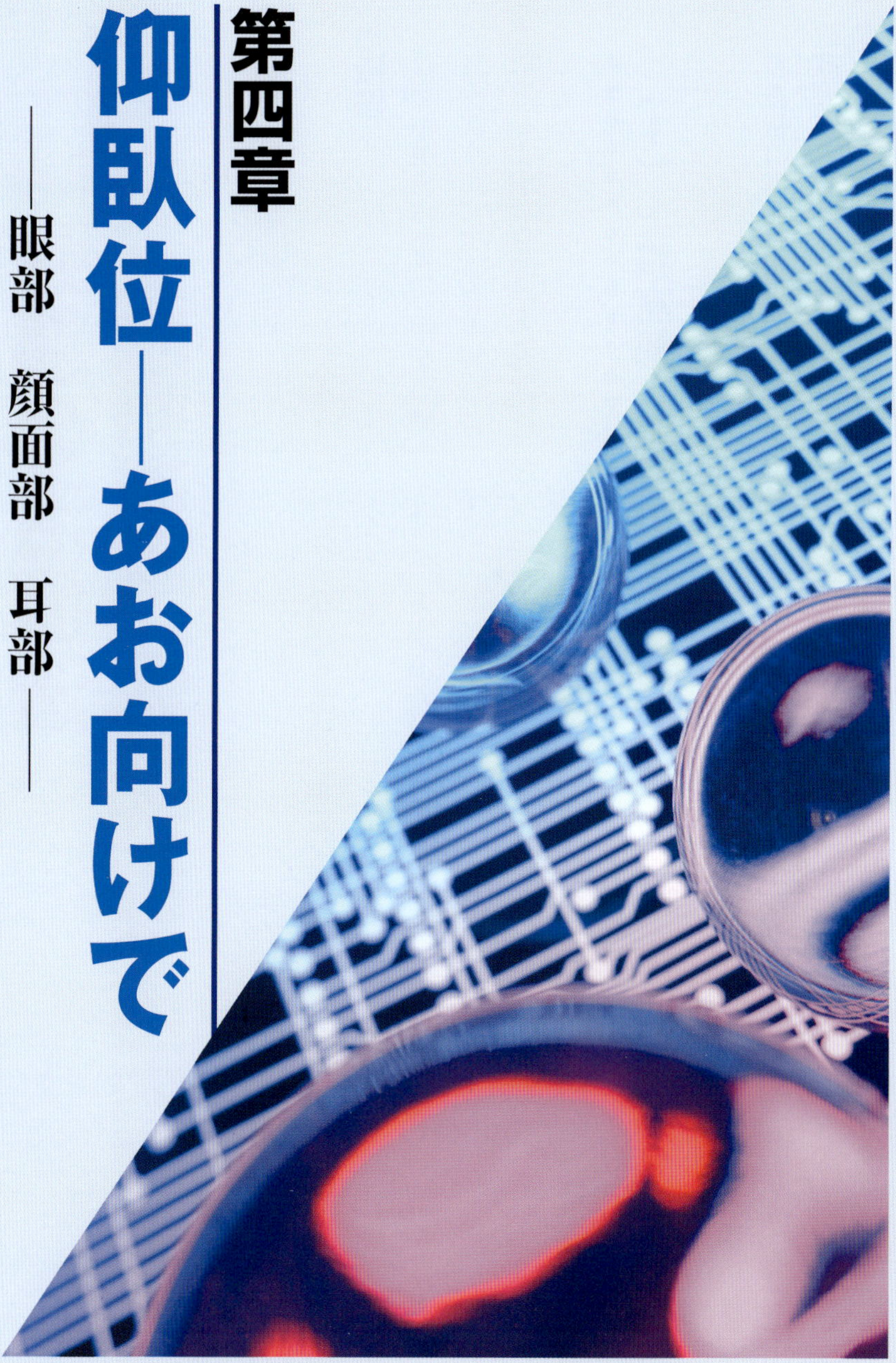

1 眼部の治療法（眼精疲労、仮性近視、白内障など）

治療法

目を治療する時は、手を石鹸で良く洗うか、アルコールなどで消毒します。患者をあお向けにして、治療する側の横に位置します。例えば、左目を治療する時は、患者の左側に位置します。

（1）上眼窩部（眼球の上のくぼみ）

（写真105、治療線①）

右親指の内側の角を、眼球と眼球の上の骨との隙間にピッタリ挿入する様に当て、骨の内側に巻き込む様な感じで、隙間の方向に押圧します（写真104）。この時、親指の力を

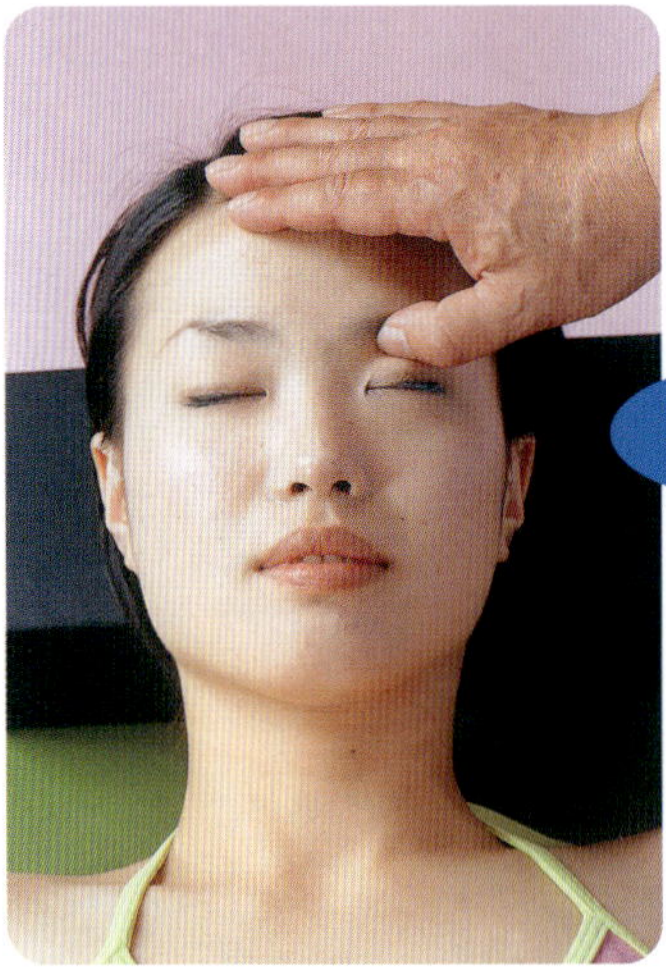

写真104

指の角を入れるように押圧します。

抜き、強く押しすぎないようにします。また眼球を直接押さないように気をつけます。この押圧法で、目頭から目尻まで、少しずつ移動しながら施術します。

（2）下眼窩部（眼球の下のくぼみ）

（写真105、治療線②）

左親指の内側の角を、眼球と眼球の下の骨との隙間にピッタリ挿入する様に当て、骨の内側に巻き込む様な感じで、隙間の方向に押圧します（写真106）。眼球の下側は上側ほど深くは入りませんので、強く押し過ぎないようにします。この押圧法で目頭から目尻まで、少しずつ移動しながら施術します。

写真105

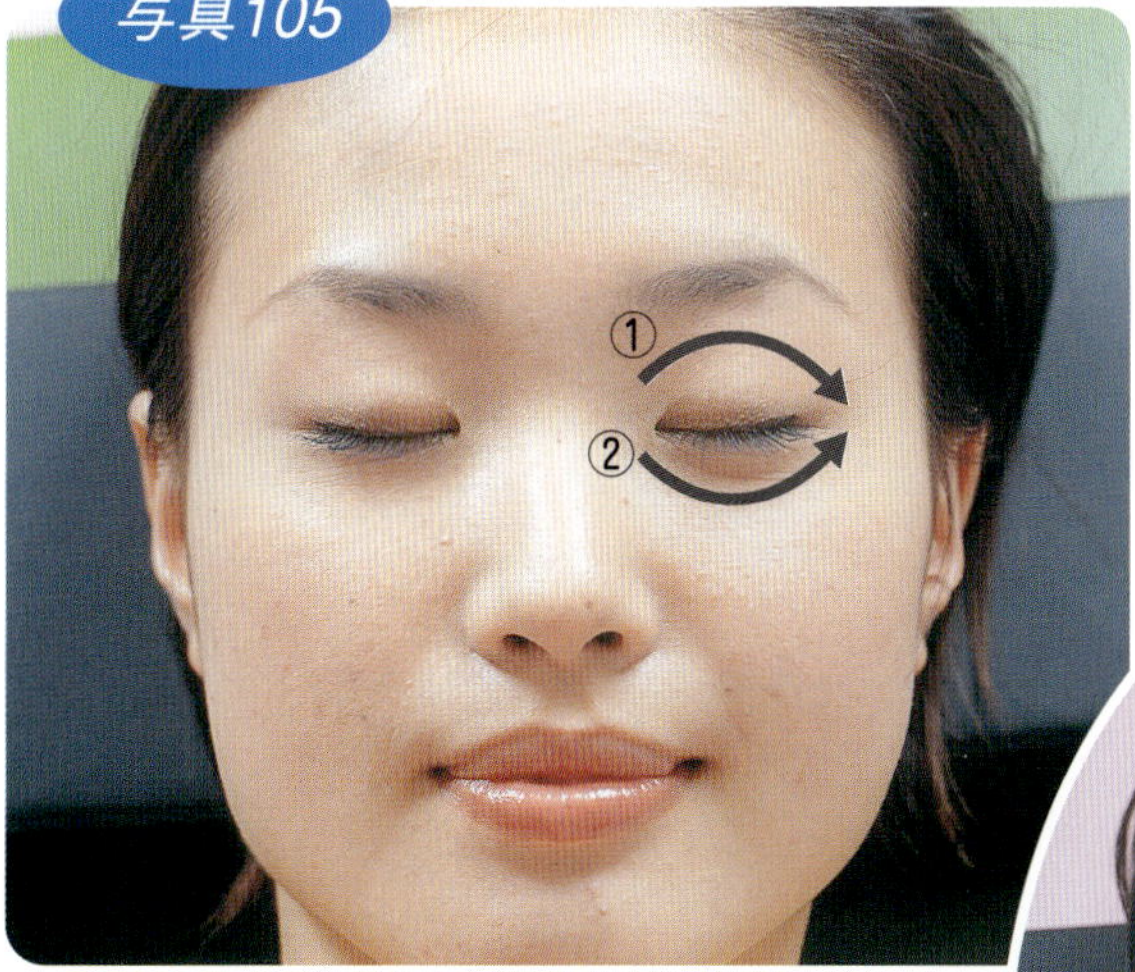

→に沿って細かく押圧します。

写真106

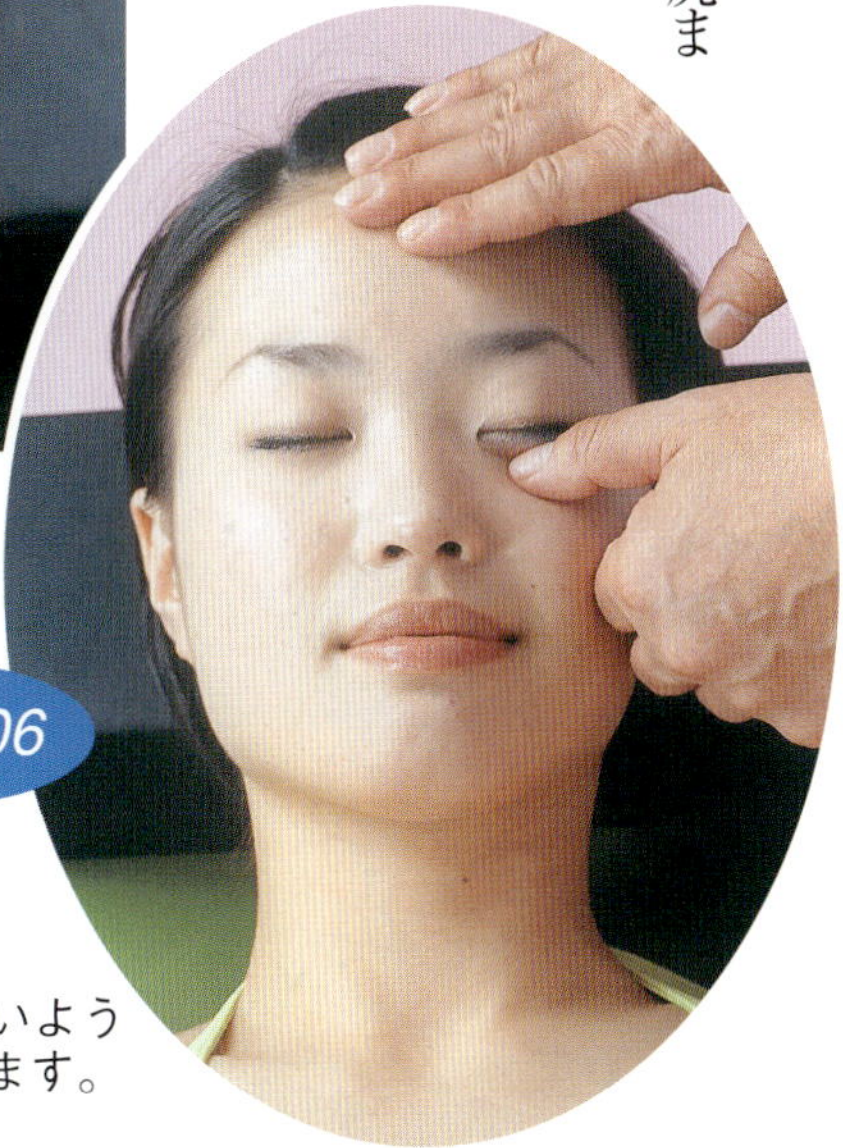

強圧しないように注意します。

（3）眼球部

右親指を少し曲げ、親指の内側全体が眼球面全体にピッタリ密着するように当て、圧が均等に当たるように、眼底の方向にゆっくり押圧します（写真107）。斜めに押圧したり、ずらしたりしないように気をつけます。

右目を治療する時は、患者の右側に位置し、左右の手を逆に使います。

写真107

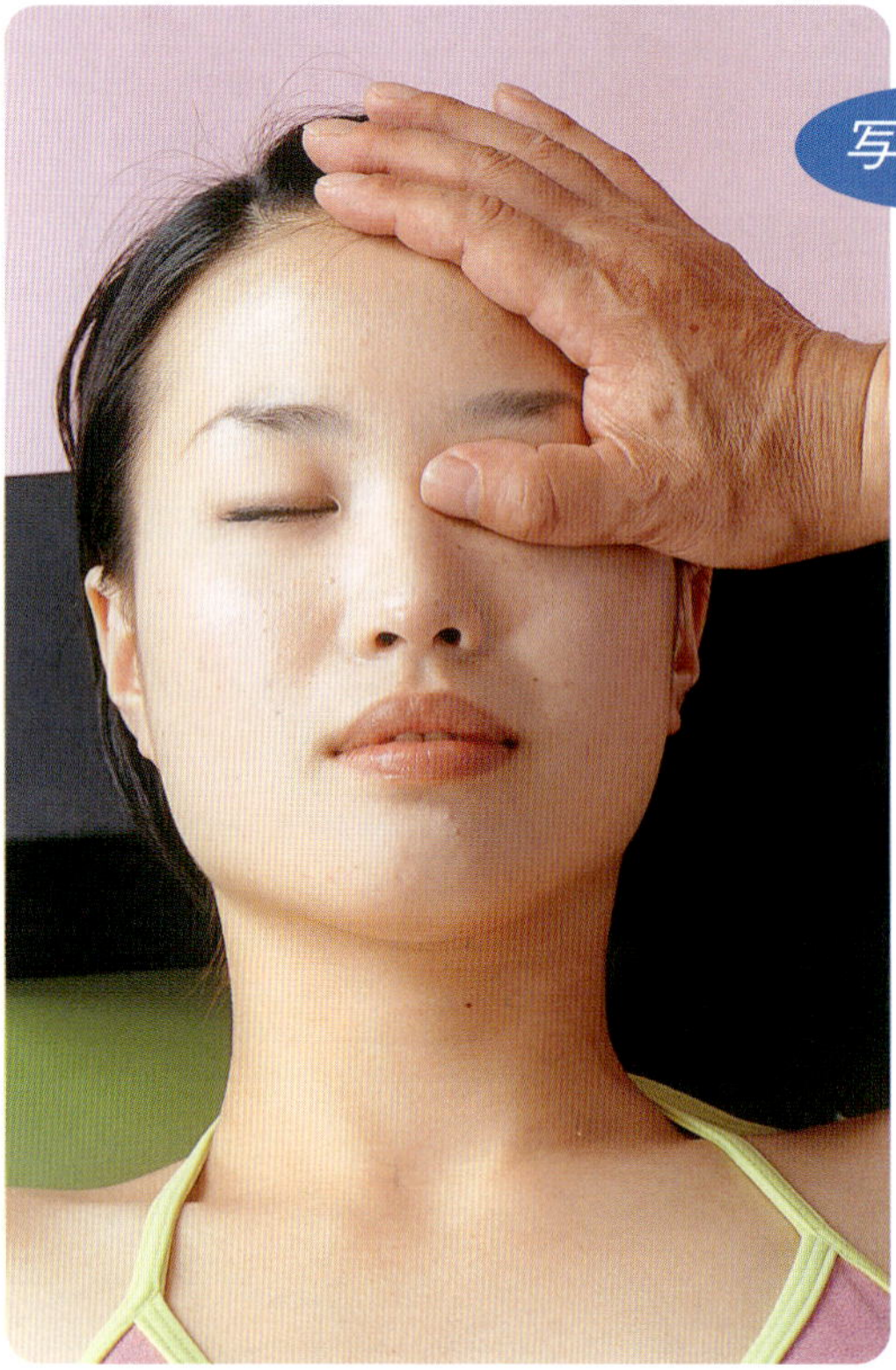

眼球を眼底の方向にゆっくり押圧します。

2 蓄膿症、鼻炎、鼻づまり

原因

急性副鼻腔炎が治らずに慢性化したり、急性鼻炎、アレルギー性鼻炎などから移行し、副鼻腔の炎症が治らず、鼻粘膜の浮腫や膿が溜まり、副鼻腔の排出口の閉塞が起こります。

症状

頬や鼻根部、側頭部などに痛みや圧迫感があり、粘膿性の鼻汁が出て喉に下がります。鼻腔粘膜が腫れ、鼻づまりや嗅覚障害がでたり、不機嫌、記憶力減退、注意力散漫、根気がなくなるなどの精神症状も出ます。

また三叉神経痛、視力障害、中耳炎、喉頭炎などを伴う場合があります。

治療法

患者をあお向けにして、眉間から鼻のわき（こばな）、頬にかけ基本治療線（写真108）を

写真108

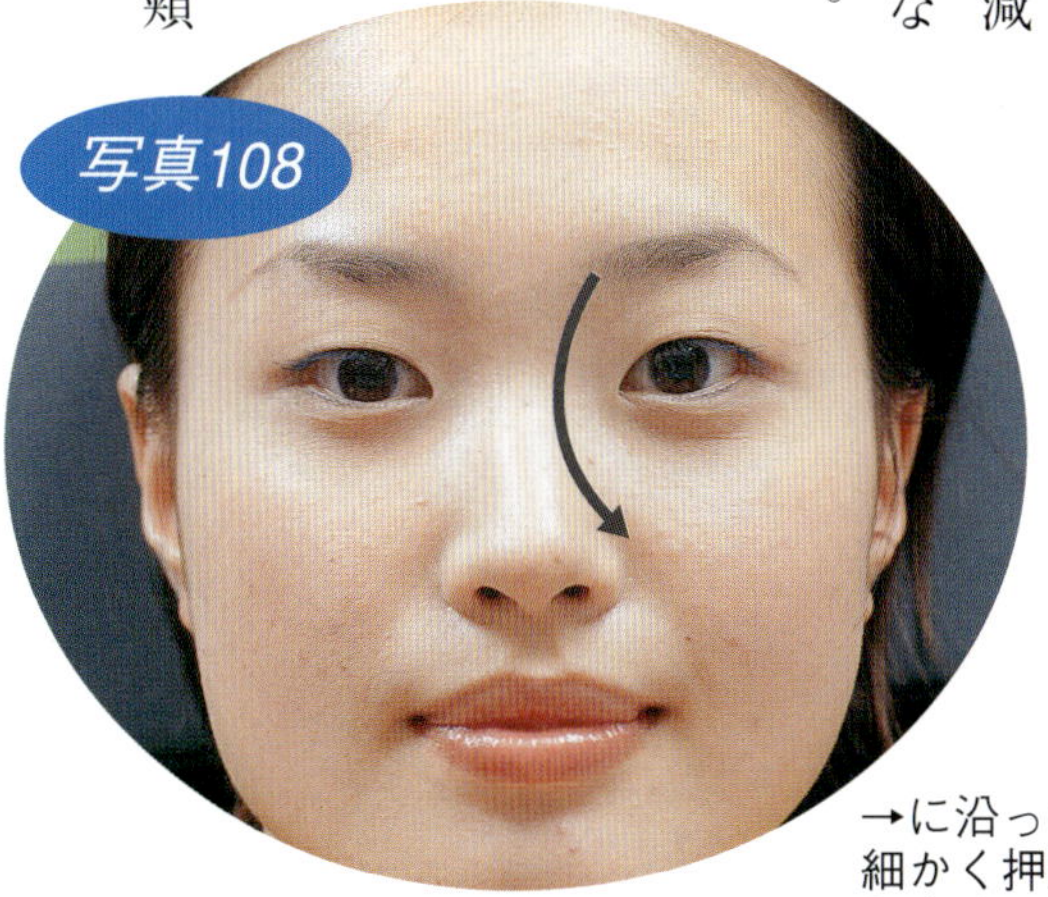

→に沿って細かく押圧します。

押圧しながら、触圧診して、ポイントを探します。出来るだけ指の力を抜き、指先に意識を集中して、細かく押圧していくと、微妙なシコリに触れます。圧痛を目安に触圧診するとよいでしょう。患者に聞きながら触圧診し、痛みのある部位に指が当たると、合図をしてもらいます。患部を集中的に押圧すると、圧痛が和らいできます。上手に治療すると、三分から五分位で効果が出ます。次に、顔面部を基本治療します（**写真109治療線**）（**写真110、111、112、顔面部の治療法**）。次に患者を坐位にして、肩部、頭部、頚部を基本治療します。治療後は、前額部、鼻部

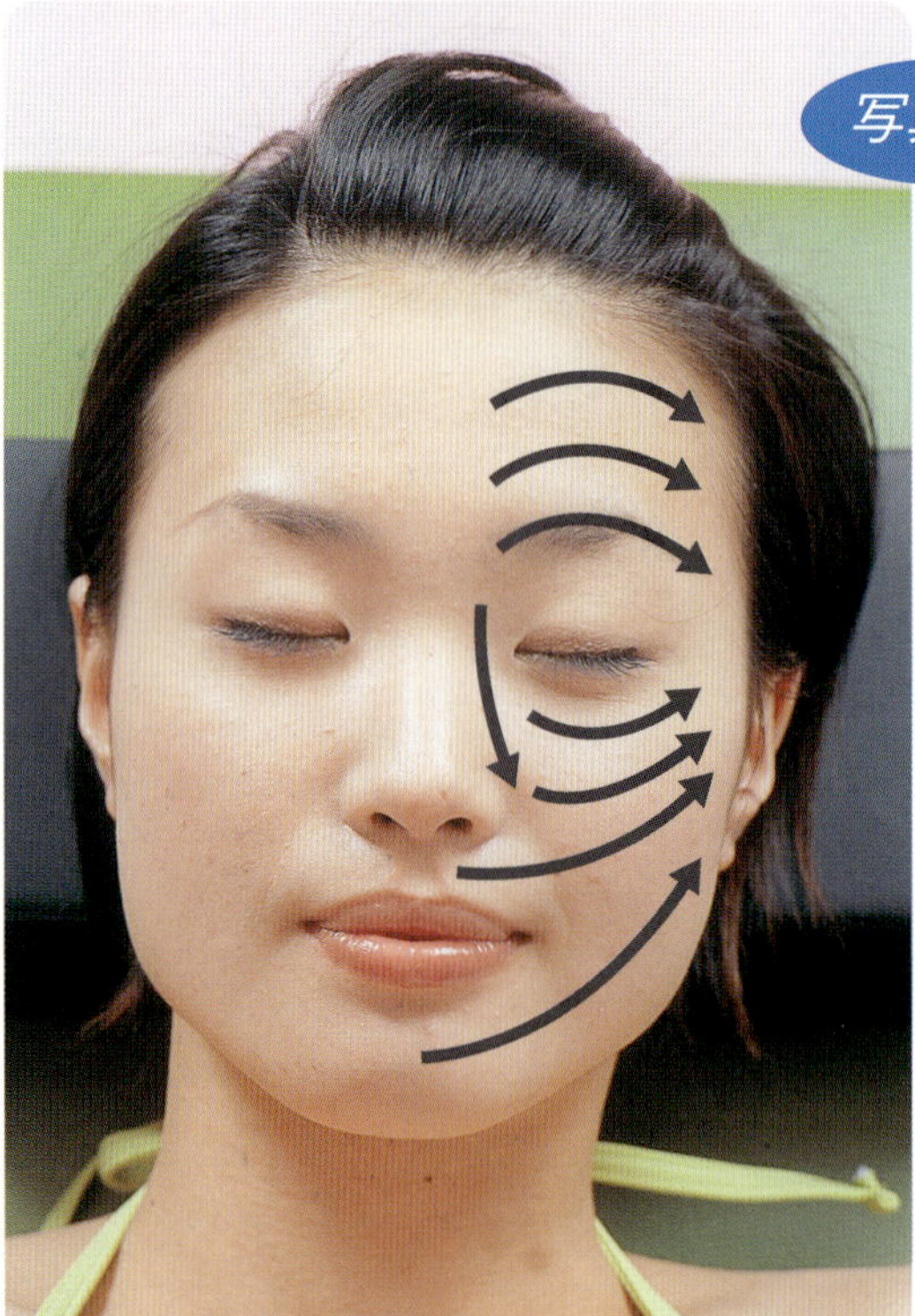

→に沿って押圧します。

などの痛みが取れ、鼻の通りが良く、軽くなりスッキリします。
この治療を毎日続けます。軽症者は、一週間ぐらいでよくなります。重症者はそれ以上続けます。

写真110

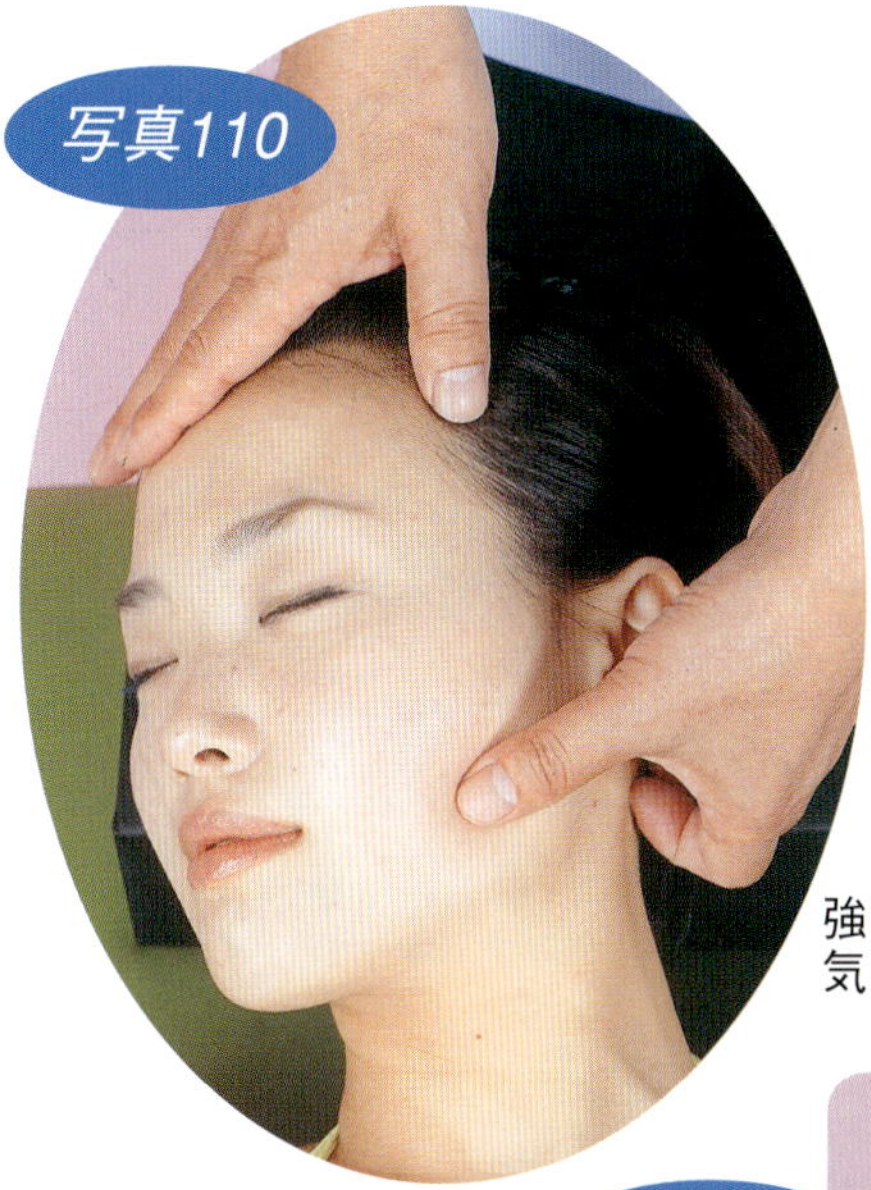

強圧しないよう気をつけます。

写真111

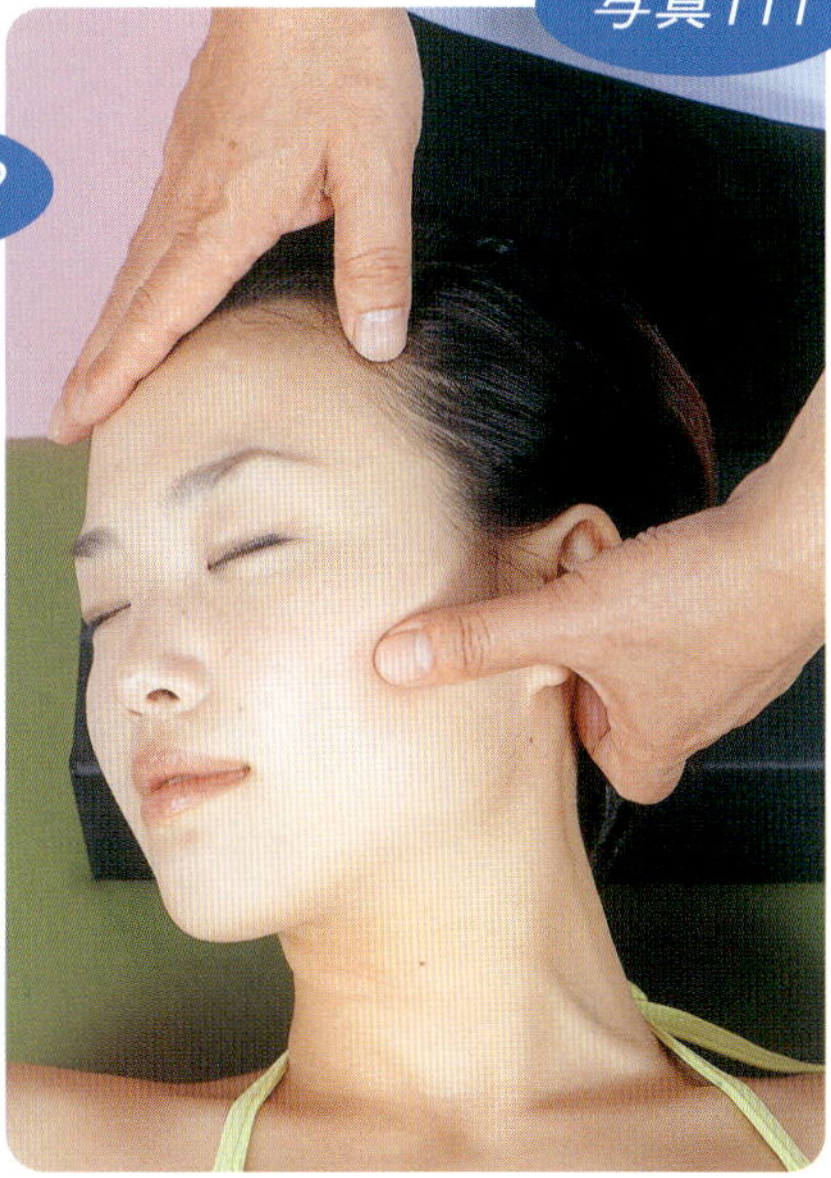

写真112

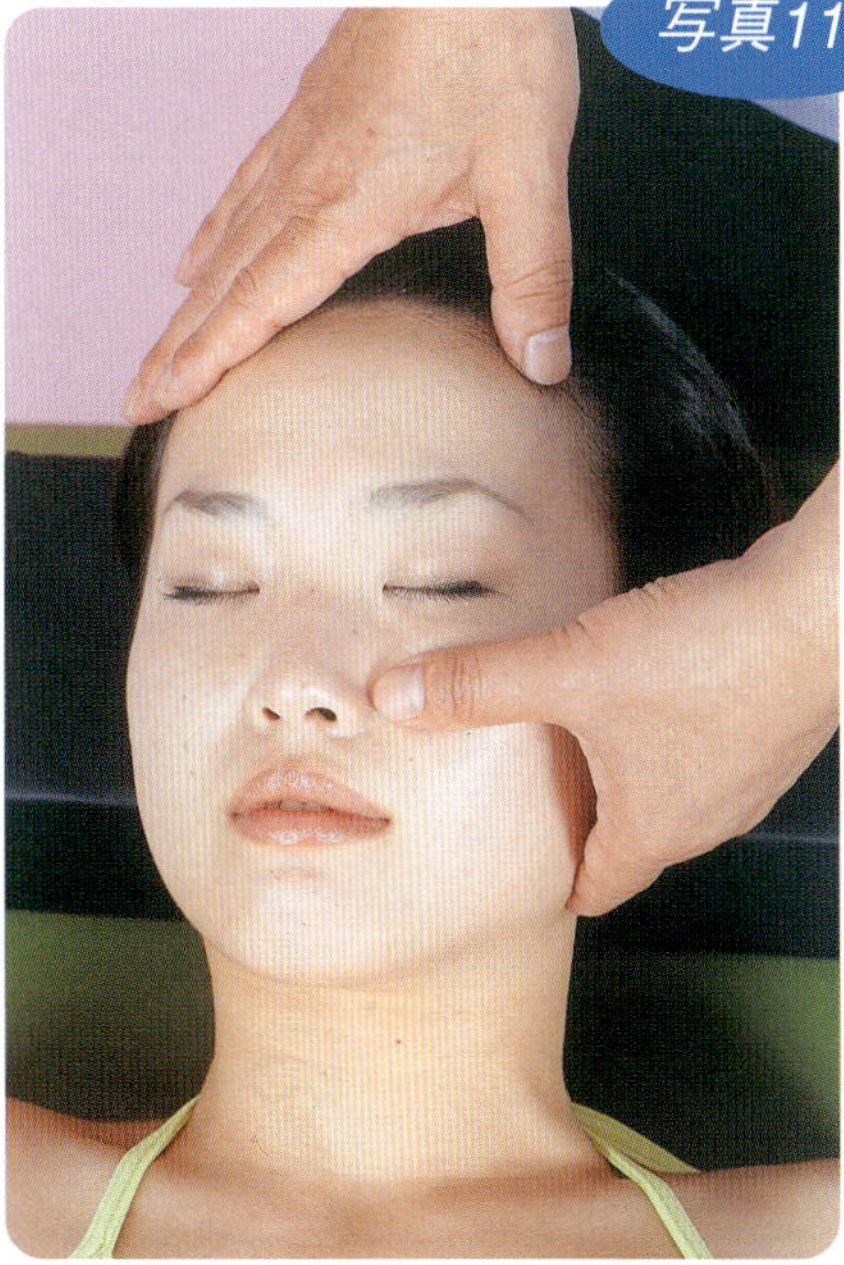

親指の腹で優しく押圧します。

ポイント治療（写真113）
眉間から鼻側（こばな）、頬部

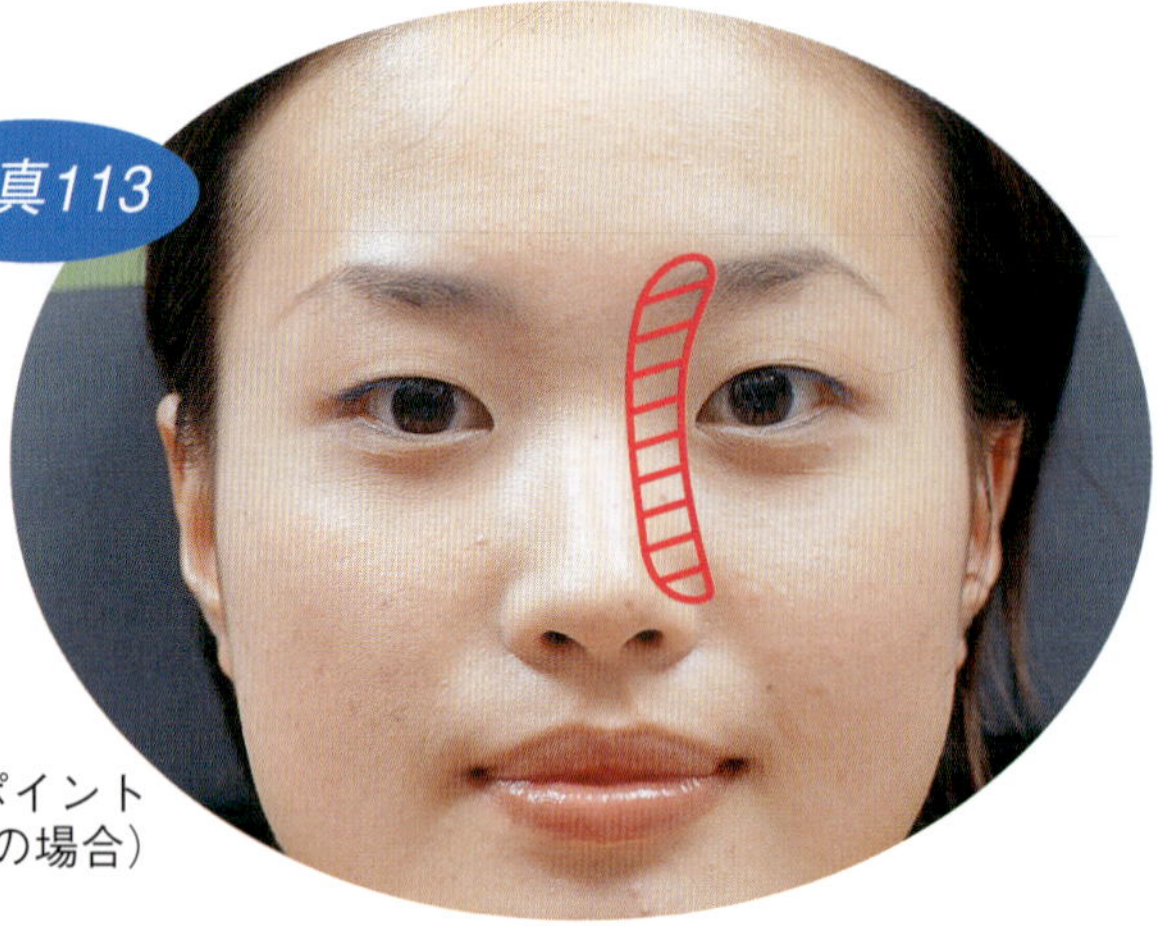
写真113
鼻のポイント
（左鼻の場合）

（写真114、115）
上から下へ繰り返し押圧します。強圧しない様に気をつけ、ゆっくり静かに押圧します。鼻炎、鼻づまりの場合も同様に治療します。

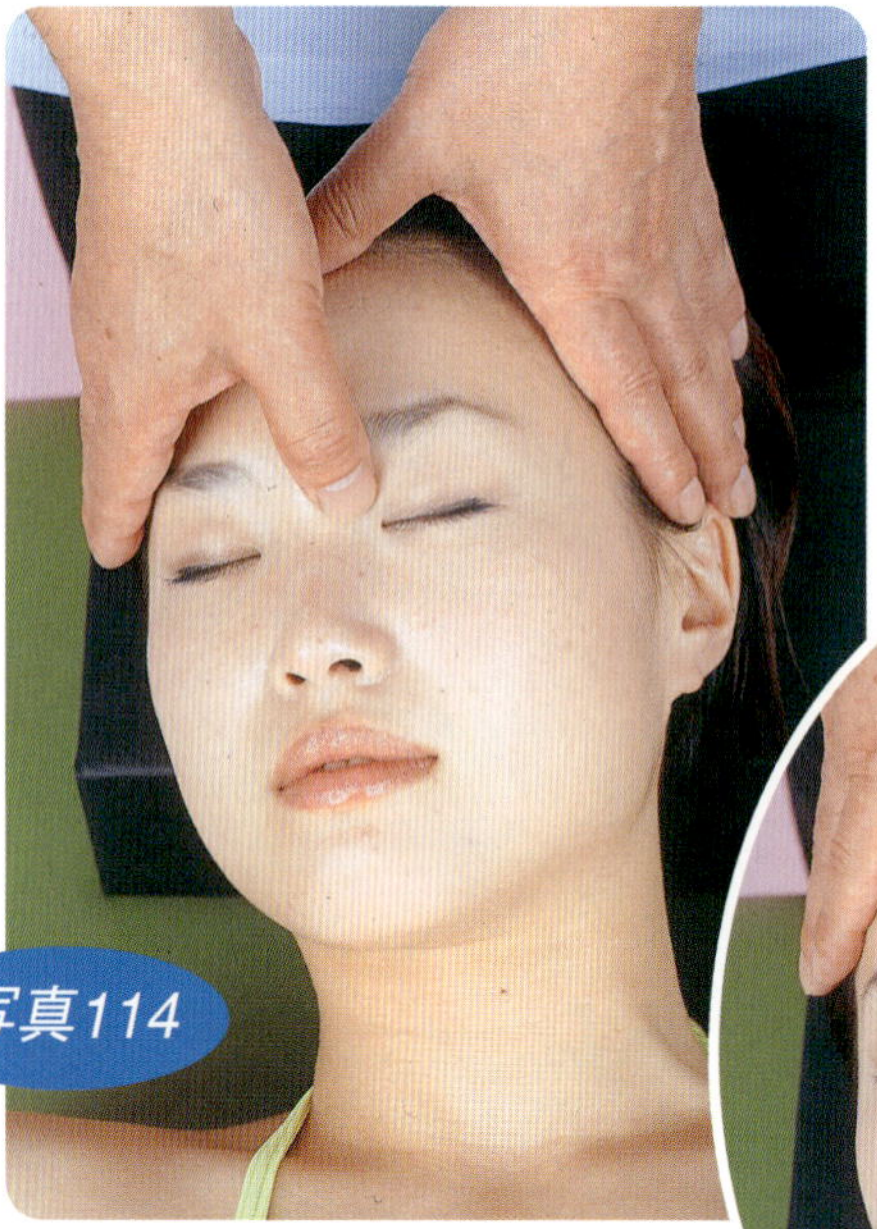
写真114
右親指でソフトに押圧します。

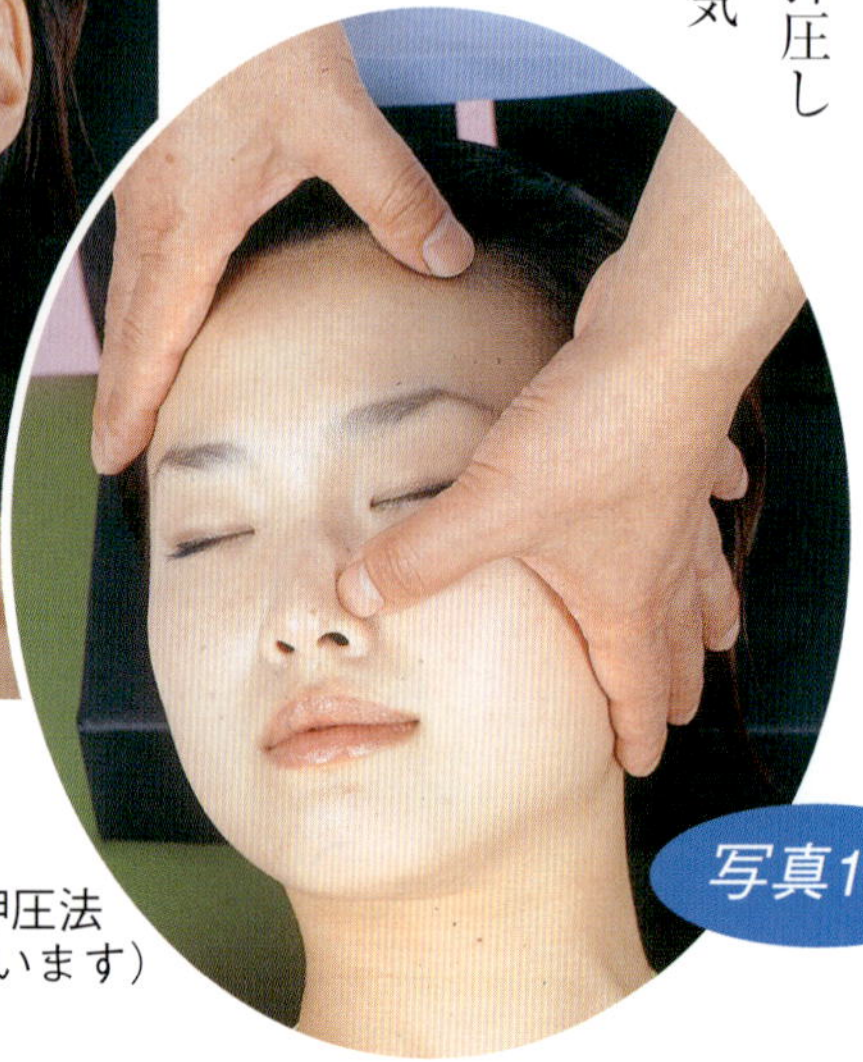
写真115
鼻づまりの押圧法
（左親指を使います）

3 顎の痛み（顎関節症）

原因

かみあわせの不適合や精神的ストレスで、緊張により関節や周囲の筋肉などに負担が掛かったり、シコリが出来ます。

症状

口を大きく開けられなくなったり、ものをかむと顎関節が痛み、話が出来なくなります。

治療法

患者を横向き（横臥位）にして、顎関節部を軽く押圧して、痛みのあるところを探します（写真116）。痛みのあるところが見つかったら、痛くない程度の軽い圧で、集中的に押圧します（写真117）。痛みが軽くなったら、顎関節の周囲もよく治療し、また顔全体も基本治療します。次に、反対側も同じように治療します。シコリがゆるめば、痛みが消え、自由に口を開けられるようになります。

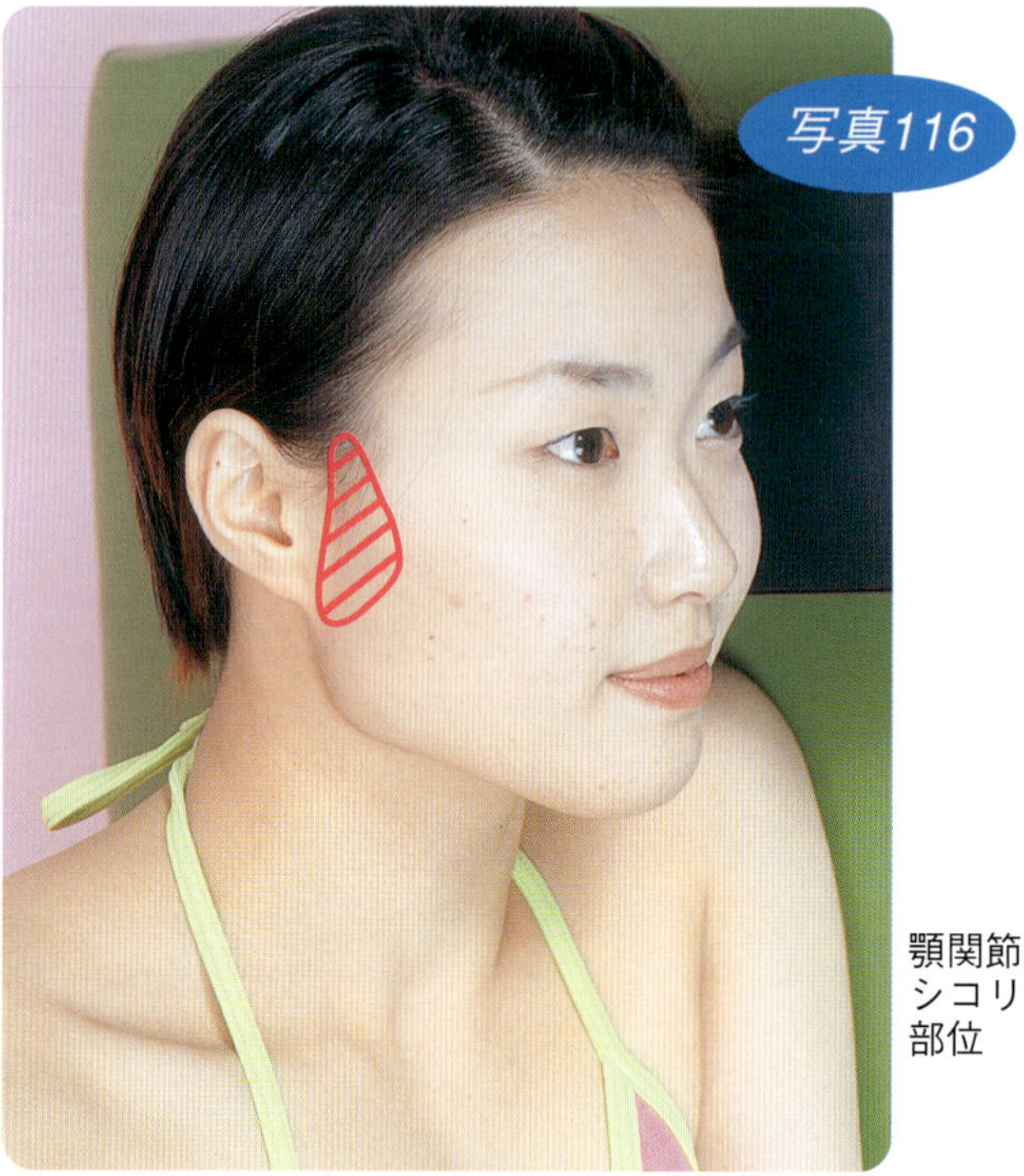

顎関節のポイント
シコリの出来やすい
部位

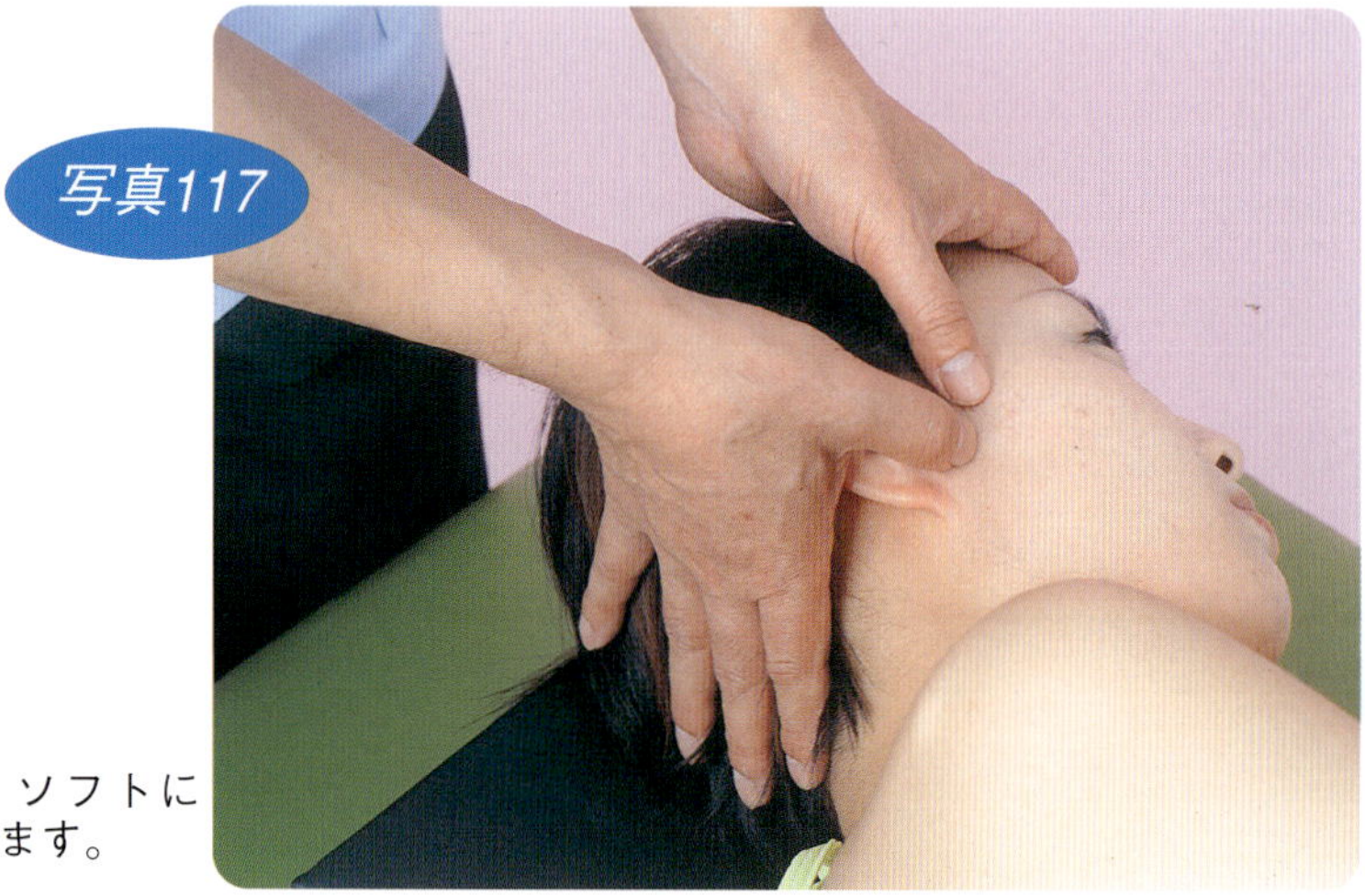

細かくソフトに
押圧します。

4 難聴、耳鳴り、メニエール病

（1）難聴、耳なり

治療法

耳の治療を行ないます。患者を横向きにし、術者は患者の頭側に位置します。

①外耳道部

（写真118、治療線①②）

まず人差し指を耳の穴に挿入し、奥に向かって軽く押圧し、パッと抜きます（治療線①）（**写真119**）。次に耳の穴を拡げる様に、四方八方に押圧します（治療線②）（**写真120、121**）。

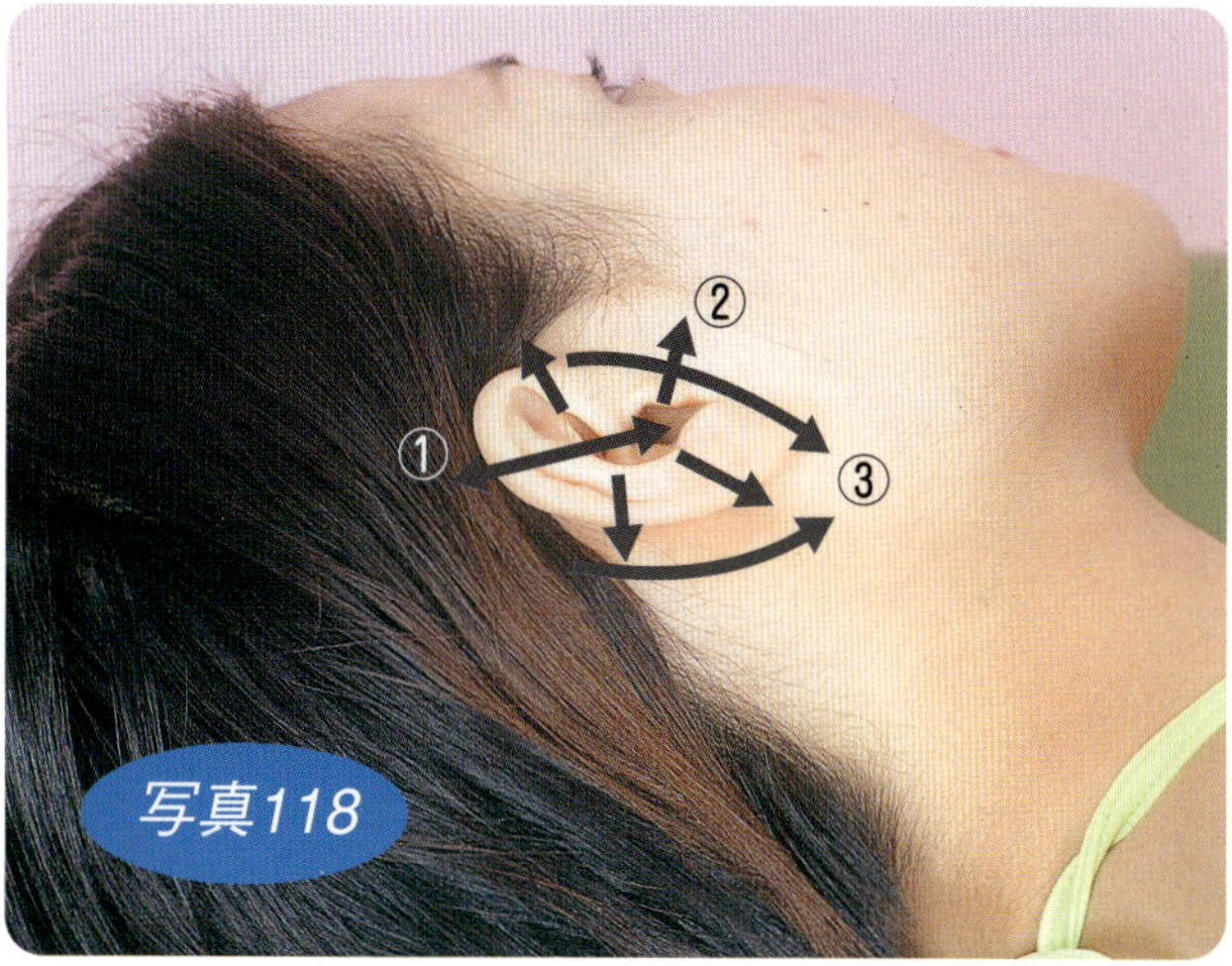

耳の治療線

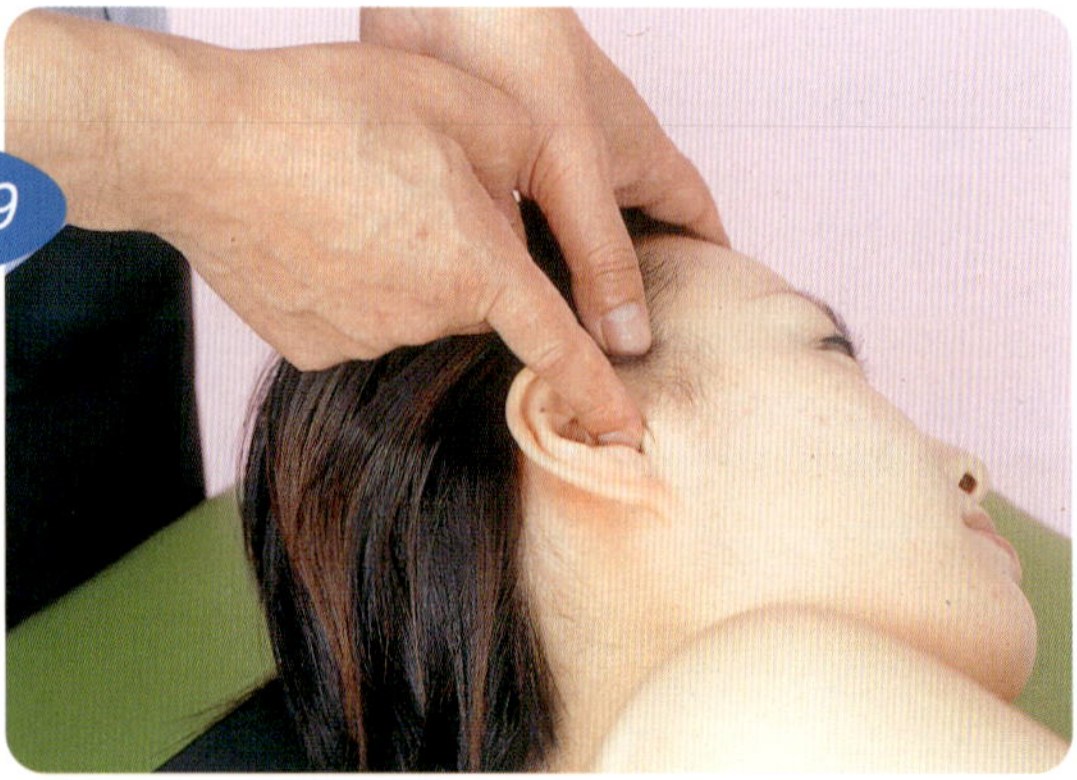

写真119

耳の穴に指を入れて軽く押圧し、パッと抜きます。

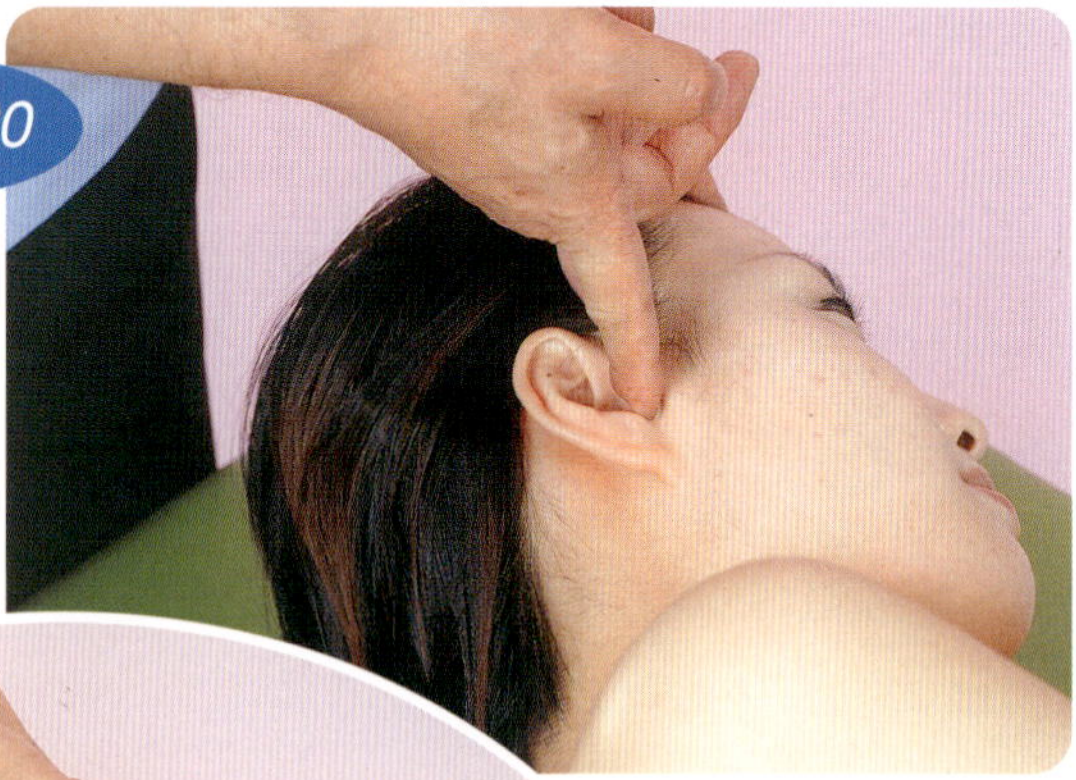

写真120

耳の穴の入口を四方八方に拡げるように押圧します。

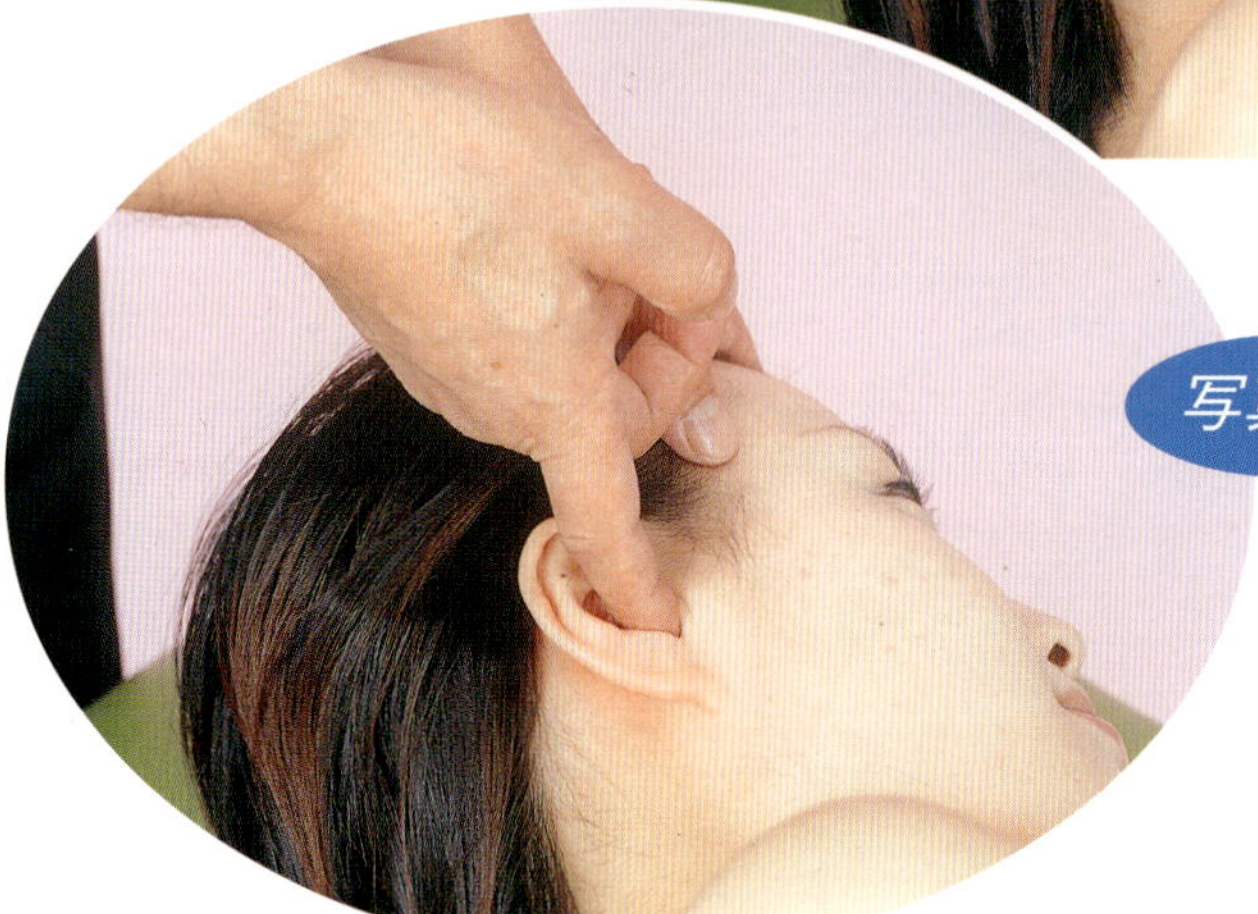

写真121

②耳介周囲部

（写真118、治療線③）

耳の穴の入り口の周囲を押圧します（写真122、123）。首、肩の凝っている時は、その部位も治療して凝りを緩めます。

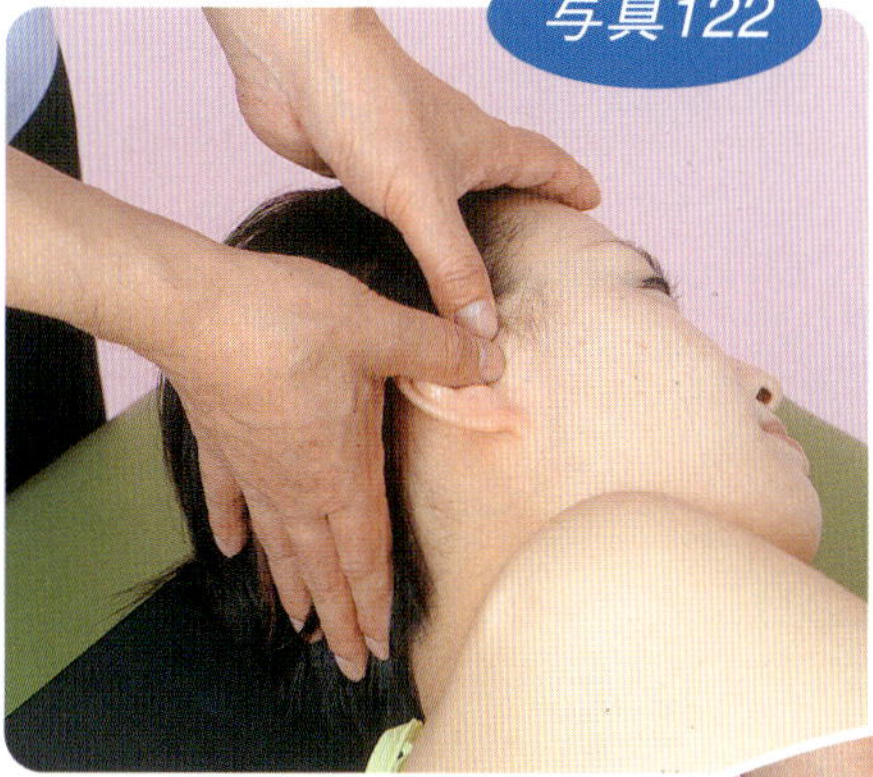
写真122

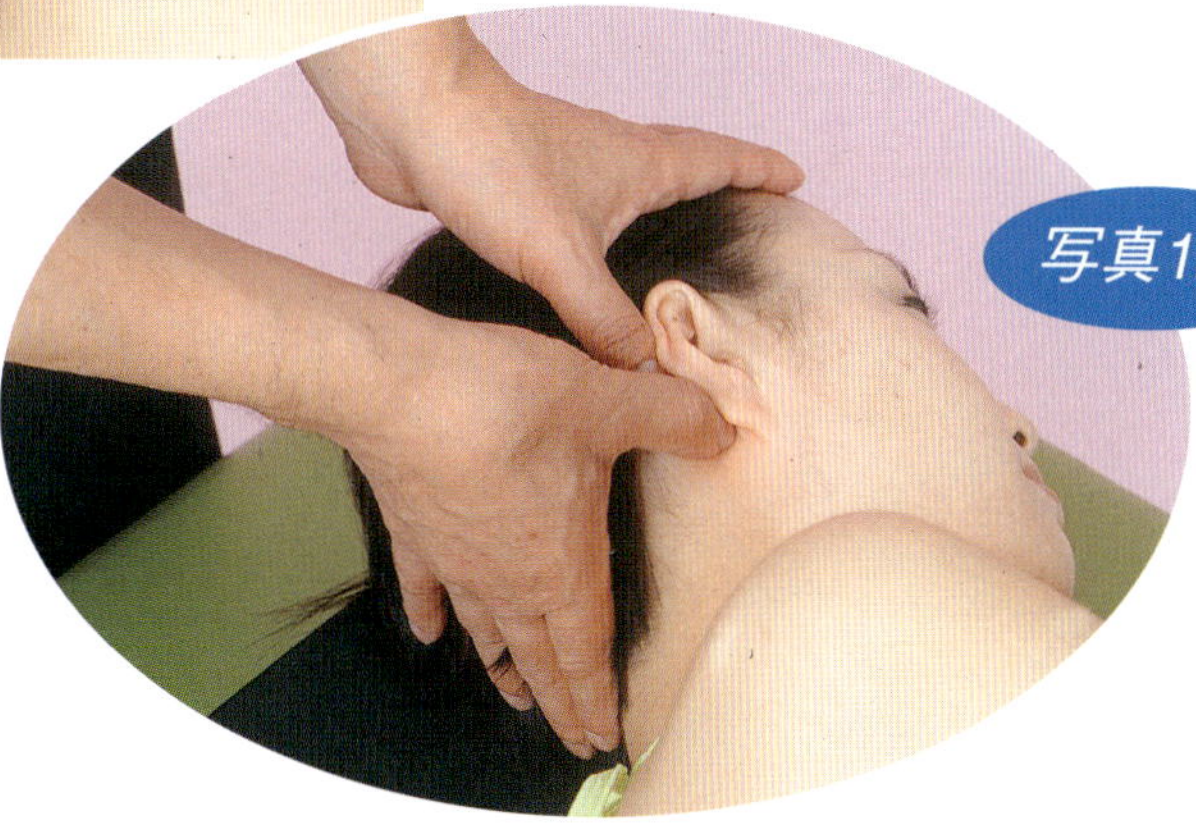
写真123

耳介の周囲（前後）を軽く押圧します。

こめかみのシコリを軽く押圧します。

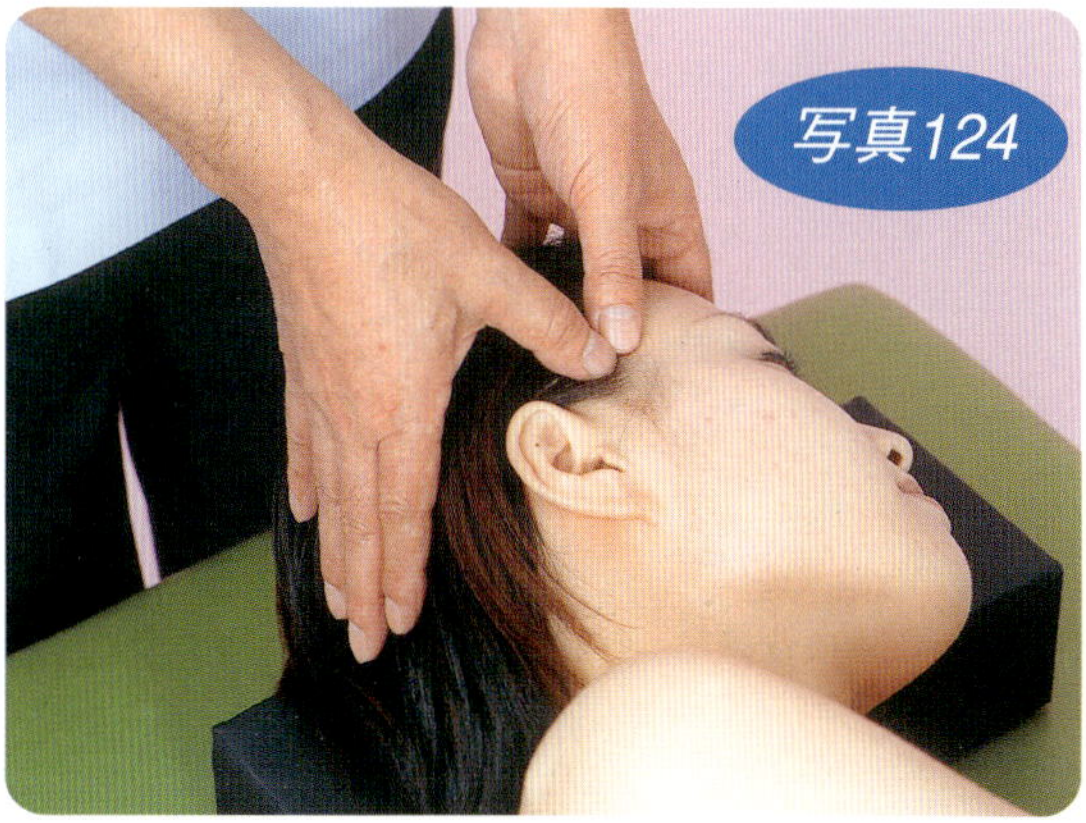
写真124

（2）メニエール病

耳の治療の他、側頭部のシコリを見つけ、治療して緩めます（写真124）。

5 〈胸部〉胸の痛み（肋間神経痛など）

原因

外傷（骨折やひび、打撲）、手術、帯状疱疹（ヘルペス）などの後遺症で、胸部の肋間筋などにシコリが出来、後年何らかの原因により、例えば加齢、圧迫、寒冷刺激、感染、咳き込みなどにより、シコリ部の血液循環が低下して痛みが出ます。

症状

多くは片側の肋間神経（肋骨）に沿って、あるいは、局所的に胸部が痛みます。深呼吸や咳で痛みが増悪します。

治療法

患者をあお向き（仰臥位）にして、痛む部位を聞き、その部位を両拇指で軽く触圧診して、痛みの出ているシコリを探します（写真126）。指先の力を抜き、細かく刻む様に、肋骨の上、あ

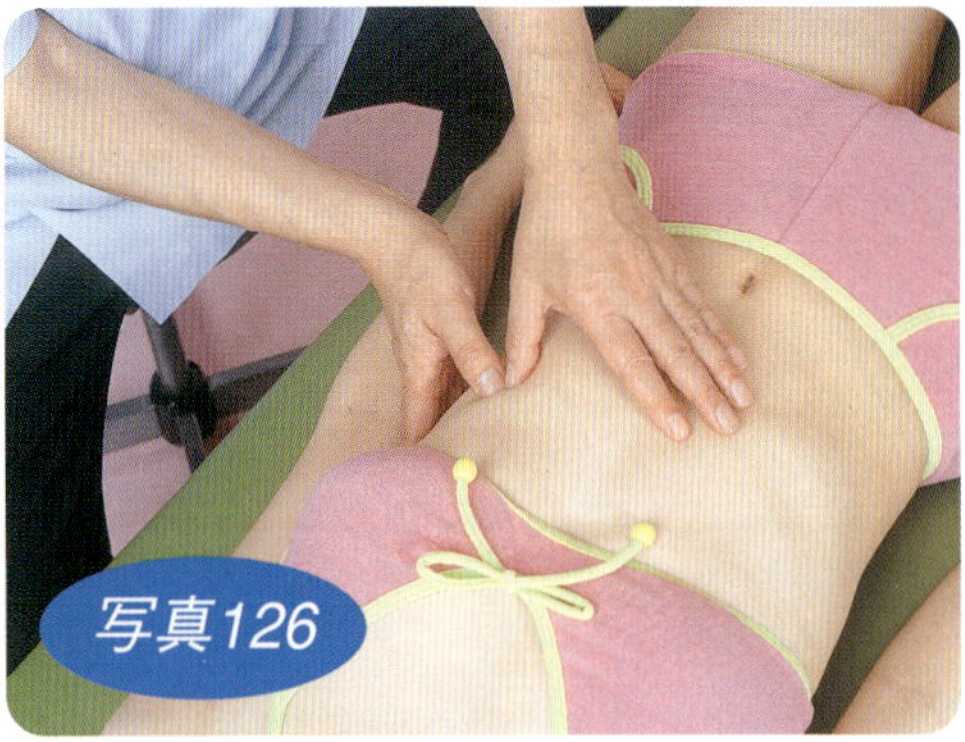
写真126

両親指で軽く触圧診してシコリを探します。

るいは肋間部を触圧診すると、発痛部に比較的柔らかい圧痛性のシコリがあります。判らない時は、患者に聞きながら触圧診し、指が触れたら合図をしてもらうと良いでしょう。シコリは小さいものから、比較的広範囲にある場合もあり、またすじ状になっている場合や複数ある事もあり、全て見逃さないように気をつけて触圧診します。発痛部のシコリが見つかったら、圧痛が激しいので、細心の注意を払いながら、軽く「ジワー・パッ」を繰り返します。三分から五分位押圧を繰り返すとシコリが緩み、痛みが和らいできます。次に、胸部全体を四指で軽く基本治療します(**写真127、治療線**)。軽症は数回の治療で良くなります。背中に痛みが出ている場合は、患者を伏臥位にして、背中

写真127

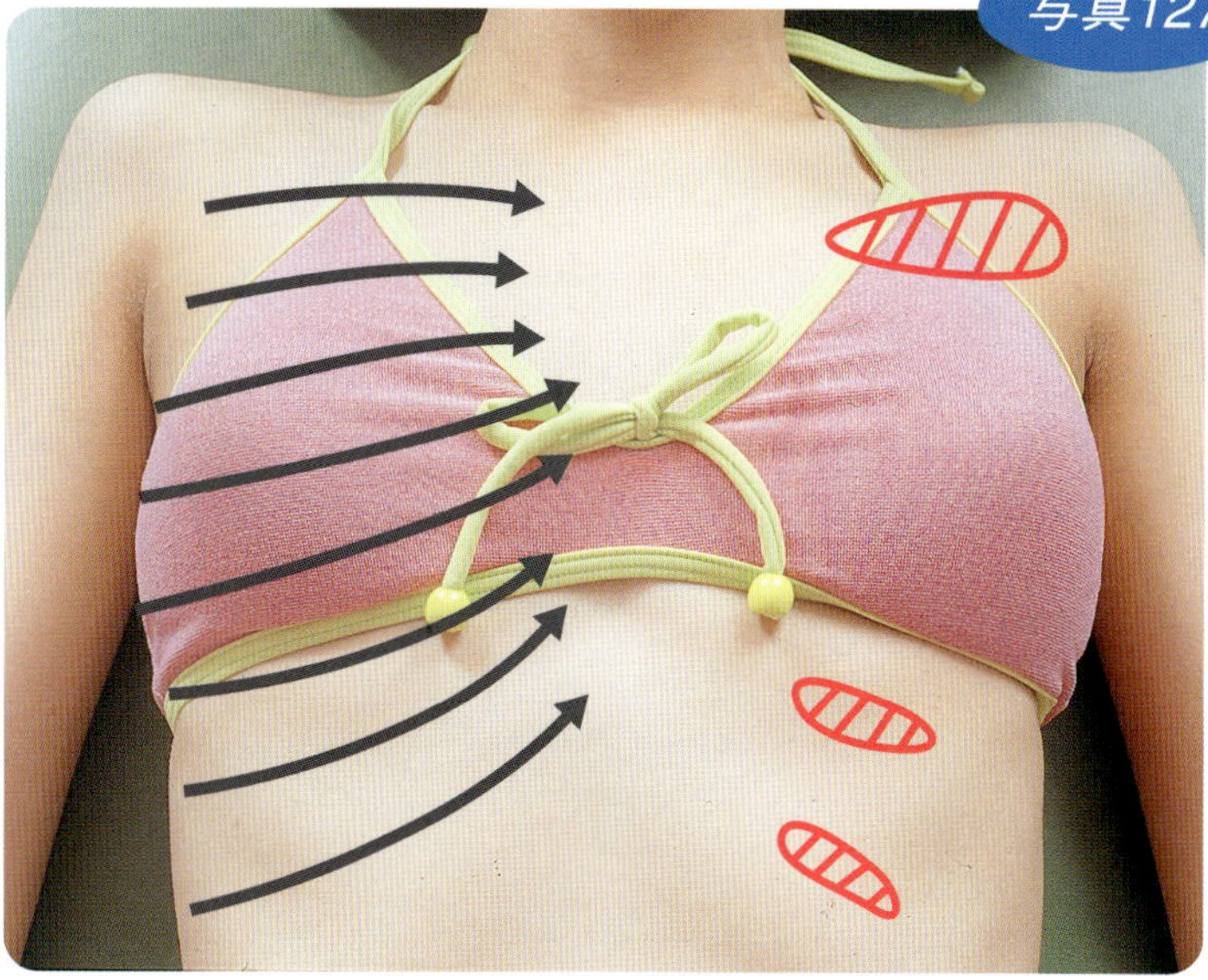

肋間に沿って→を四指で押圧します。

の肋間部を治療します。

胸の上部が痛む場合は、大胸筋にシコリがあり（写真127）、これから痛みが出ているので、痛みの出ているシコリを見つけて治療すればよくなります。

※胸痛の場合、原因疾患の究明が必要です。胸部に圧痛性のシコリがない時は、病院で診察を受けましょう。

胸痛の出る疾患（参考）

①心臓―心筋梗塞、狭心症、急性心膜炎、心臓神経症
②胸部大動脈―解離性大動脈瘤
③胸膜―炎症、肺癌浸潤、肺梗塞、自然気胸
④肋骨、胸骨―骨髄炎
⑤食道―炎症、癌、潰瘍
⑥腹部内臓―食道裂孔ヘルニア、胆のう炎、胆石症、胃潰瘍

6 〈下肢部前面〉股関節の痛み

原因

激しいスポーツ、無理な開脚運動、重労働、加齢による筋力低下、肥満による過負担などにより、関節を支える軟部組織や筋に負担が掛かり、股関節前面部や後面部にシコリが出来ます。

症状

股関節前面部やおしり、ももに痛みが出て、痛みのため股関節の運動が制限されます。

治療法

股関節前面部、後面部の発痛部のシコリを解き、股関節周囲の血液循環を促進し、下肢部を基本治療（写真128）して、関節の他動的運動法を行います。

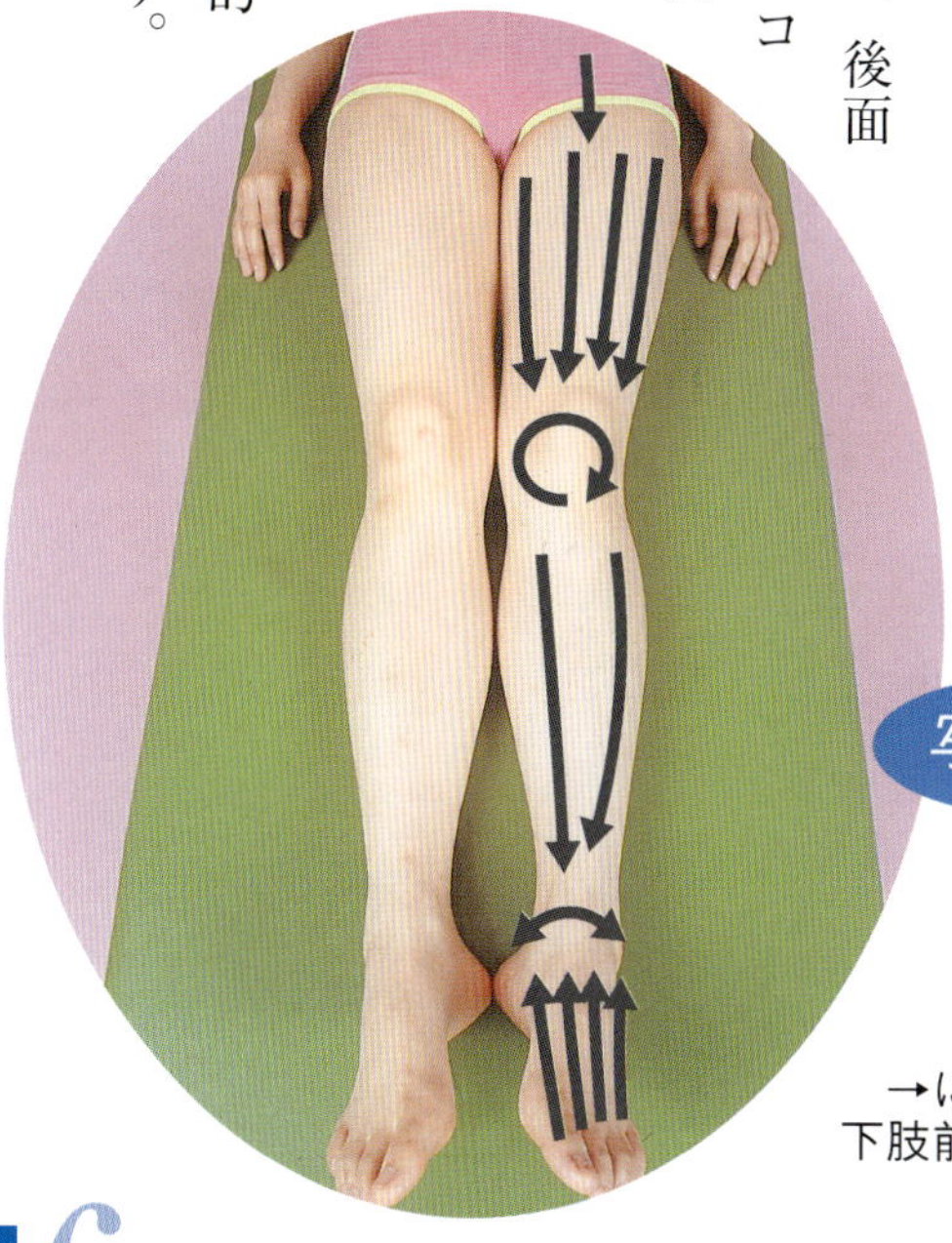

写真128

→に沿って押圧します。
下肢前面部の基本治療線

ポイント治療

①股関節前面部—仰臥位（写真129、130）

関節前面部で痛みの出る部位は、そけい（足の付け根）直下部です。この部を両拇指頭で深部まで押圧すると、圧痛性のシコリに触れます（写真130）。圧度に気をつけながら重点的に押圧して緩めます。シコリが緩めば、痛みが軽くなります。

大腿（もも）前面部に痛みが出ている時は、大腿部のシコリを探し治療して緩めます。この場合、外側部が硬化している事が多いです。

写真129

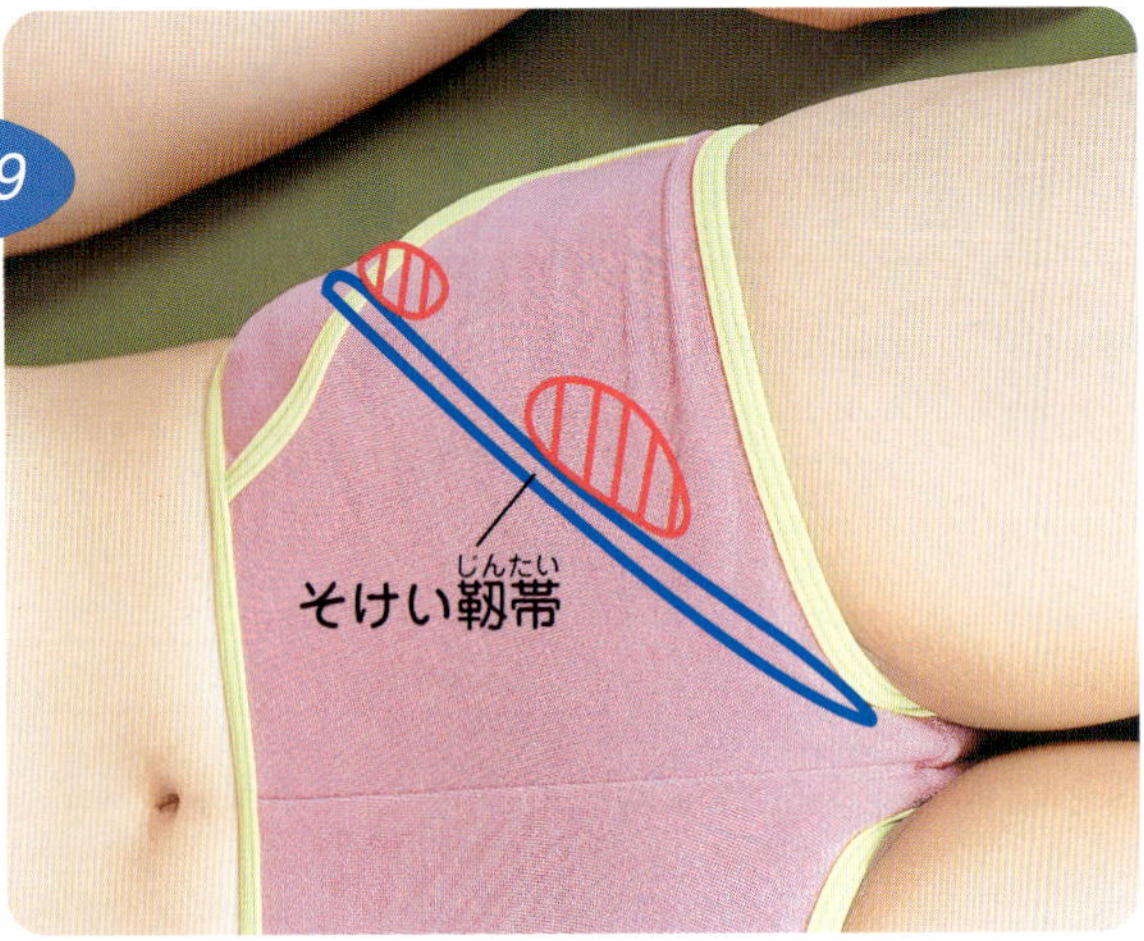

そけい直下部のシコリ

写真130

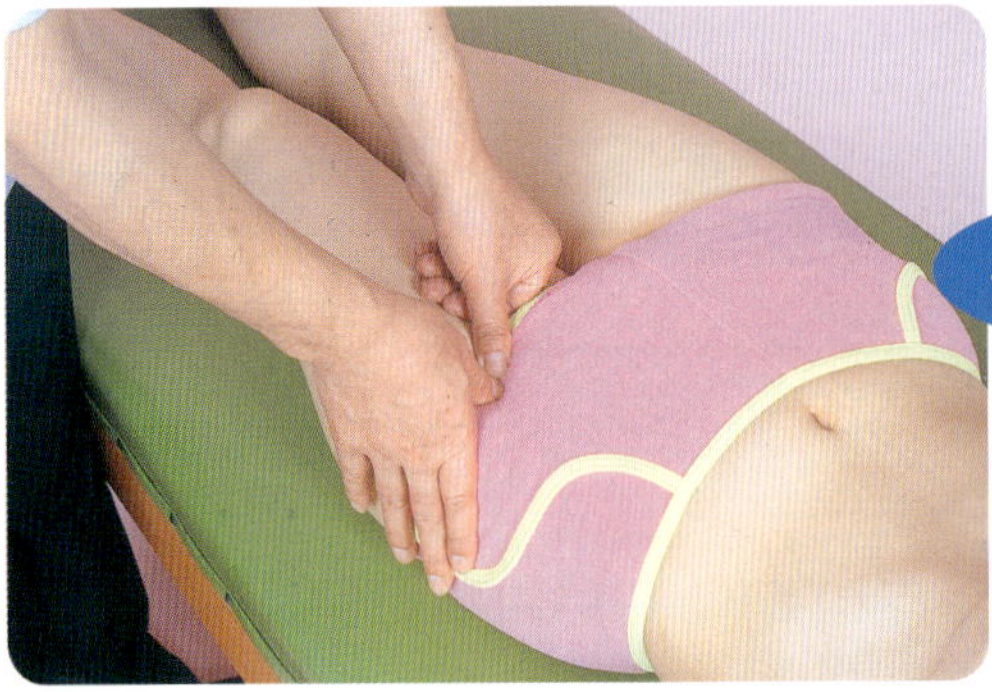

両親指で深くまで押圧します。

②内転筋群―仰臥位

（写真131）

股関節の開脚制限がある時は、内転筋（ももの内側の筋肉）群が硬化していますので、治療して緩めます。

③股関節後面部―伏臥位

（写真132、133）

おしりに痛みが出る部位は、殿部の大転子周辺部です。両拇指頭で、大転子の内側を押圧してシコリを探します（写真132）。圧痛性のシコリが見つかれば、集中的に押圧を加えます。シコ

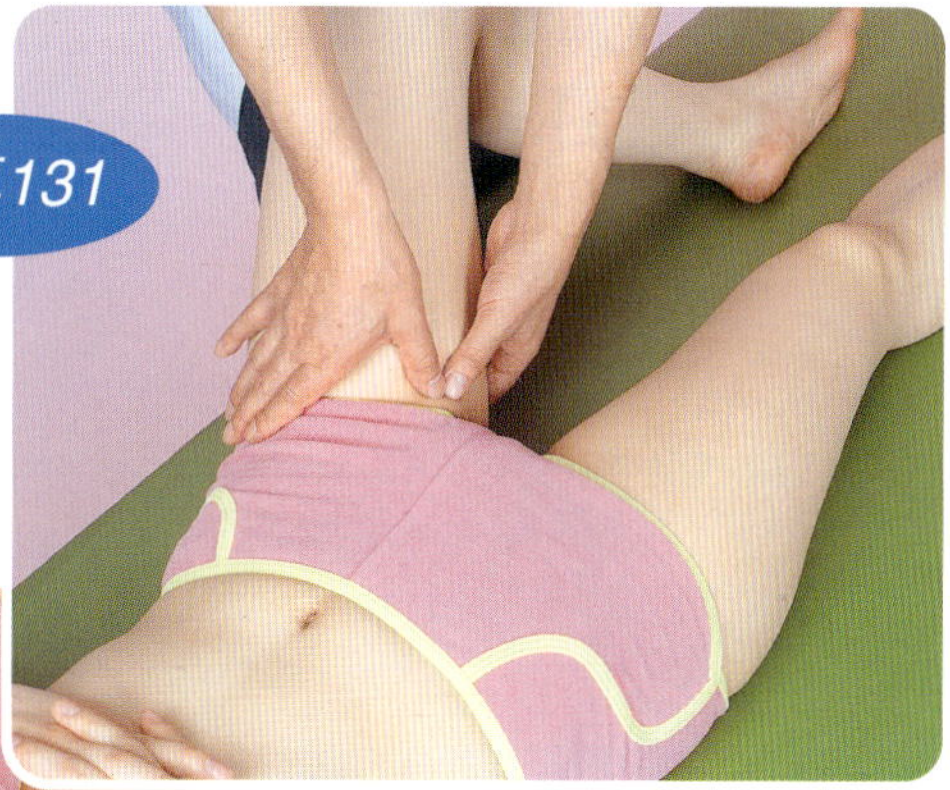

写真131

膝の上に患者の脚を乗せて、ももの内側のシコリを押圧します。

写真132

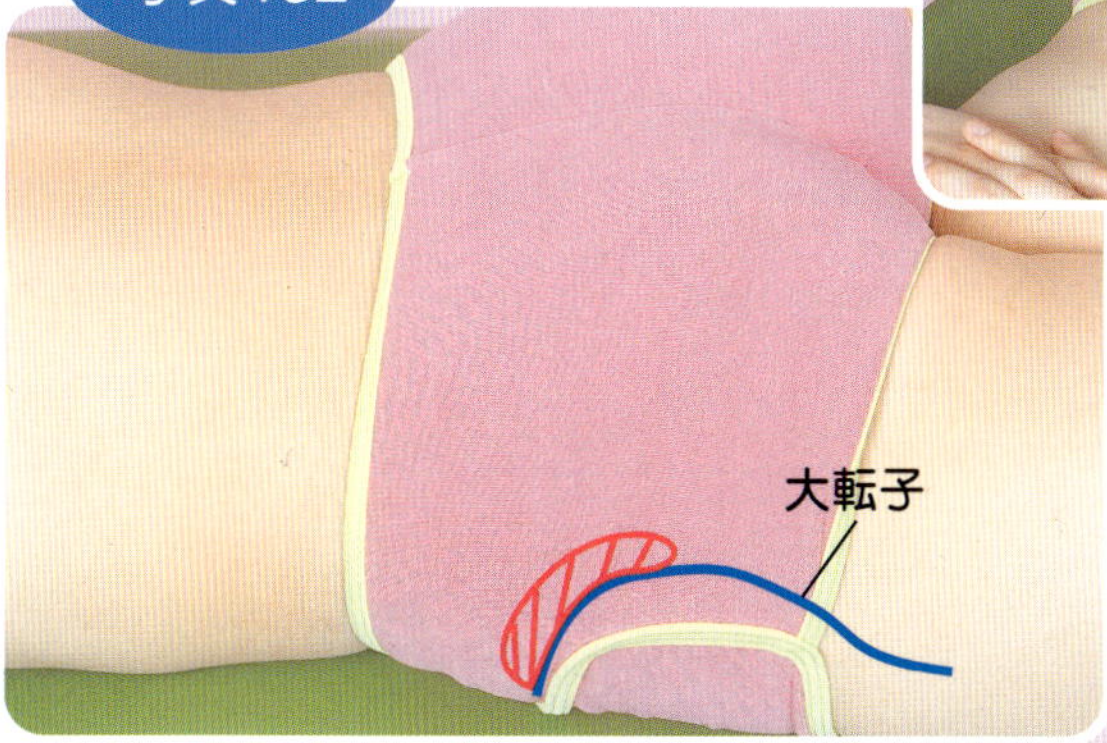

大転子の内側のシコリ

写真133

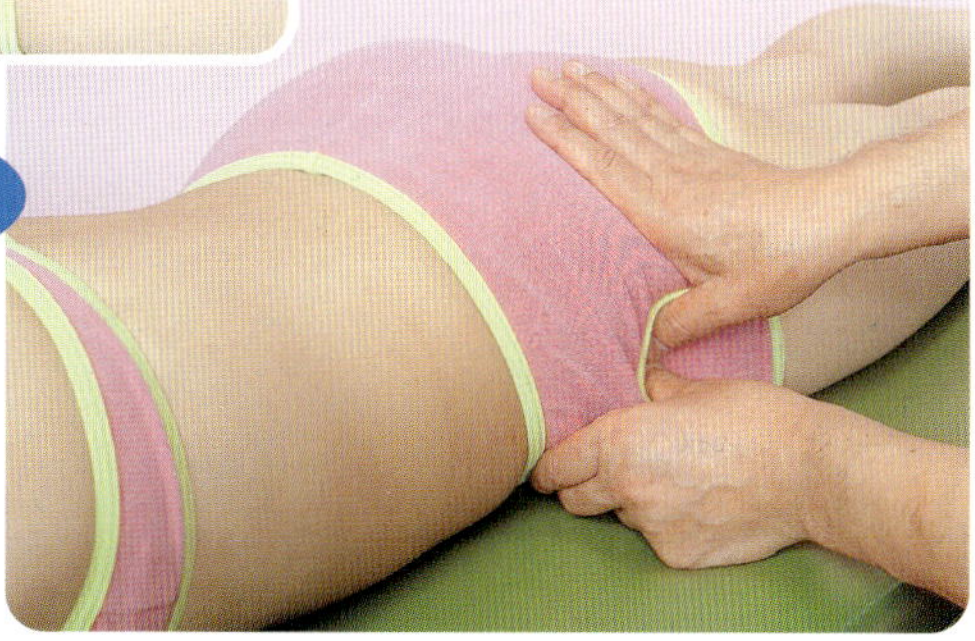

骨の際をゆっくり深部まで押圧します。

りが緩めば、その周辺部及び殿部、下肢部も基本治療します。

◆他動的運動法

①股関節の屈曲回旋運動―仰臥位

（写真133）

患肢の膝と足首を掴み、股関節を屈曲伸展運動し、次に内外回旋運動をします。

②股関節の外転―仰臥位

（写真134）

患肢の膝を屈曲させ、足首を健肢の膝部に乗せ（あぐらの形）、骨盤を手で固定し、もう一方の手で患肢の膝をゆっくり押して開脚し、内転筋群を伸展させます。

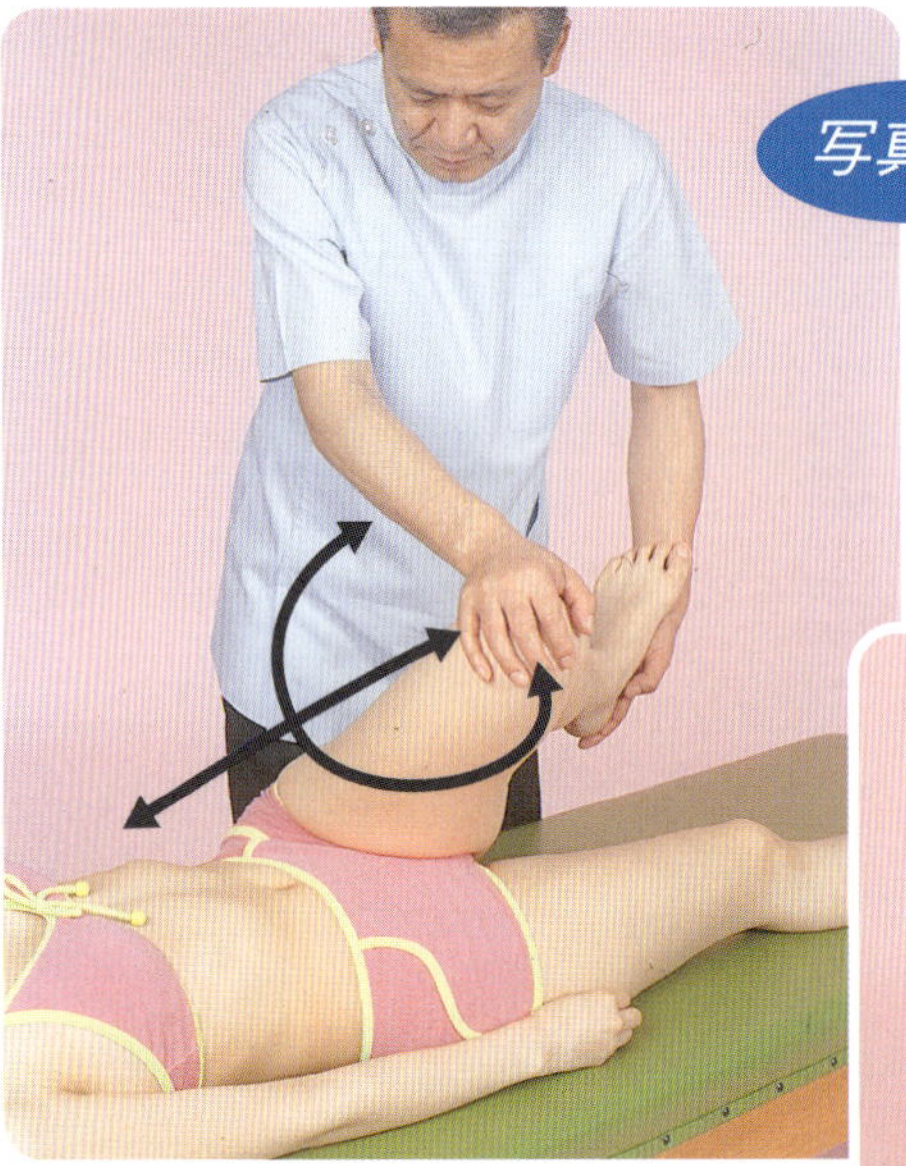

股関節の屈曲と回旋運動法

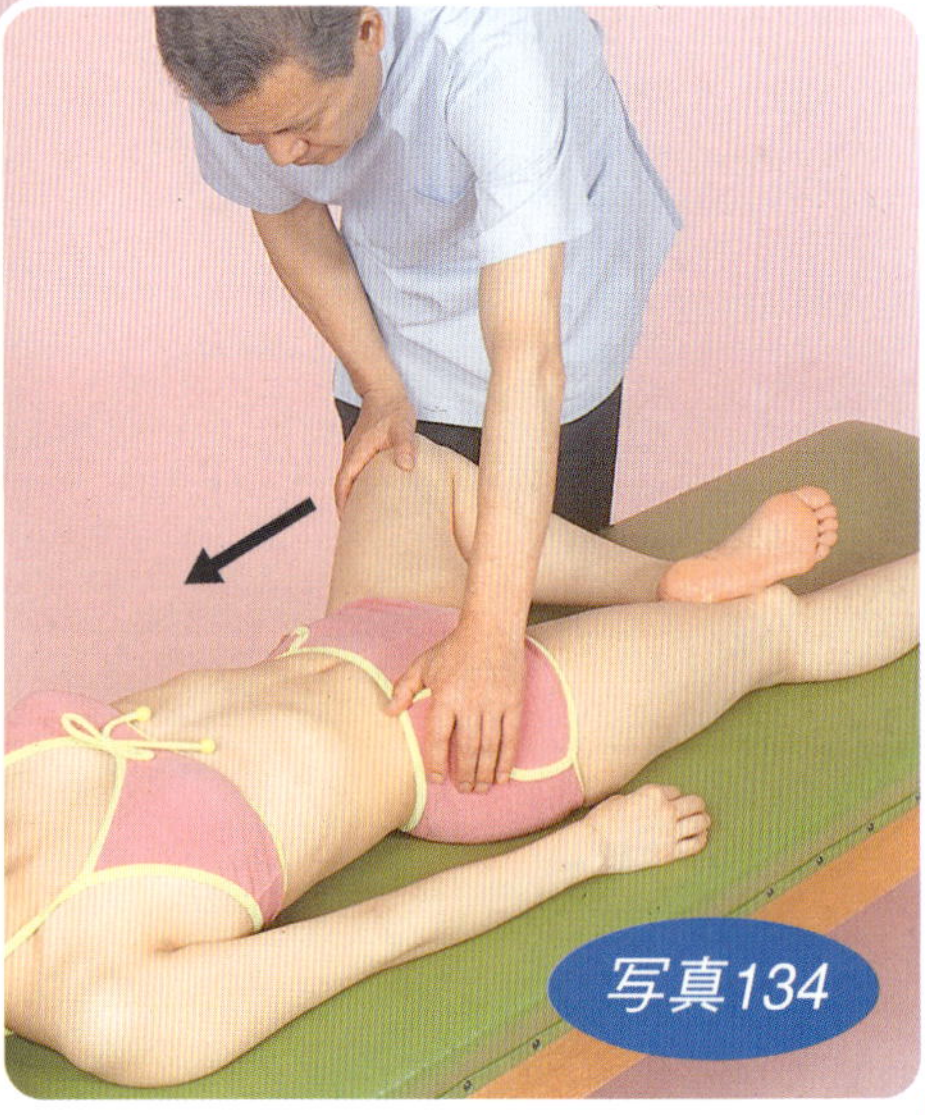

無理をしないように
開脚します。

③股関節の回旋運動—仰臥位

（写真135）

患肢の足首を両手で掴み、股関節、膝関節を伸ばしたままでゆっくり大きく内外回旋します。

④股関節の牽引—仰臥位

（写真136）

患肢の足首を掴んで、股関節をゆっくり患者の下方に牽引します。

⑤股関節の伸展—伏臥位

（写真137）

患肢の足と膝を掴み、膝関節を屈曲させながら股関節をゆっくり伸展させます。

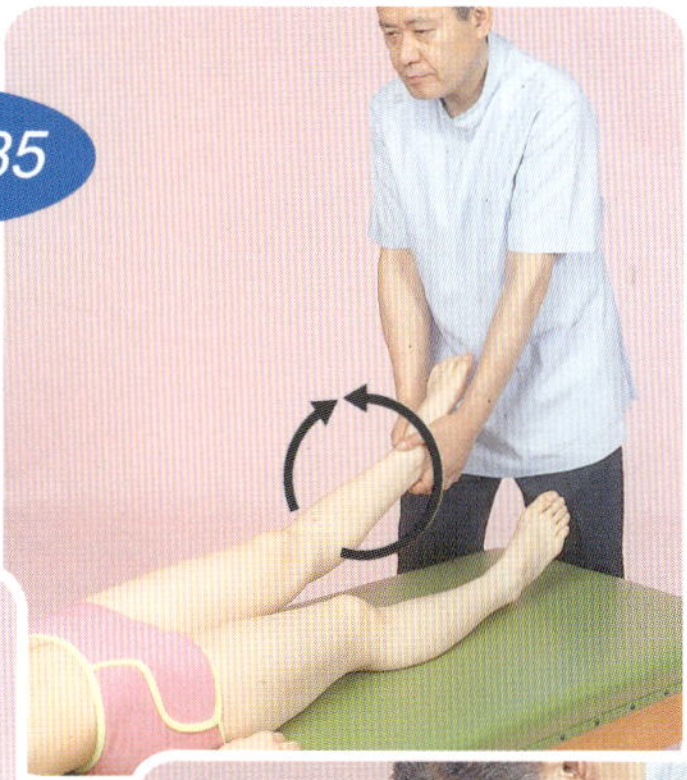

ゆっくり大きく回旋します。

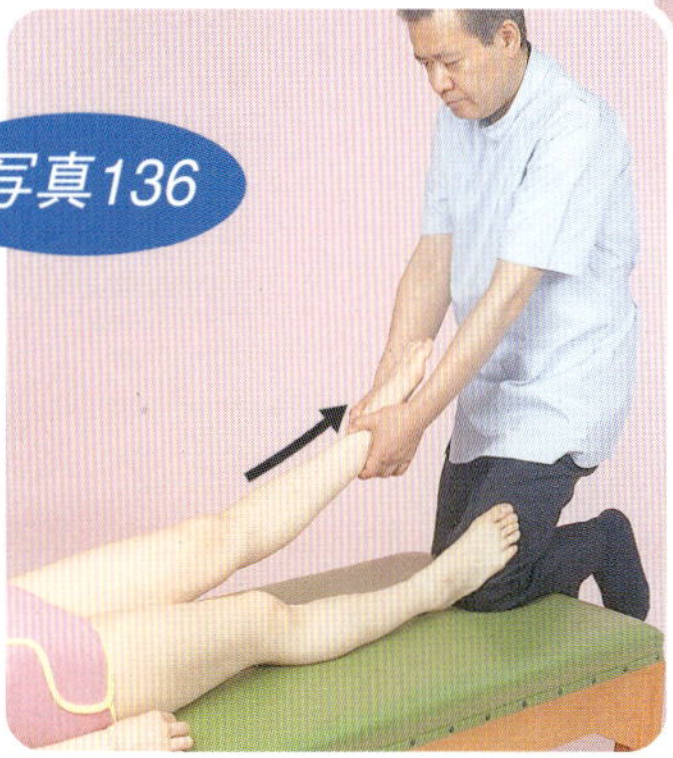

静かに下方へけん引します。

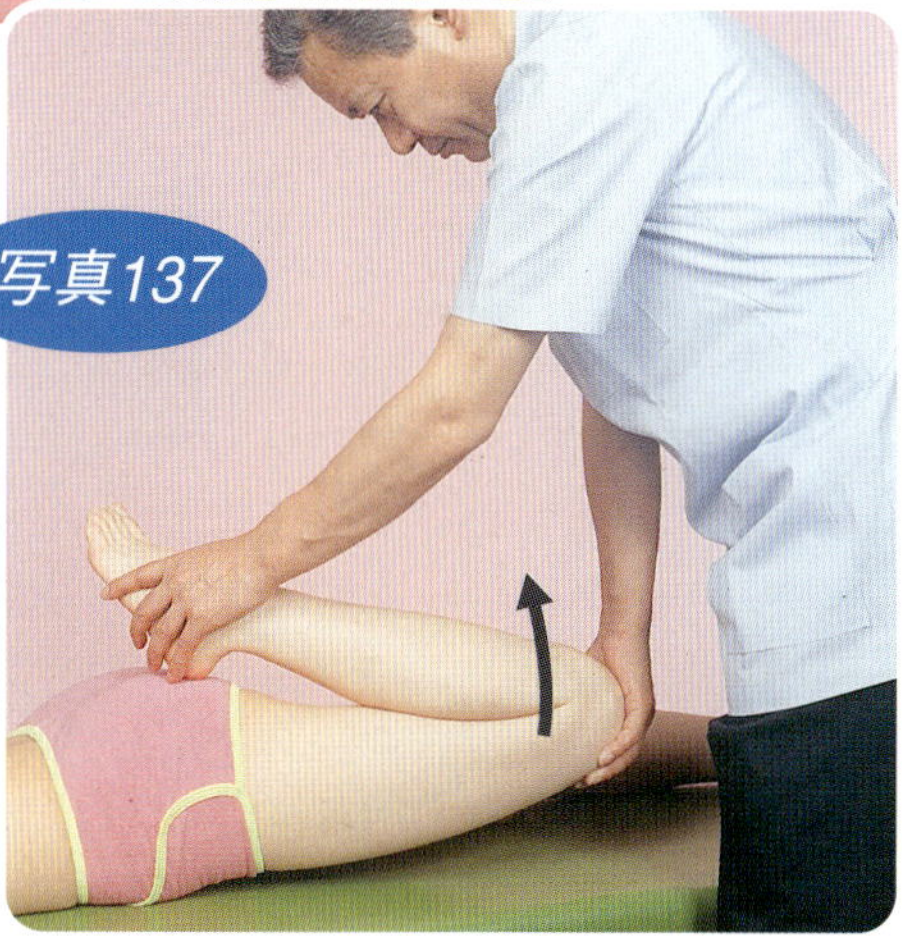

無理をしないように伸展します。

7 膝の痛み（膝関節症など）

原因

膝関節は、構造上デリケートな関節で、運動、労働、日常生活で関節軟骨や関節周囲の軟部組織、筋群に負担が掛かり、損傷を受けやすいものです。加齢による退行性変化、肥満による体重負担、O脚、外傷などにより発症します。座業（長時間正座をする職業）の人によく見られます。

症状

膝関節を動かすと痛みを感じます。特に、立ち上がる時や階段の昇降など体重を掛けた時、歩き始めなどに痛み、使っているうちに軽くなりますが、長時間の使用で痛みがひどくなります。冷房などの冷えで痛みがひどくなります。悪化すると、夜間痛のため眠れなくなります。関節が腫れ、水が溜まる事があります。悪くなると骨が変形し、膝が曲がったまま伸びなくなり、正座も出来なくなります。

正常可動域

〈屈曲〉０度～１３５度以上

患者を伏臥位にして無理をしない程度に足を屈曲します（写真138）。

〈伸展〉９０度～０度

患者を椅子に腰掛けさせ、出

来るだけ伸展する様に指示します（**写真139A、139B**）。

治療法

患者に痛みの状態や痛む部位を聞き、膝関節の可動域を確認します。

〈仰臥位〉 膝蓋骨《しつがいこつ》（お皿の骨）の動き具合を両拇（親）指で押圧して確認します。次に、膝蓋骨（皿骨）の周囲を基本治療線（**写真140A**）に沿って、両拇指頭で触圧診して、痛みの出ているシコリを探します（**写真140B**）。シコリが見つかれば集中的に治療して緩めます。緩めば痛みは軽くなりま

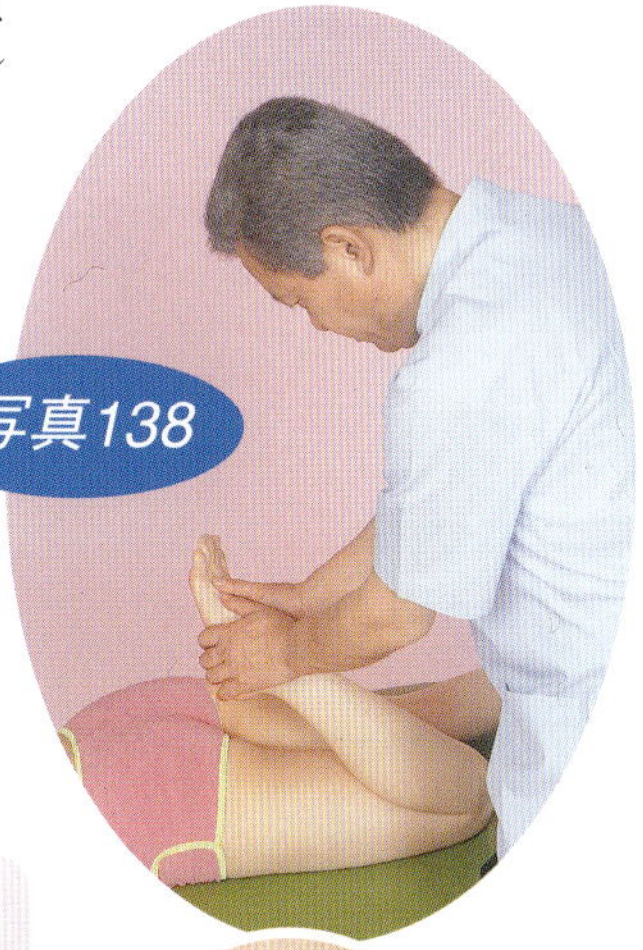
写真138

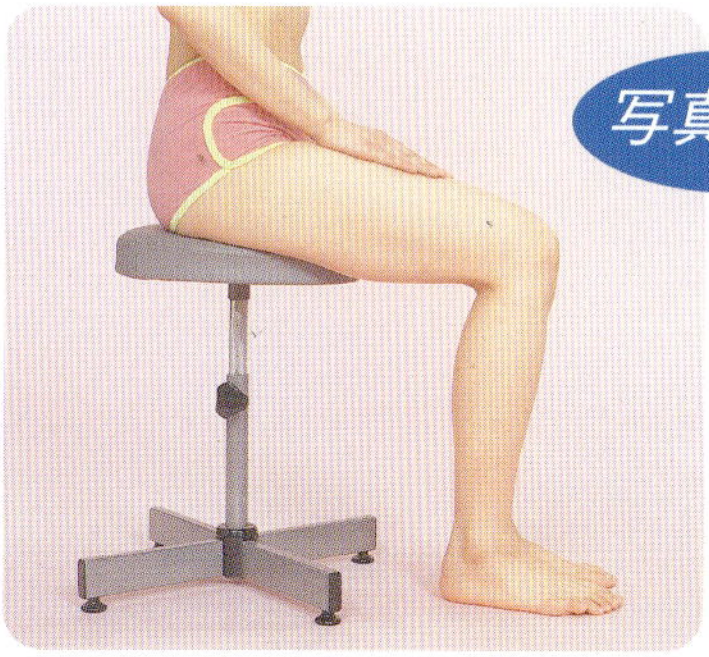
写真139A

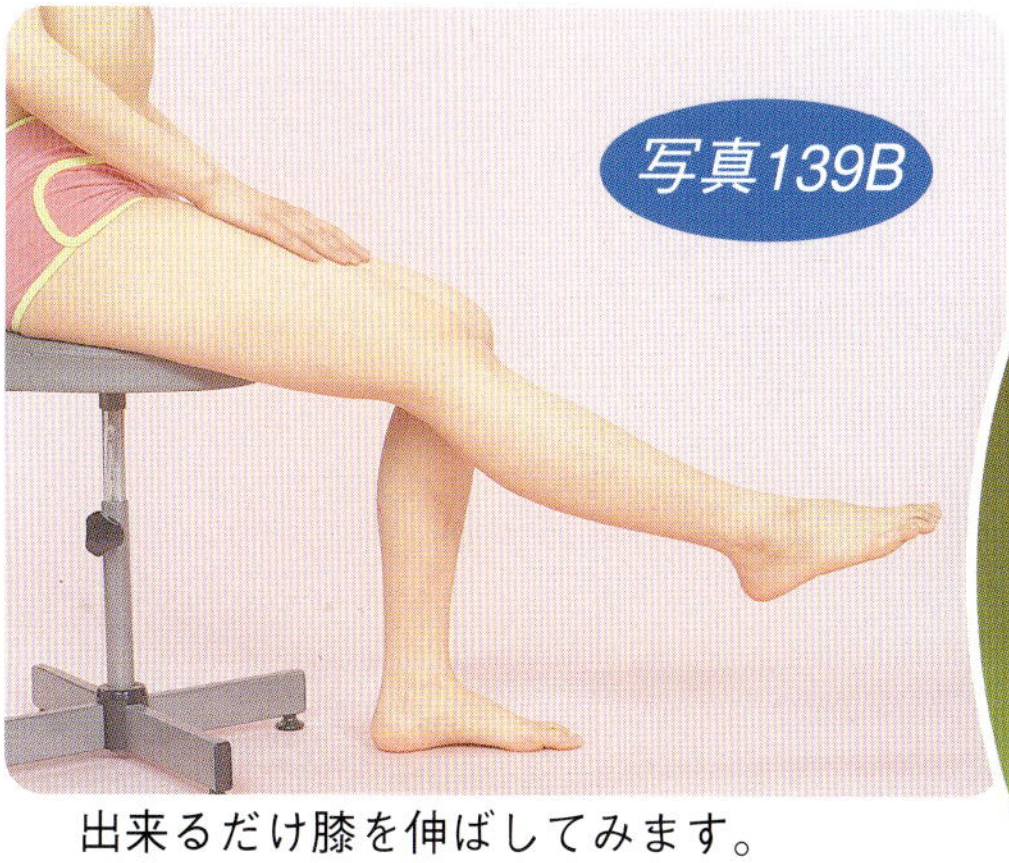
写真139B

出来るだけ膝を伸ばしてみます。

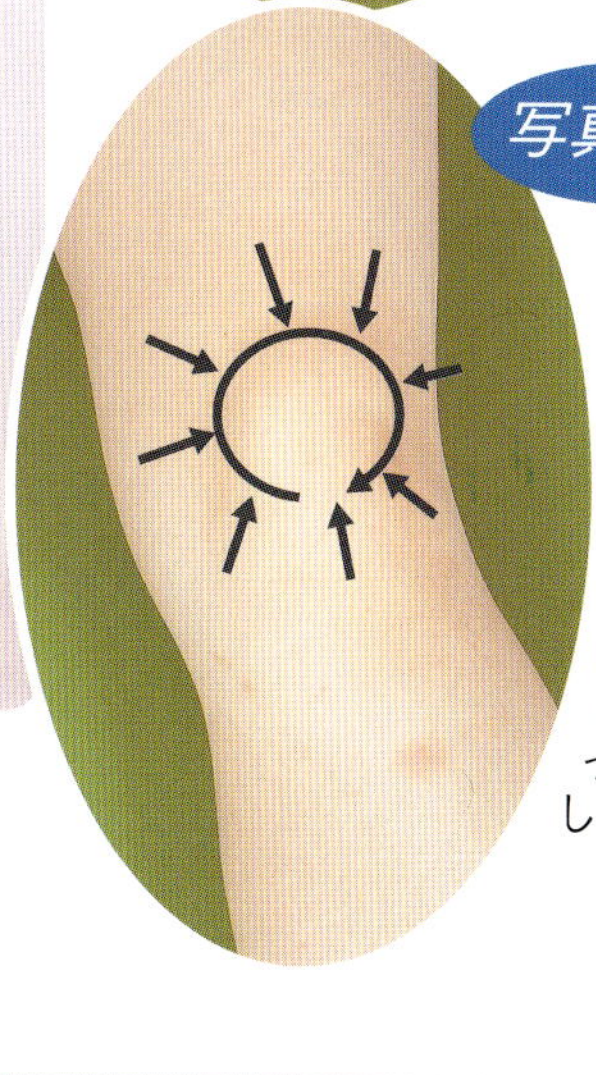
写真140A

皿骨の周囲を中心に向かって押圧します。

す。シコリ部の治療が終われば膝蓋骨の動きを確認し、下肢前面部を基本治療（**写真141**）します。次に、膝蓋骨の上下に両手掌部を当てて押し、膝関節を他動的に伸ばします。曲がったまま伸びない場合は、痛みが我慢出来る程度まで伸ばします。

むくみがある場合は、膝蓋骨の上部のむくみの周辺から徐々に中心部に向かい、強圧しないように気をつけて押圧し、次に膝蓋骨周囲をよく押圧します。

〈伏臥位〉 次に、患者を伏臥位にして、膝窩部（膝うら）の治療をします。患者の膝関節を屈曲させて術者の大腿部に乗せて

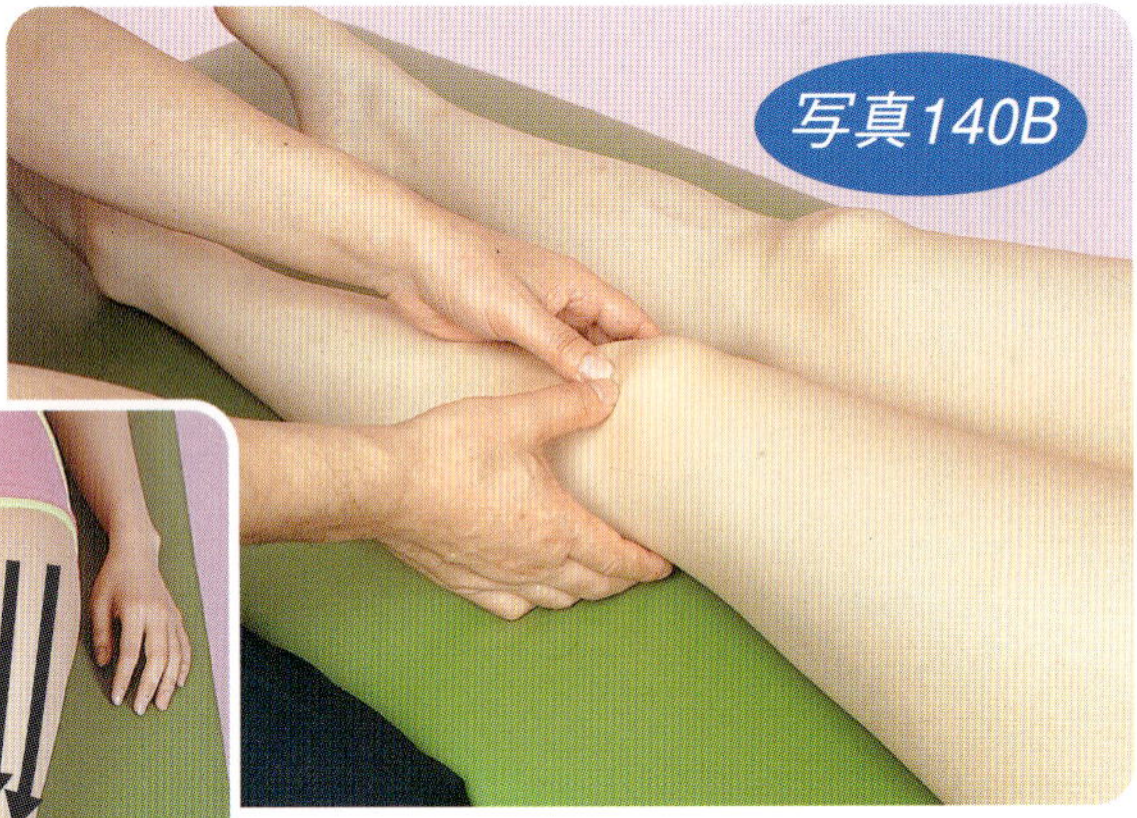

皿骨周囲のシコリを押圧して探します。

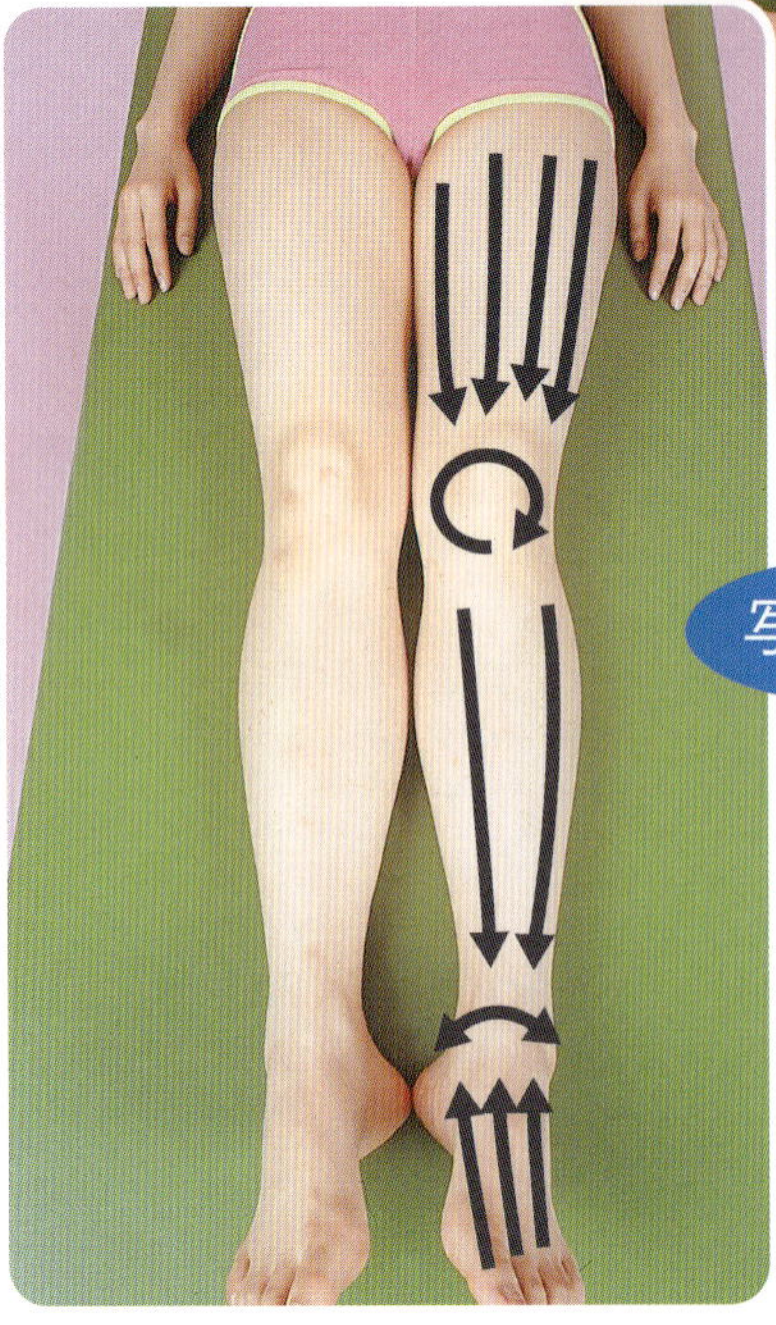

下肢前面部の基本治療線

脱力させ、両拇指頭で触圧診してシコリを探します（写真142）。この部のシコリは圧痛が激しいので、強圧しないように気をつけます。シコリが緩めば下肢後面部を基本治療します（写真143）。

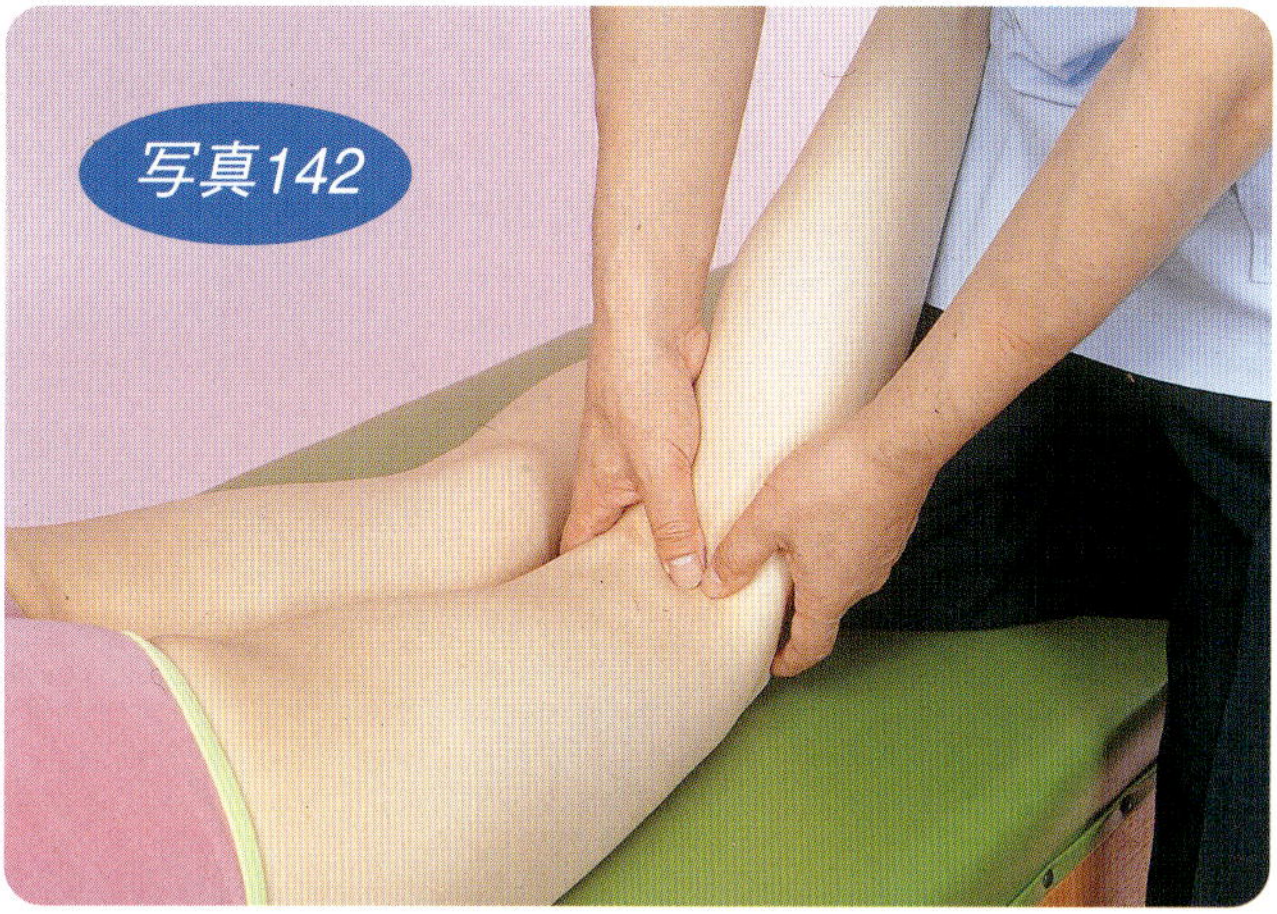

ソフトに押圧してシコリを探します。

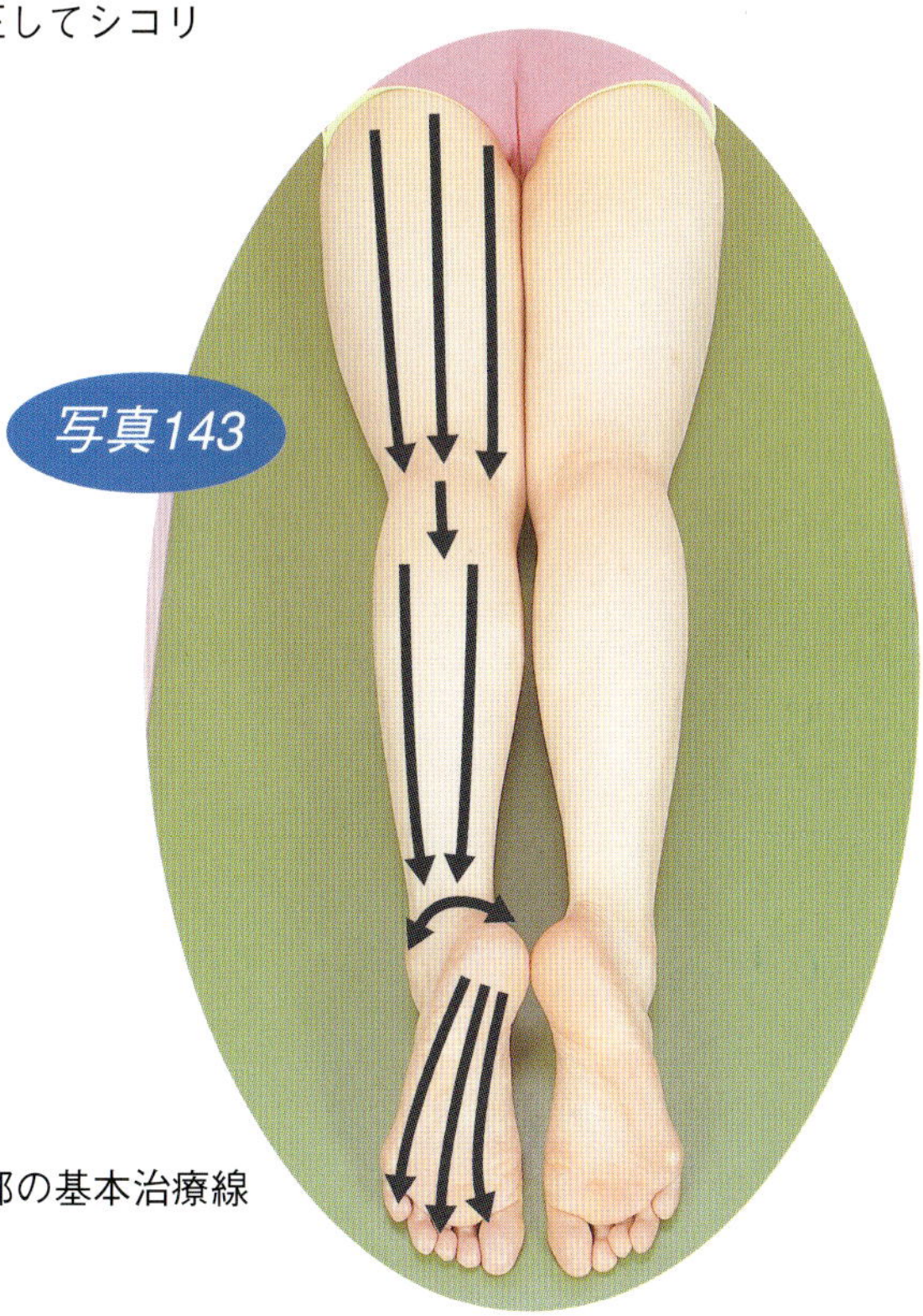

下肢後面部の基本治療線

運動法

患者の足部を掴んで、膝関節を徐々に屈曲させ、患者が痛みをやや我慢出来る程度まで曲げます（写真144、145）。無理やり屈曲させないように気をつけ、どこまで曲がるかを確認します。治療効果が出ていれば、治療前より進展しています。屈曲が思わしくない場合は、曲げた時に痛む部位を患者に聞き、その部位をもう一度治療し、改善させます。最終的に、踵が無理なく殿部に付くようになれば、正座することが出来るようになります。

以上の治療の手順を一回の治

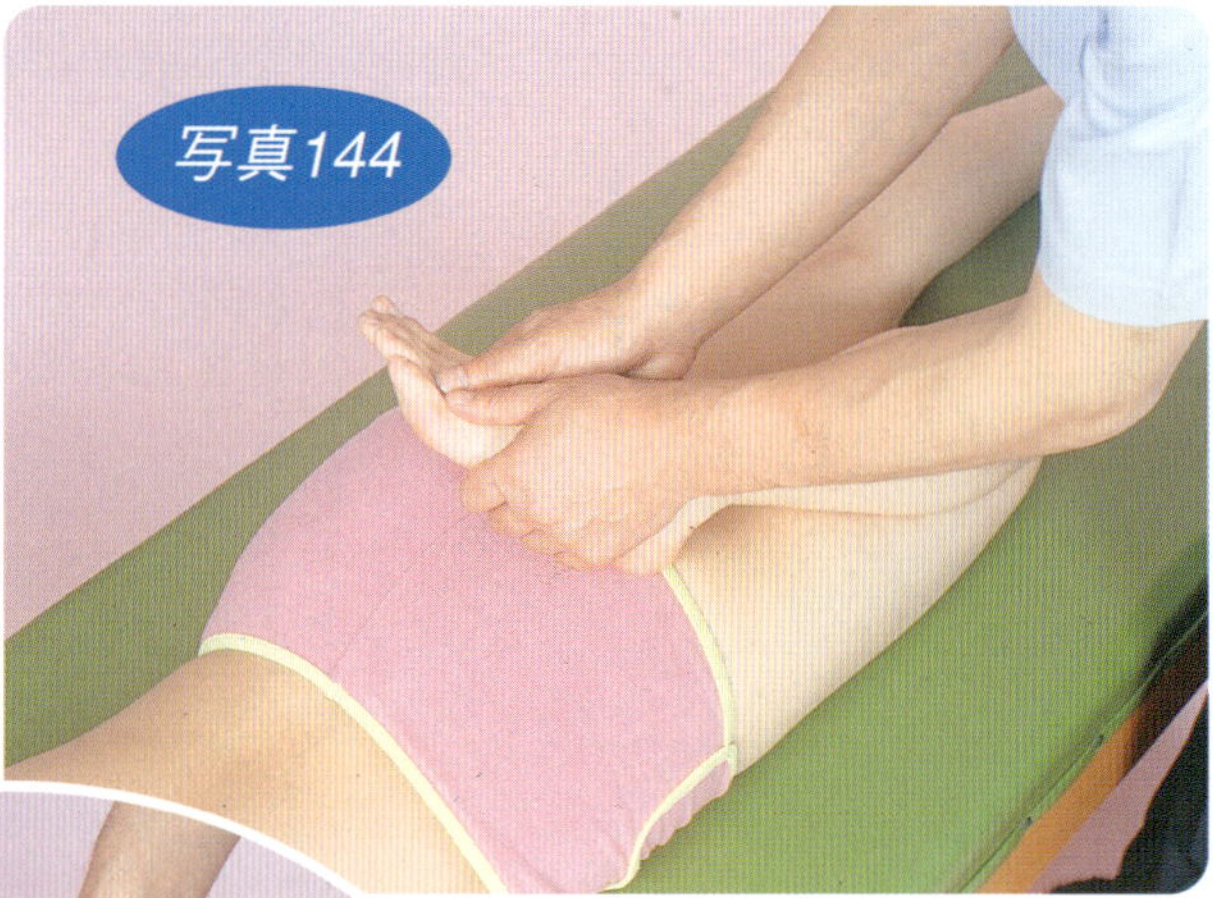

ゆっくり屈曲して、どこまで曲がるか確認します。

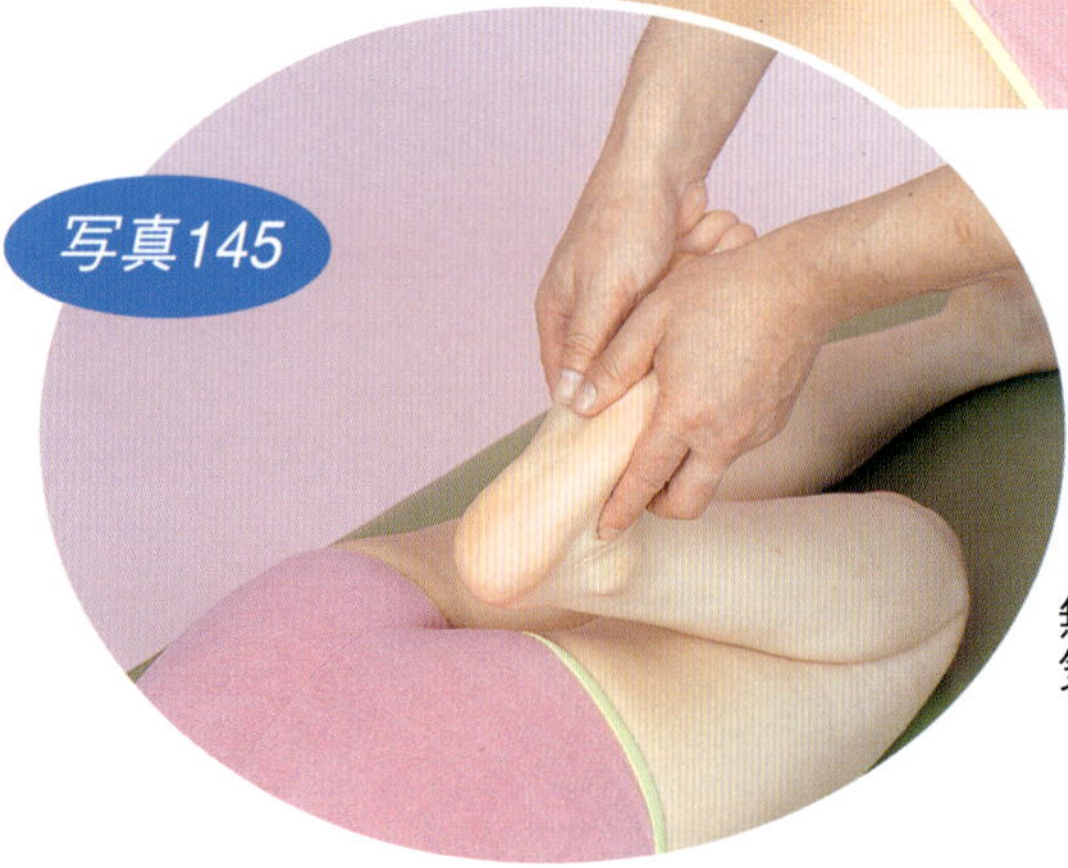

無理に曲げないよう気をつけます。

療として、治療毎に症状の軽減を図り、最終的に関節痛がなくなり、可動域が正常になるまで治療を続けます。

ポイント治療

①関節前面部（膝蓋骨周囲部）（写真146）

膝蓋骨（皿骨）周囲は、圧痛性の小さな硬いシコリがあり、慢性化する程、硬化し増えてきます。関節の痛みは、これらのシコリが原因していますので、圧度に気をつけながら、「ジワー、パッ」と繰り返し押圧すると、シコリが緩んできて、痛みが軽くなります。

可動制限がある時も、これらのシコリを軟化させると、動きがよくなります。慢性化した重症者では、これらのシコリを重点的に時間を掛けて治療して軟化させます。

膝蓋骨上部にシコリがある時は、その上部の筋（大腿伸筋群）が硬化している事がありますので、それらもよく治療して軟化させます。

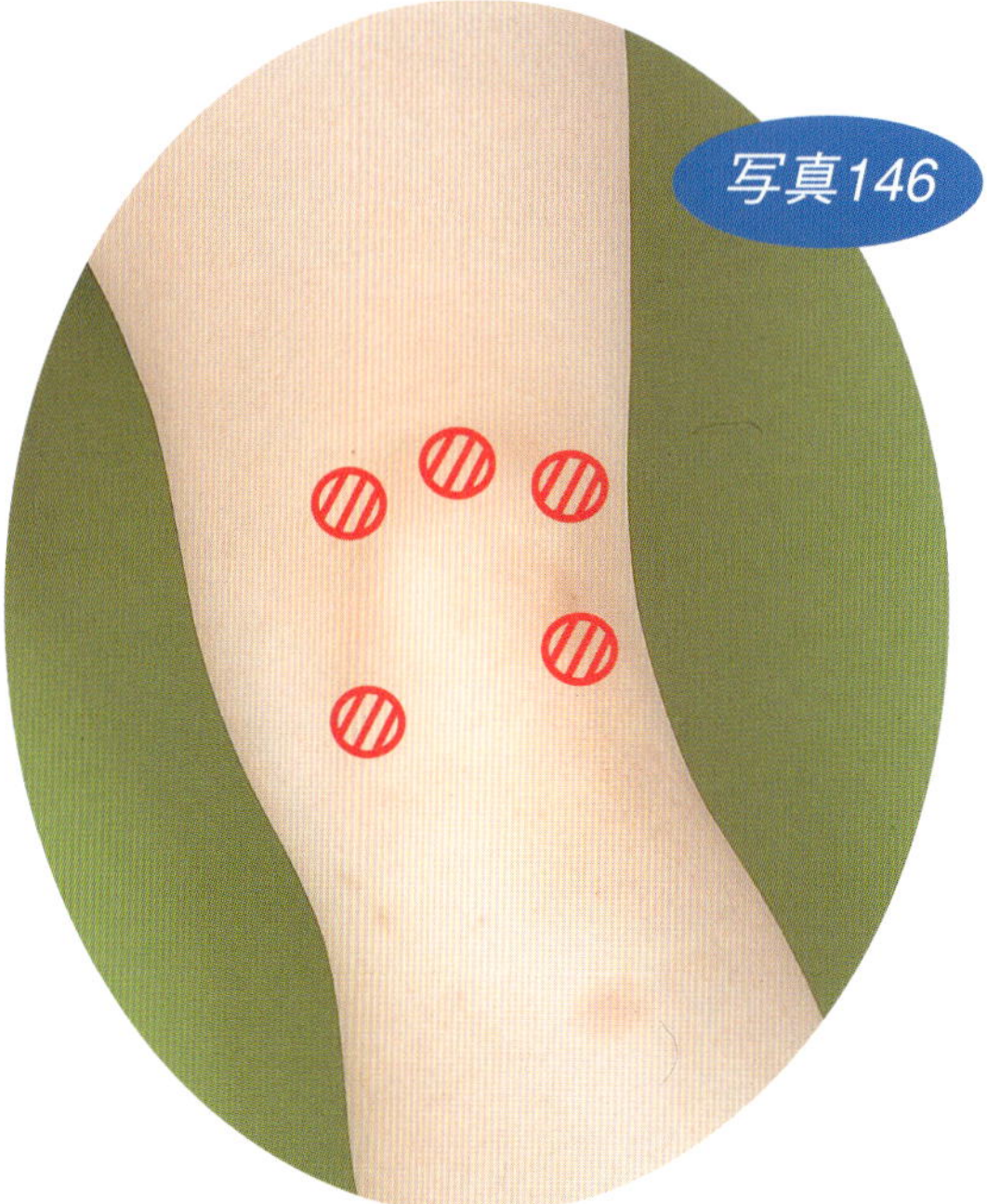

皿骨周囲のシコリの出来やすい部位

②関節側面部（関節の隙間）

（写真147、148）

関節を支える靭帯などに小さなシコリ（小さなものは粟粒位）が出来て、痛みが出る事があります。これらのシコリも見落とさないように触圧診します。

③関節後面部（膝窩部―膝うら）

（写真149）

この部のシコリは、比較的柔らかい球状や卵状のシコリで、圧痛が激しいので、圧度に気をつけ押圧します。強圧すると、治療後痛みがひど

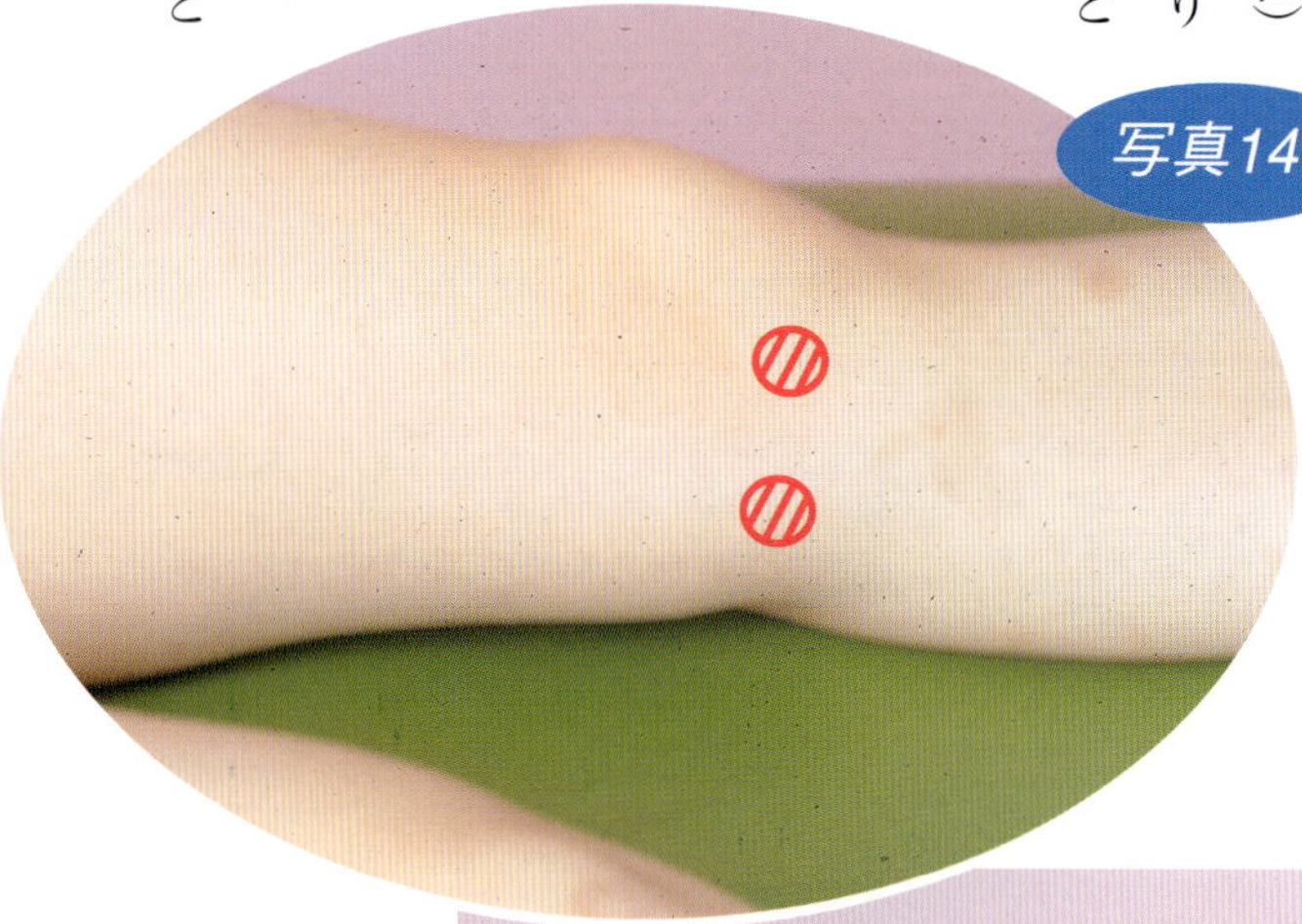

写真147

内側のシコリの出来やすい部位

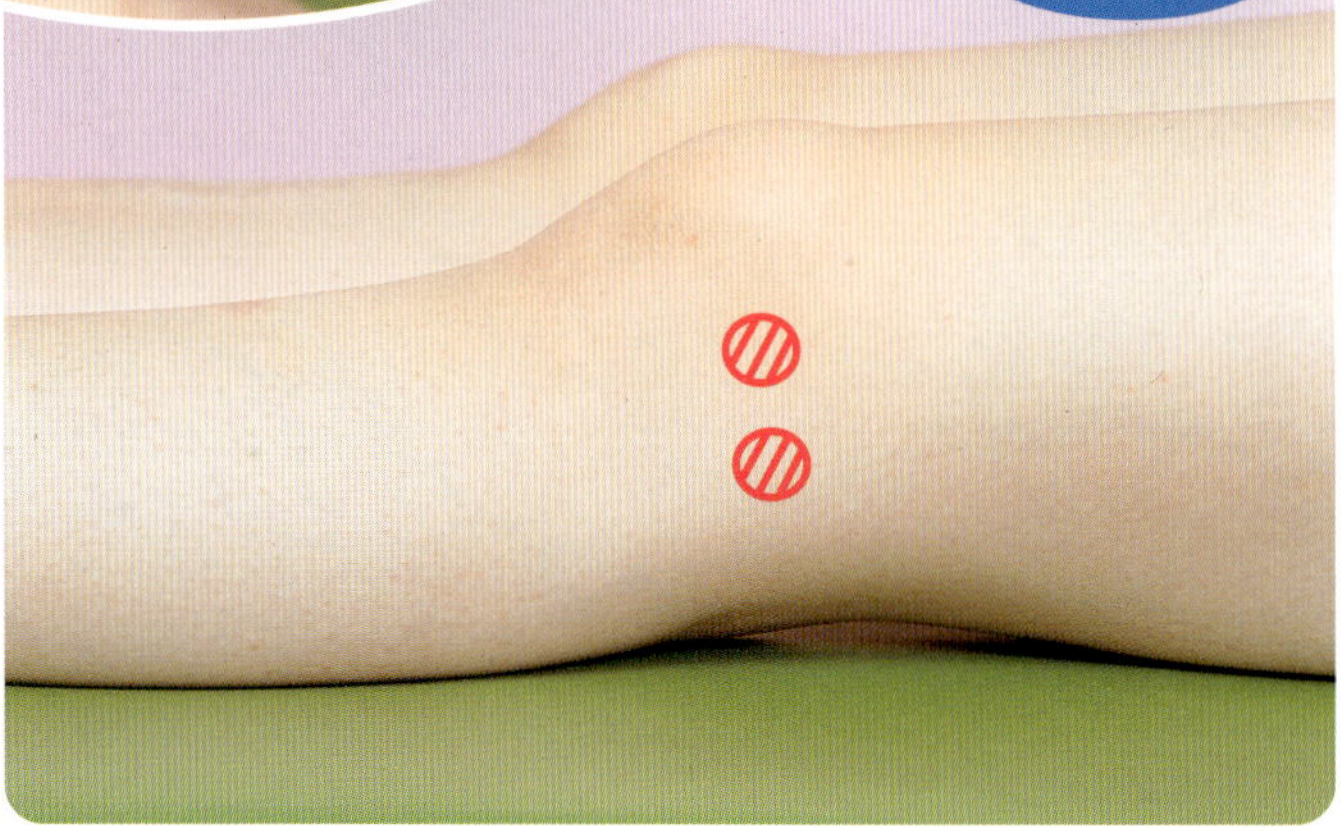

写真148

外側のシコリの出来やすい部位

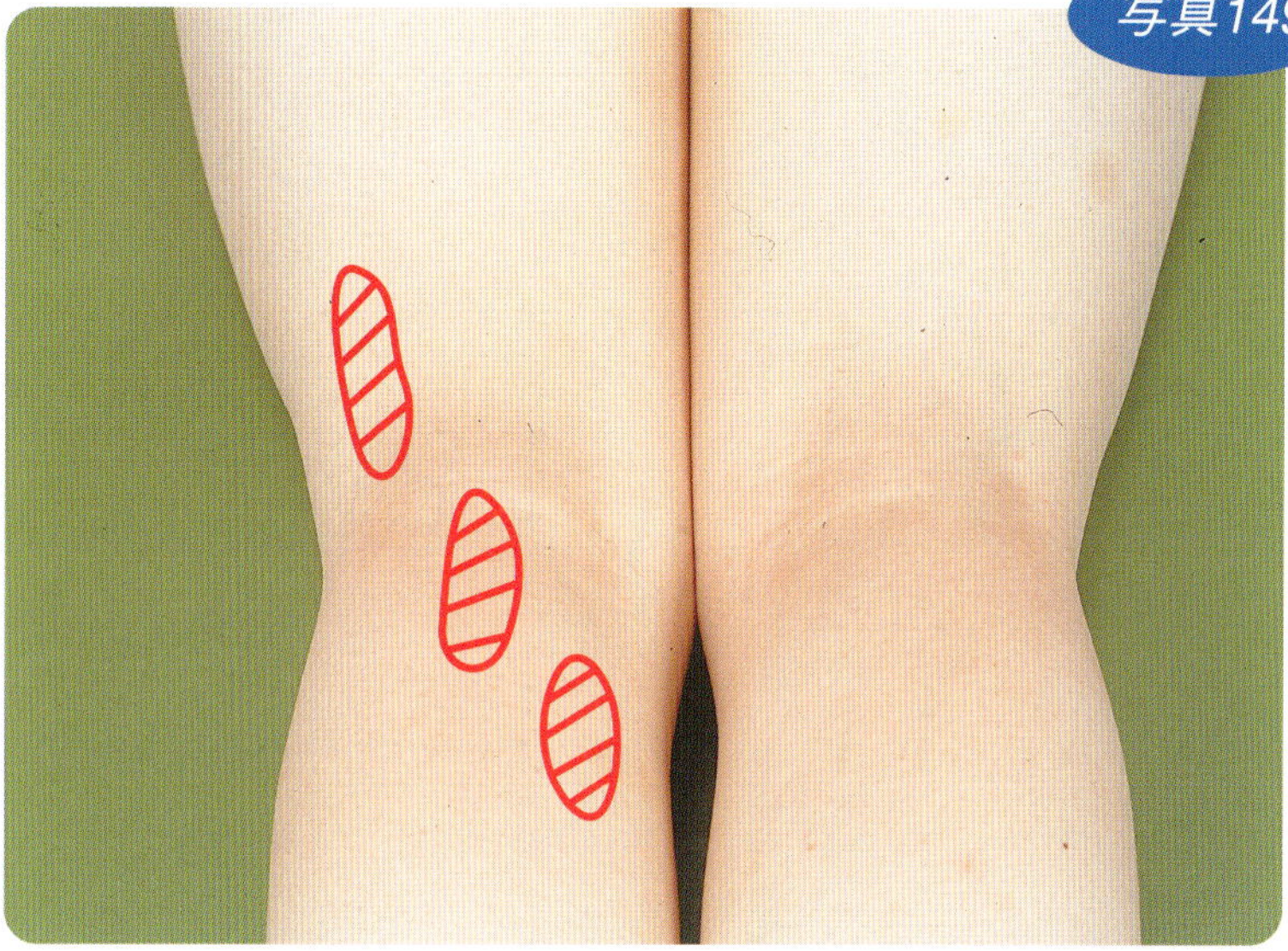

膝うらのシコリの出来やすい部位

くなります。大腿後面部の筋群（大腿屈筋群）が硬化している場合は、棒状のシコリになっていますので、上から下へと押圧してシコリを緩めます。

治療効果の疑問―骨が悪いのにシコリの治療でなぜ良くなる？

変形性股関節症や変形性膝関節症は、関節内の軟骨や骨が悪くなり、変形してしまう疾患なのに、「関節の外側のシコリを解くだけで、なぜ治療効果があるのか？」と、疑問に思われる方がおられるのではないかと思います。これは当然の疑問だと思います。

これらの関節疾患の症状の特徴は、関節痛と機能障害（可動域制限）です。まず関節痛ですが、痛みの原因は、骨ではなく関節周囲の軟部組織（関節を支えたり動かしたりする腱、靭帯、支帯、関節包、筋）から出ている場合が多いのです。発痛部には、これらの軟部組織が硬化し、シコリになっています。これらのシコリの血液の循環をよくすると、シコリが緩み、痛みが消えるのです。例えば、痛む時にその部位を暖めると、血管が拡張して循環が良くなり、痛みが和らぐのと同じだと考えればよいでしょう。但し、暖めただけでは、循環障害の原因であるシコリは解消されませんので、効果は一時的です。

次に機能障害ですが、これも軟部組織が硬化してシコリになり、関節の動きを制限している場合が多いのです。また関節に体重を掛けたり、動かして痛むのも、硬化部に負荷が掛かり、伸びが悪いために痛むのです。ですから、これら原因になっているシコリを解消すれば、関節可動域が改善され、機能障害が良くなるのです。

関節内の軟骨や骨に対する効果

関節内の血液循環は、関節周囲の血管（動脈）から供給されていますので、関節周囲の循環障害の原因となっているシコリを解消し、循環を良くすれば、関節内の循環も良くなり、炎症が消退し、むくみが引き、更に運動法、リハビリ訓練などをすれば、病変の程度にもよりますが、骨の変形も改善される事が期待されます。

老化現象だとあきらめないで

変形性膝関節症は、長年の経過をたどり悪化し、骨が変形し、関節が拘縮し、可動域が狭くなり、歩行も困難になってきます。病院へ行けば、「老化現象だからもう治ることはない。」といわれ、対症的に、痛み止めの注射や温熱療法、マッサージなどを受けて長期間通院しても、悪化していきます。このようなものでも、根気よく治療を続けていけば、症状が改善されます。著者は、数十年間入退院を繰り返しながら悪化し、関節がカチカチに拘縮し(屈曲位に固定し、可動域はわずか)、歩くことが出来なくなった八十代の男性に治療を試みた事がありました。膝の治療だけに一時間以上掛け、約二週間毎日治療を続け、可動域を改善させ、自力歩行出来るまでにした事があります。このように根気よく、治療時間と治療日数を掛ければ、必ず良くなります。

慢性関節リウマチが原因の膝関節症も、治療のやり方は同じですが、進行期は炎症で痛みが激しいので、初心者には治療が難しいですが、炎症が沈静化したら、過量過刺激にならないように気をつければ治療可能です。

下肢部の適応症

ももの痛み、しびれ。すねの痛み。捻挫。足首の痛み。足指の痛み。

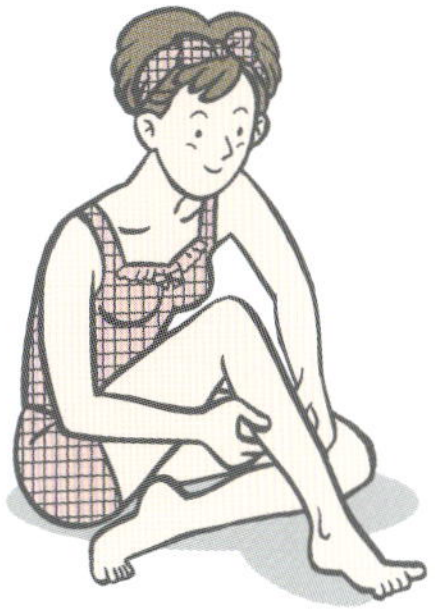

第五章

腹部（仰臥位—あおむけ）

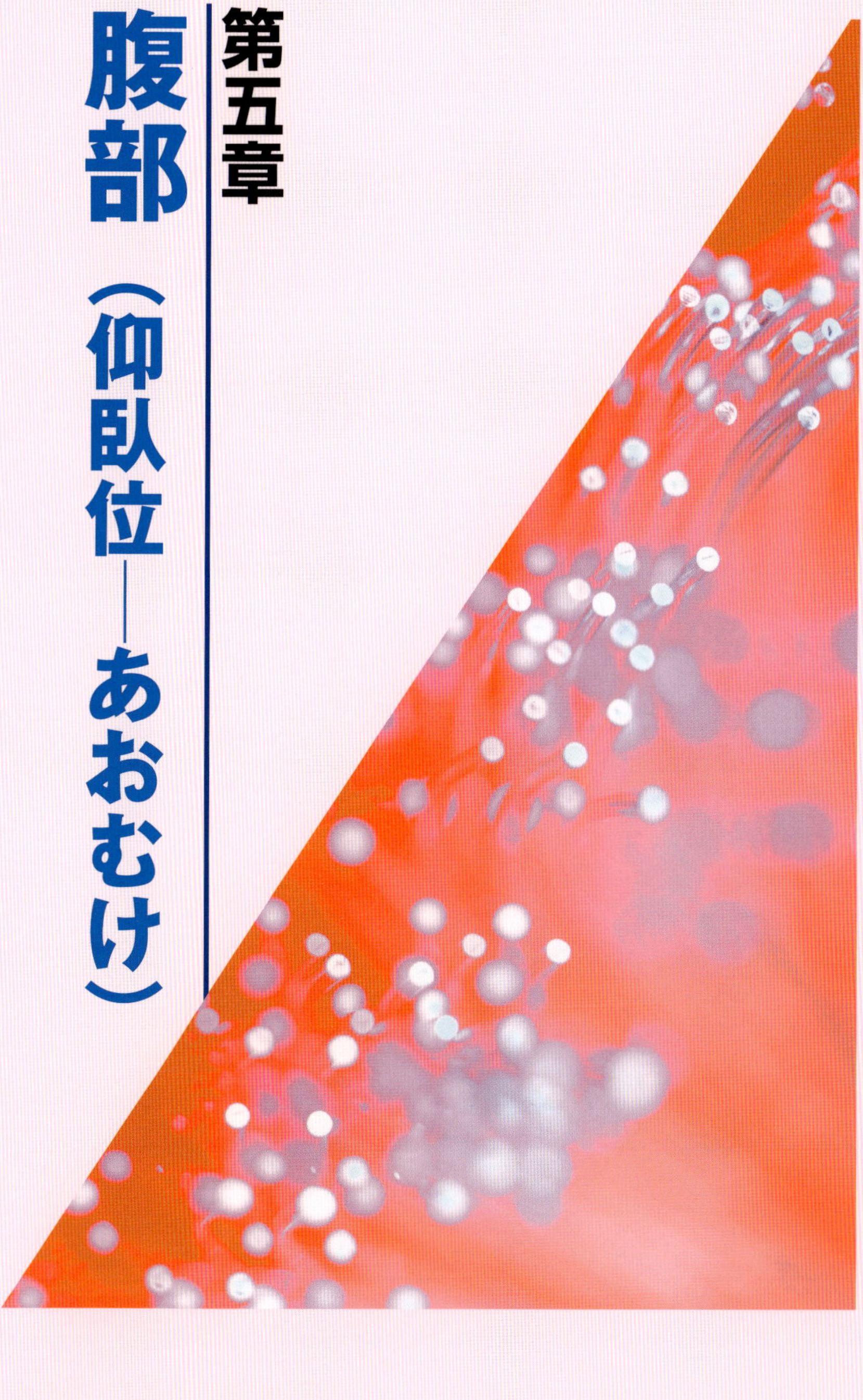

腹部治療上の注意

①食後直ぐは避け、空腹時が最も治療しやすいのですが、出来れば食後二時間以上たったほうがよいでしょう。
②生理中は下腹部を強圧するのは避けましょう。
③初心者は妊婦の腹部治療はしないようにしましょう。
④患者は、両膝を屈曲して腹筋を緩ませてリラックスし、静かに呼吸します。
⑤治療中話をすると腹筋が緊張しますので、無駄話をしないようにします。
⑥圧度—強圧や急に押圧しないようにし、最初は軽く静かに押圧し、腹部が緩むに従い、ゆっくり深部まで押圧します（腹部以外の部位と比較して、押圧時間は長めになります）。
⑦集中—指先の力をできるだけ抜き、全神経を指先に集中して、悪い所（シコリ）を探るように押圧します。
⑧症状だけで自己診断や素人判断は危険ですから、医師の診察を受けましょう。

1 急性胃炎、胃弱（アトニー）

——みぞおちの痛み、胃のもたれ、食欲不振

原因

歯が悪い時や早食い、暴飲暴食、冷たいものや消化の悪いものを食べた時、抗生物質などの薬品、食事性アレルギー、感染症、ストレスなどが原因となって、胃の粘膜に炎症を起こします。

症状

心窩部痛（みぞおちの痛み）、食欲不振、むかつき、重圧感、悪心、吐き気や嘔吐など。

治療法

基本治療の順序に従って、最初に幽門部《ゆうもんぶ》**（写真150、治療線部位①）**を押圧して緩めます。両手を重ねて四指腹で、初めは軽く、緩むに従い深く

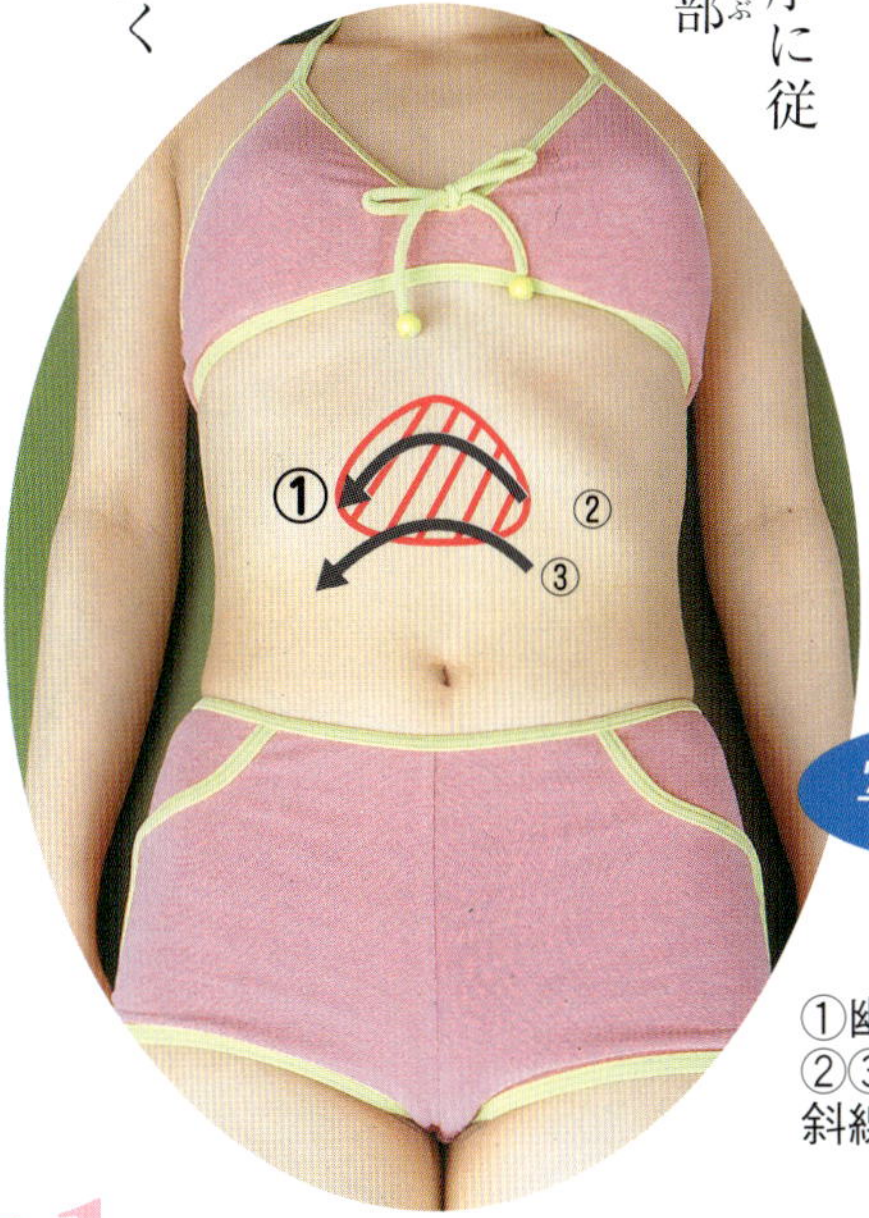

写真150

①幽門部
②③治療線
斜線部は胃の硬化部

まで押圧します（写真151）。次に、胃の内容物を幽門部に送り

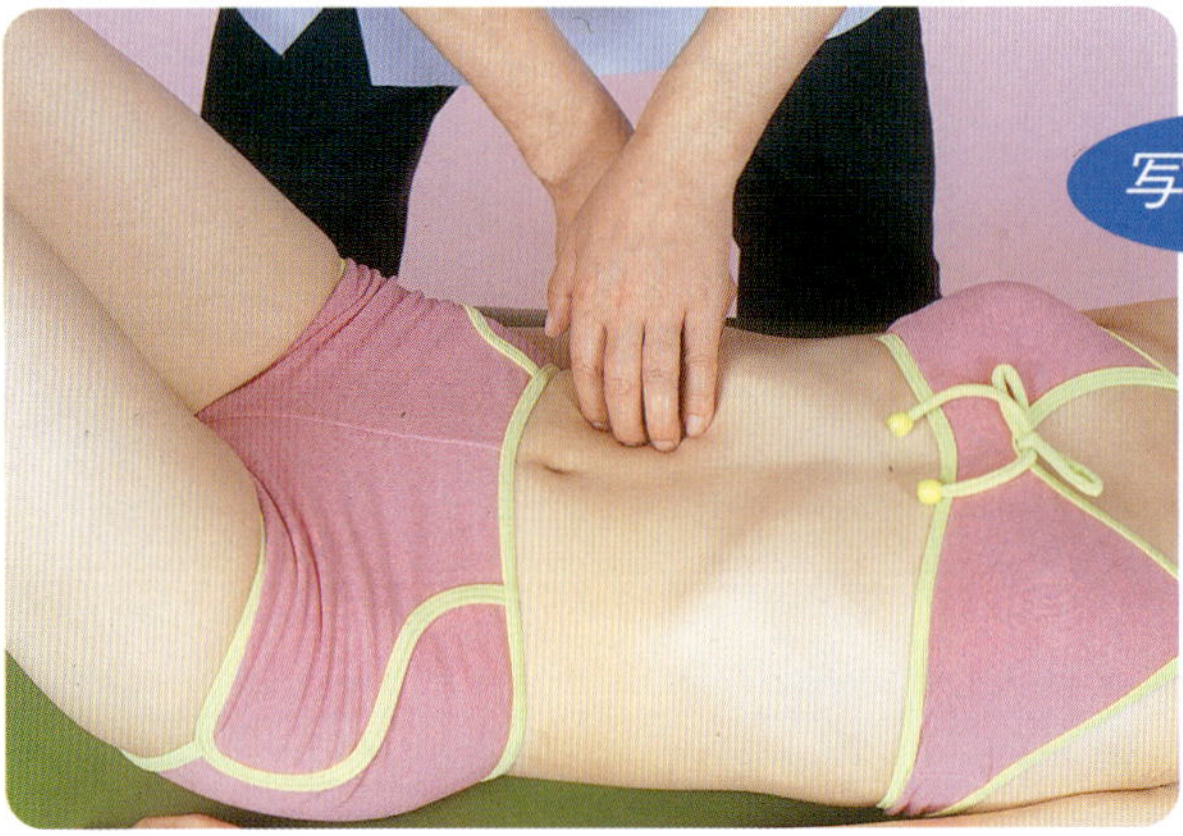

幽門部を両手の四指で押圧します。

出すように、左脇腹から右脇腹まで、基本治療線②③を右四指頭で押圧します。（写真152～154）胃部全体が硬化し、圧痛が激しいため、最初は優しく押圧します。基本治療線②③を数回、繰り返し押圧すると、段々緩んできて、圧痛も軽くなりますので、次第に無理のないように深部まで押圧していきます。最終的に、何等抵抗なく押圧できるようになれば良くなります。後は、腹部の基本治療をします。

胃の悪くなりやすい部位（写真155）

腹部大動脈と胃が交差する所は、異常が現れやすい部位です。

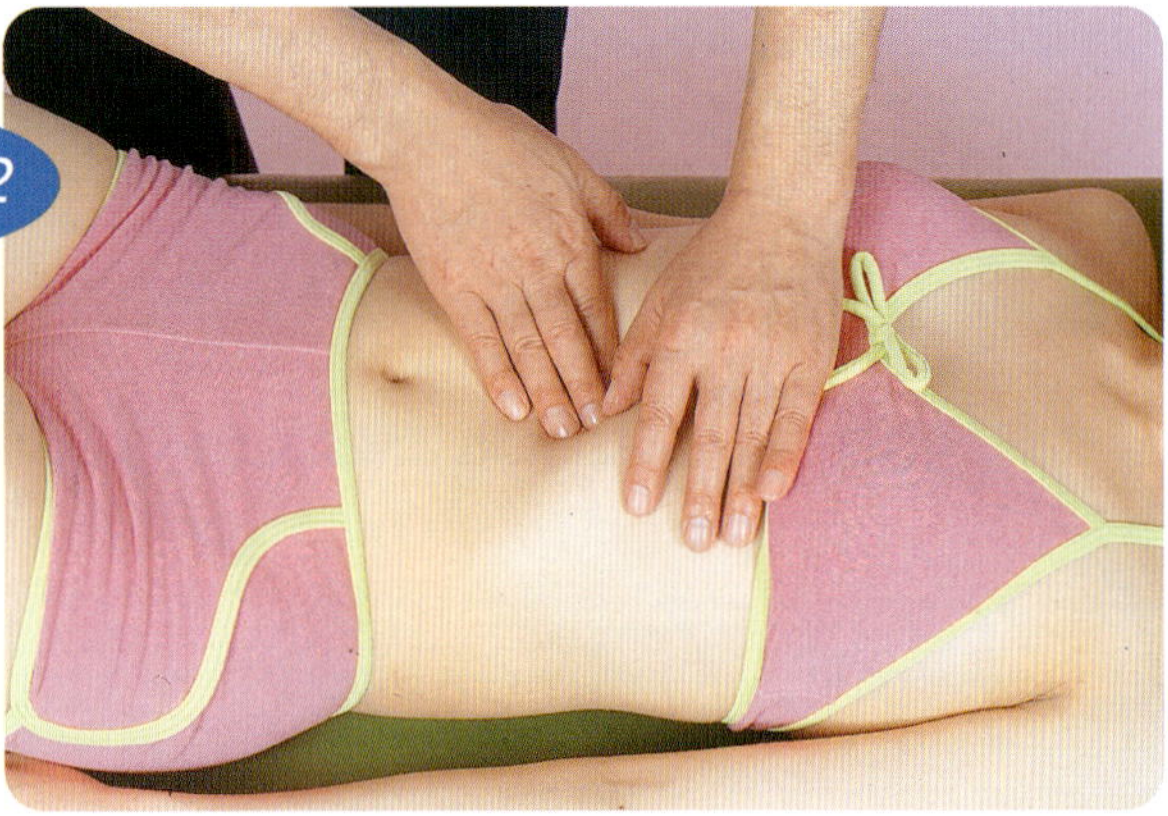

左から右へ肋骨の下を押圧していきます。

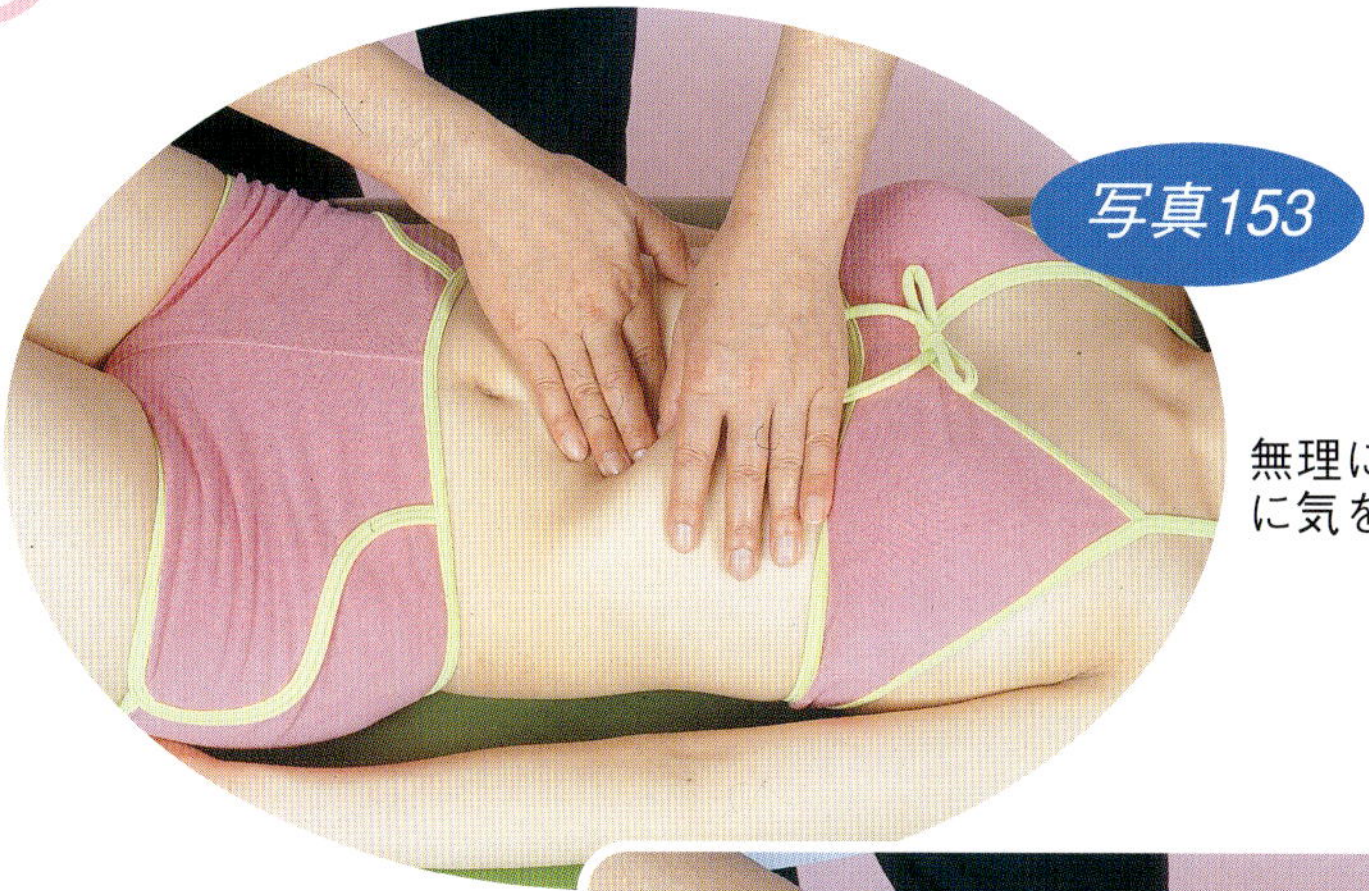

無理に押さないように気をつけます。

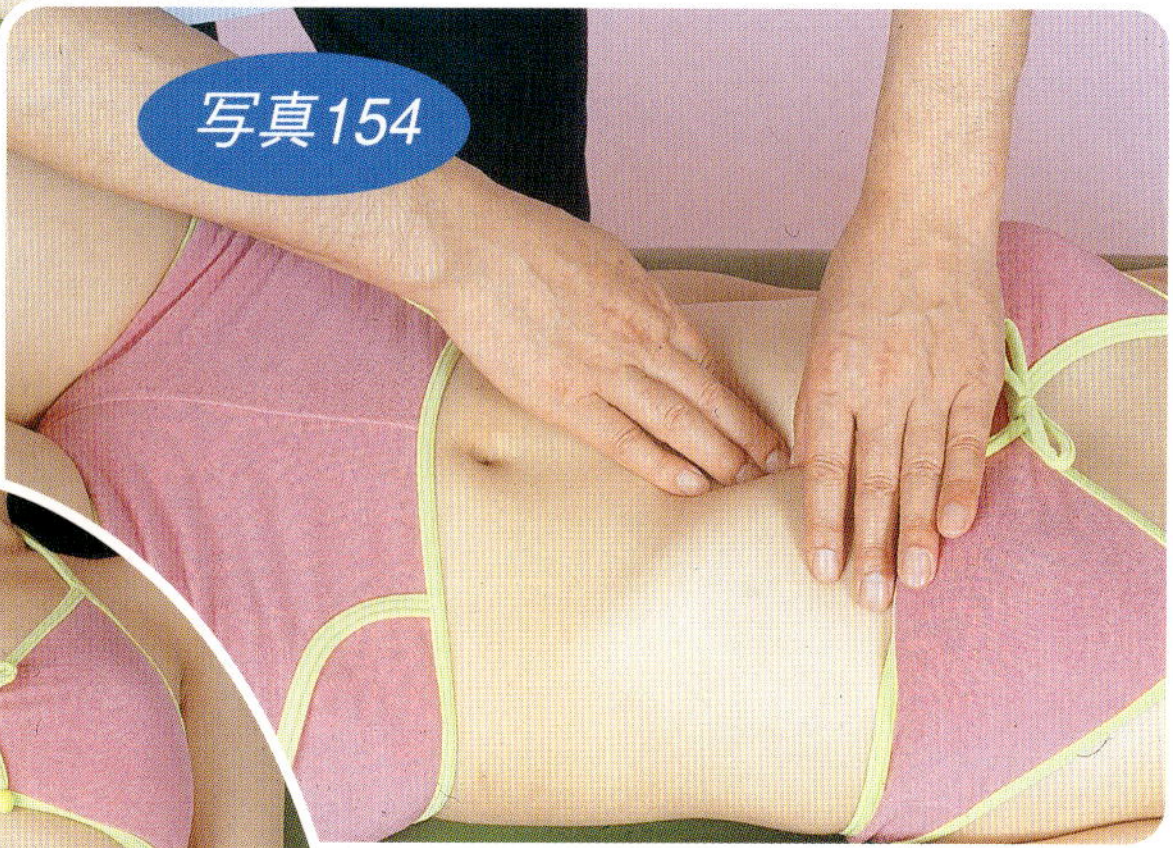

少しずつソフトに押圧します。

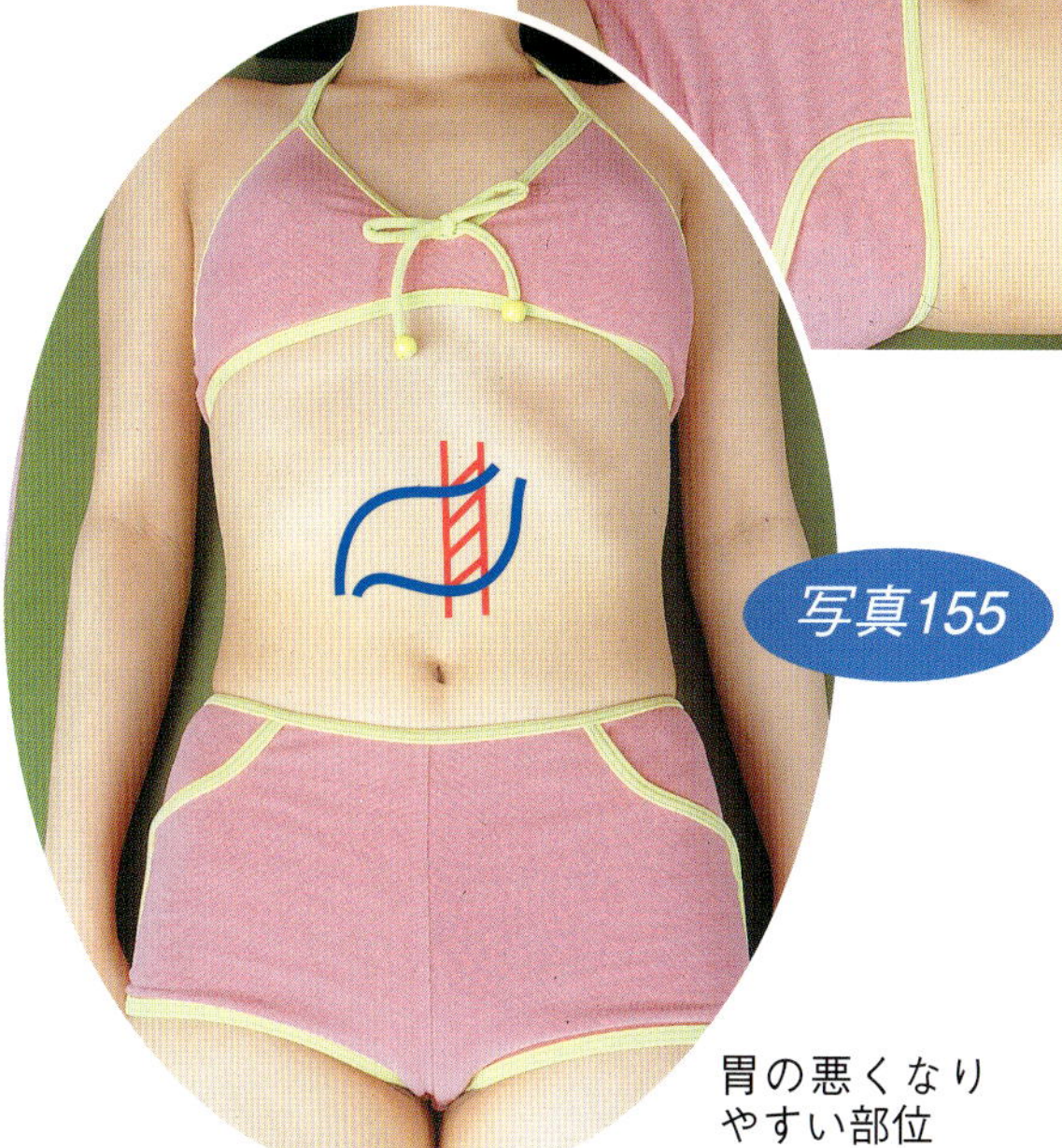

胃の悪くなりやすい部位

胃が悪い時は、この部の大動脈が激しく脈打ち、圧痛が激しくなります。このような場合は、強圧しないように気をつけて、この部を集中的に治療して緩めます。

2 心臓病（狭心症など）

―胸部痛

原因

狭心症は、心筋に血液を供給する冠動脈が、動脈硬化などにより内腔が狭くなり、酸素を十分送れなくなった時（虚血）起こる病気で、狭心痛（前胸部の痛み）が特徴的な症状です。運動時（走ったり、急いで歩いたり、階段を上ったりする時など）には、安静時よりも心臓がより活発に活動するために、多くの酸素を必要とし、血液を十分まかないきれないと、心筋が虚血になります。これを労作狭心症といいます。逆に、睡眠中などの安静時に起こるタイプもあります。また、冠動脈の一部がれん縮した時も狭心症を起こします。掃除、洗濯、入浴、排便、排尿などの日常動作や寒冷刺激、精神的ショック、睡眠不足などで起こります。

症状

狭心痛発作―胸骨の裏側やみぞおち付近の胸痛で、胸が締め付けられるような痛み、あるいは圧迫感などの鈍い痛みで、このまま死ぬのではないかと不安感に襲われます。痛みは、左腕や背中に放散する事があります。痛みは通常、安静にすれば数分から十分以内におさまります。

病院での検査

運動負荷心電図、ホルター心電計（二十四時間心電図）、冠動脈造影検査があります。

治療法

心臓病では心拍出量が低下するため、みぞおち（心窩部）の腹大動脈を中心に、血流がうっ滞して抵抗が現れていますので、この部の血液循環を良くして抵抗を解消し、硬化した大動脈を軟化させます。

腹部基本治療（**写真156**）の順序に従って、幽門部を緩め（①の押圧）、治療線②③を軽く触圧診しますと（**写真157**）、心窩

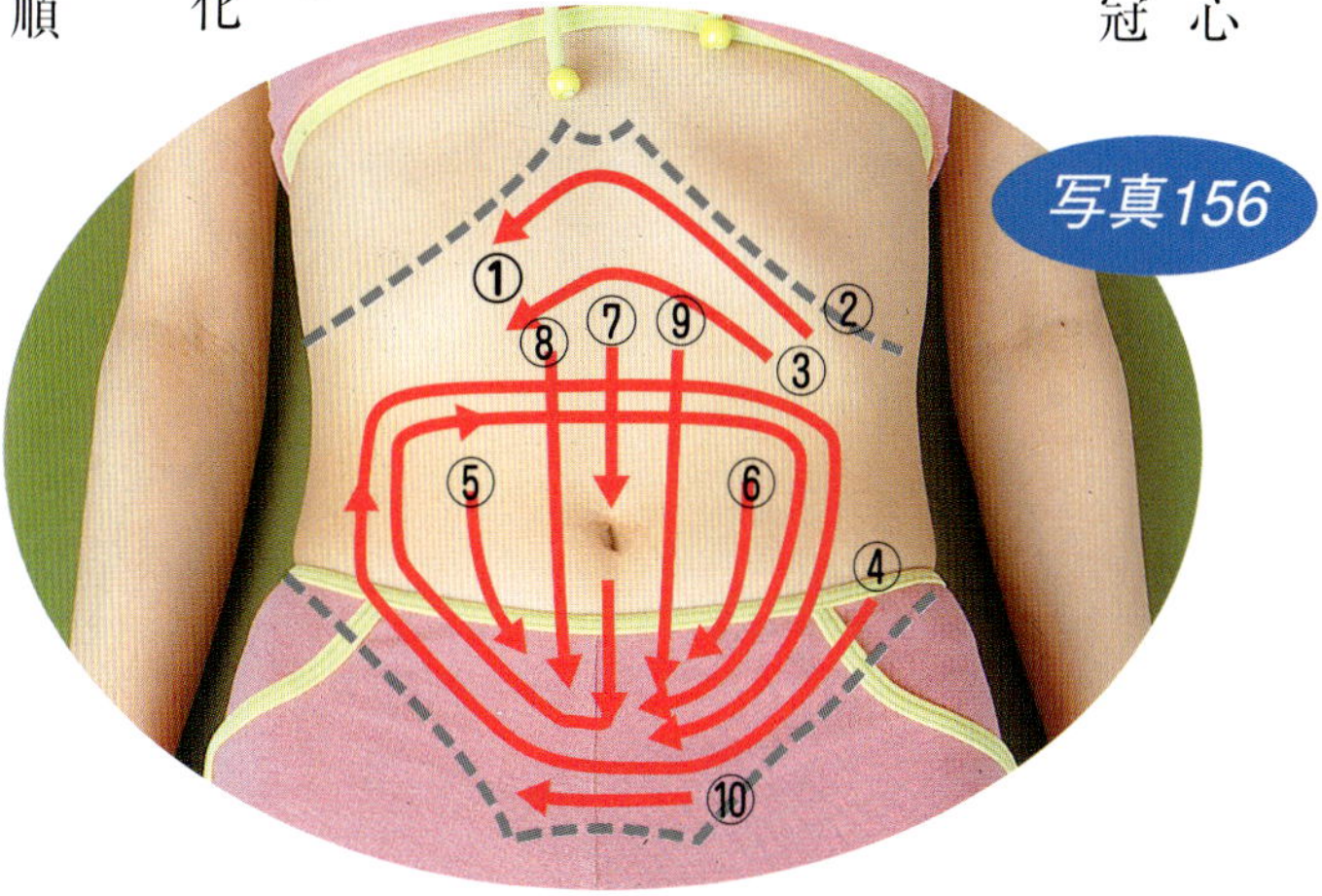

基本治療線に沿って押圧します。

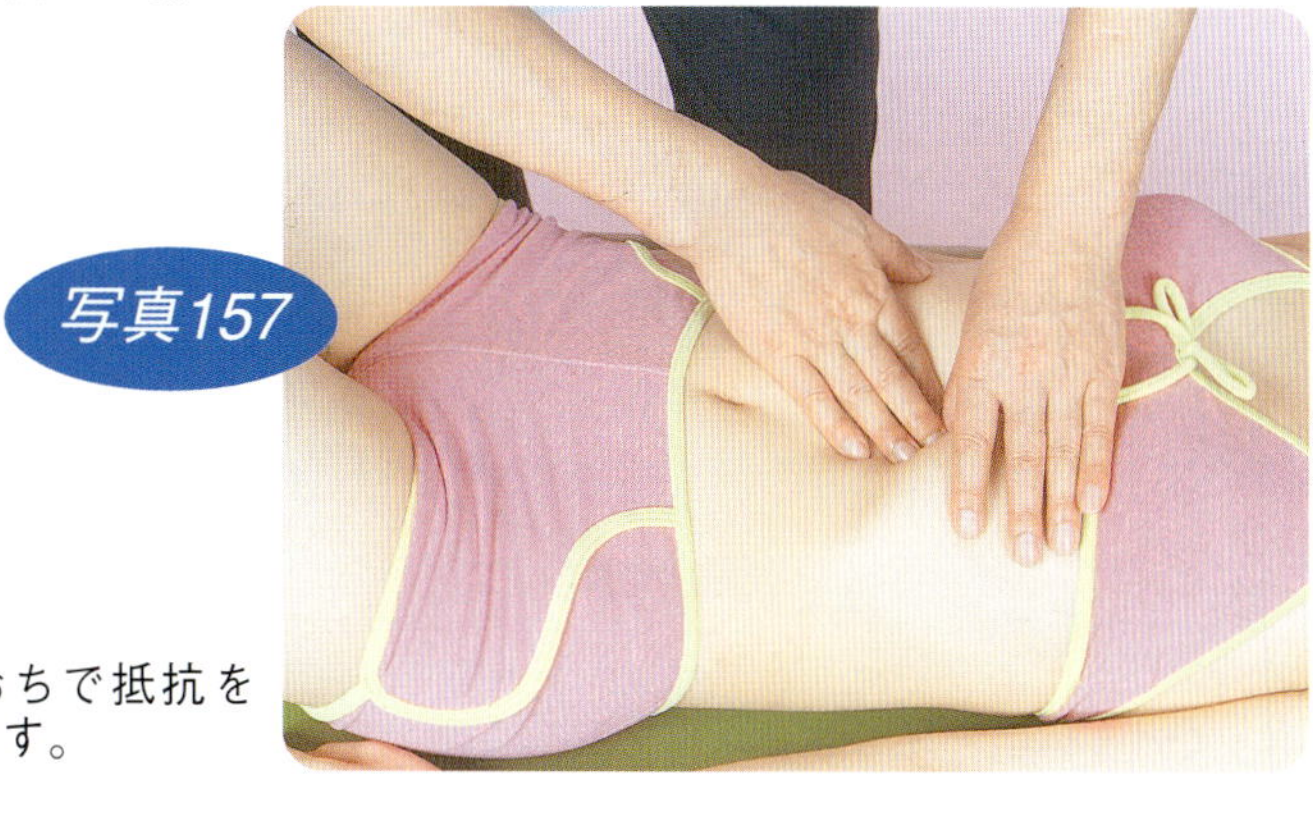

みぞおちで抵抗を触れます。

部（みぞおち）大動脈付近に圧痛性の抵抗があります（写真158）。軽症の場合は、表層には抵抗がなく、深部に抵抗がある場合がありますので、深部まで押圧してみます。指の力をできるだけ抜き、ゆっくり押圧すると抵抗感に当たります。その抵抗に逆らって圧を加えると、患者は苦しさ（鈍痛）を感じますので、圧度は、患者が痛みをやや我慢できる程度で、強圧しないようにします。治療線②③の押圧を繰り返しながら、緩んでくるに従い、深部まで押圧していきます。全体が緩んでくると、最終的に、一番抵抗の強い部位が残ります。この部は、心窩部やや左寄り、腹大動脈に沿った部位で、心疾患のポイントです（写真158）。この部位を心臓の方向に

写真158

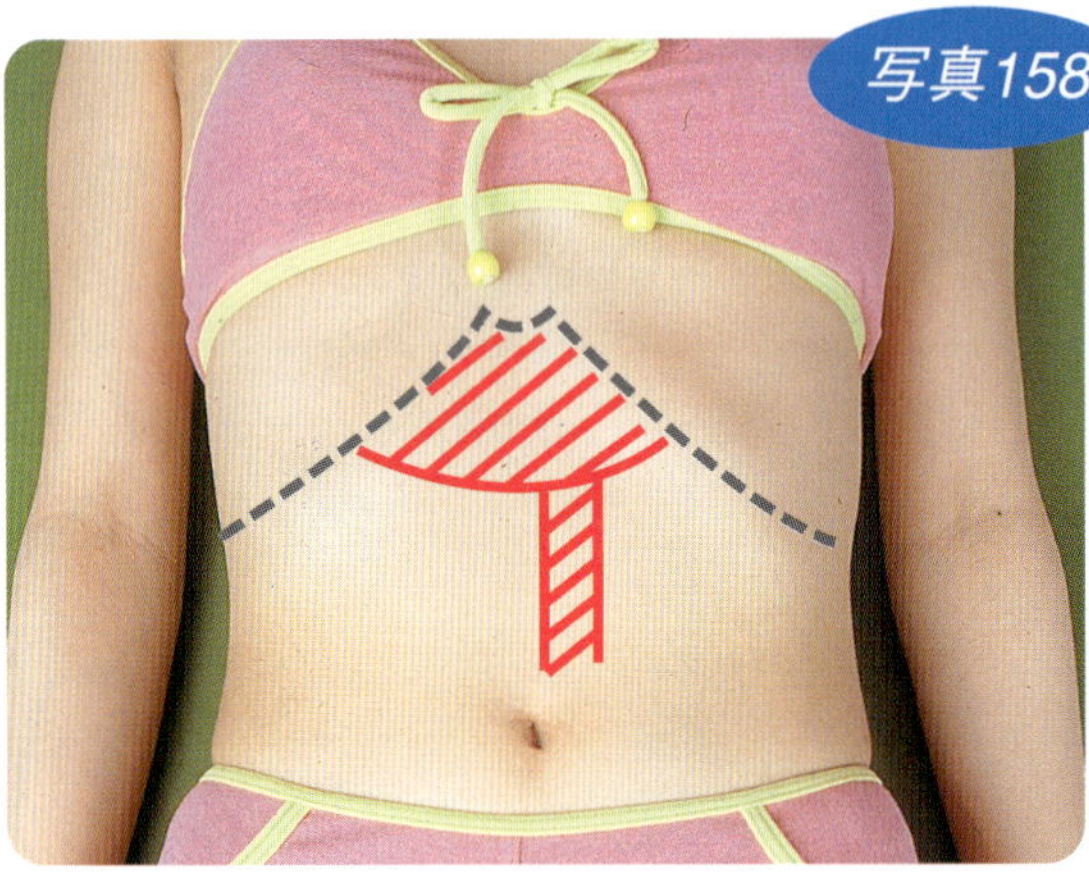

みぞおち大動脈付近に圧痛性の抵抗があります。

写真159

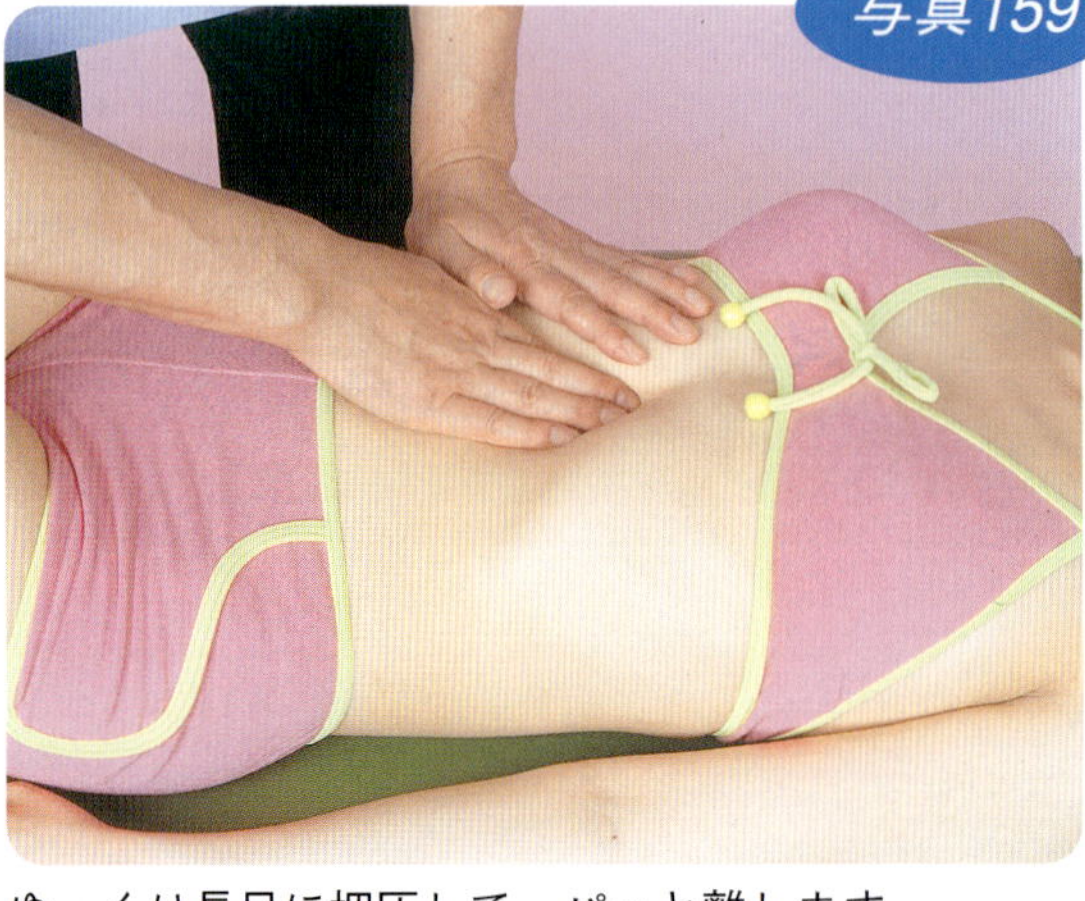

ゆっくり長目に押圧して、パッと離します。

向かって、少し長めにゆっくり押圧して、パッと瞬間的に指を離します（**写真159**）。これを繰り返すと、大動脈の血流が促進され、うっ滞が解消され、心窩部の抵抗が緩んできます。すると、心臓の負担が軽減され、冠動脈の血流が誘導的に促進され、心機能が回復してきます。

次に、残りの部位の腹部基本治療法（**写真156、治療線④から**）を施術し、大動脈が硬化している時は「り」の字の治療（**治療線⑧⑨**）で大静脈、大動脈を繰り返しよく押圧して緩めます。腹部治療の時間は、通常約十五分から二十分位、重症者は三十分位までを限度とし、重症度、患者の体力などにより増減します。時間を掛け過ぎると、患者が疲れて、逆効果となりますので注意しましょう。

腹部治療が終わったら全身治療を行います。順序はそのまま仰臥位で胸部、左右の上肢部、下肢部前面の基本治療を行い、次に、患者を伏臥位にして背腰部、下肢部後面、次に、患者を坐位にして肩背部、頭部、頚部を行います。治療時間は、腹部治療を含めて全身で約一時間以内とします。

心臓病は循環療法で最も効果的な疾患の一つで、虚血性心疾患（心筋梗塞、狭心症）だけではなく、心弁膜症、特発性心筋症などの治癒例があります。著者は、心臓発作を起こし意識不明になった老人二人を、心窩部の治療で助けた事があり、循環療法の威力を身を持って体験しました。

3 肝臓病（肝炎、肝障害、脂肪肝など）

初期は、さほど気に留める程の自覚症状が出ません。

原因

肝臓病は、急性肝炎、慢性肝炎、肝硬変、アルコール性肝障害、薬物性肝障害、脂肪肝、肝癌などがあります。

急性肝炎は、ウイルスが肝細胞に入り込み増殖し、免疫機構が感染した細胞を攻撃して、肝障害を起こします。ウイルス肝炎はA型、B型、非A非B型（C型など）のタイプがあり、感染経路、発症の状況、経過が異なります。A型は経口感染、B型、C型は血液、体液を介して感染（輸血、性交など－水平感染）します。また出産時に産道から感染（垂直感染）し、発症しないでキャリア（持続性肝炎）になります。

アルコール性肝障害は、長期間多量のアルコールを飲み続けると、その分解産物のアセトアルデヒドにより肝細胞を障害したり、飲酒に伴う栄養障害や変質した肝細胞が免疫機構により攻撃されたりして起こります。

薬物性肝障害は、医薬品、毒物その他の化学物質により肝細胞を直接破壊したり、アレルギー反応を起こして、免疫機構が攻撃する事により起こります。

脂肪肝は、肥満、過食、糖尿病、アルコールの過剰摂取などが原因になり、脂肪（特に中性脂肪）が肝臓に異常に沈着し、大きく腫れます。

慢性肝炎は、B型、C型肝炎などが慢性化したものですが、アルコール、薬物による肝障害から移行するものもあります。慢性肝炎の一部は肝硬変や肝癌に移行します。

症状

肝臓は人体で最大の臓器で、代償能力があるため、急性肝炎以外の肝臓病の初期では、自覚症状があまり現れないこともあります。自覚症状は、カゼのような症状が出ます。体がだるい（全身倦怠感、脱力感）、食欲不振、吐き気、嘔吐、発熱、お腹が張るなどの症状が現れ、黄疸が出て尿が茶褐色になります。進行すると肝臓が腫れて痛みを感じる事もあり、また慢性肝炎や肝硬変に進行すると、手掌紅斑、クモ状血管腫、女性化乳房、腹水、むくみなどが出ます。

病院での検査

肝機能検査（血液検査）、ウイルスマーカー検査、CT、超音波、腹腔鏡検査、肝生検など。

治療法

肝臓が悪くなると、心窩部（みぞおち）右寄りを押圧すると抵抗感があり、時に圧痛があります。肝臓部を重点的に治療して、血液の循環をよくし、抵抗を解消します。最終的に何等抵抗感も圧痛もなく、深部まで押圧できるまで治療します。

腹部の基本治療通り幽門部①を緩めてから、治療線②③（**写真160**）を最初は軽く押圧し、徐々に深部まで繰り返し押圧しながら触圧診します。心窩部右寄りは、肋骨の下から、斜め右よりの方向に押圧します（**写真161**）。肝臓が悪くなると、この部に抵抗、圧痛が現れます。圧痛があるかどうかは、患者に聞きながら押圧しましょう。軽症の場合は、圧痛はさほどありませんが、重症になるとかなり激

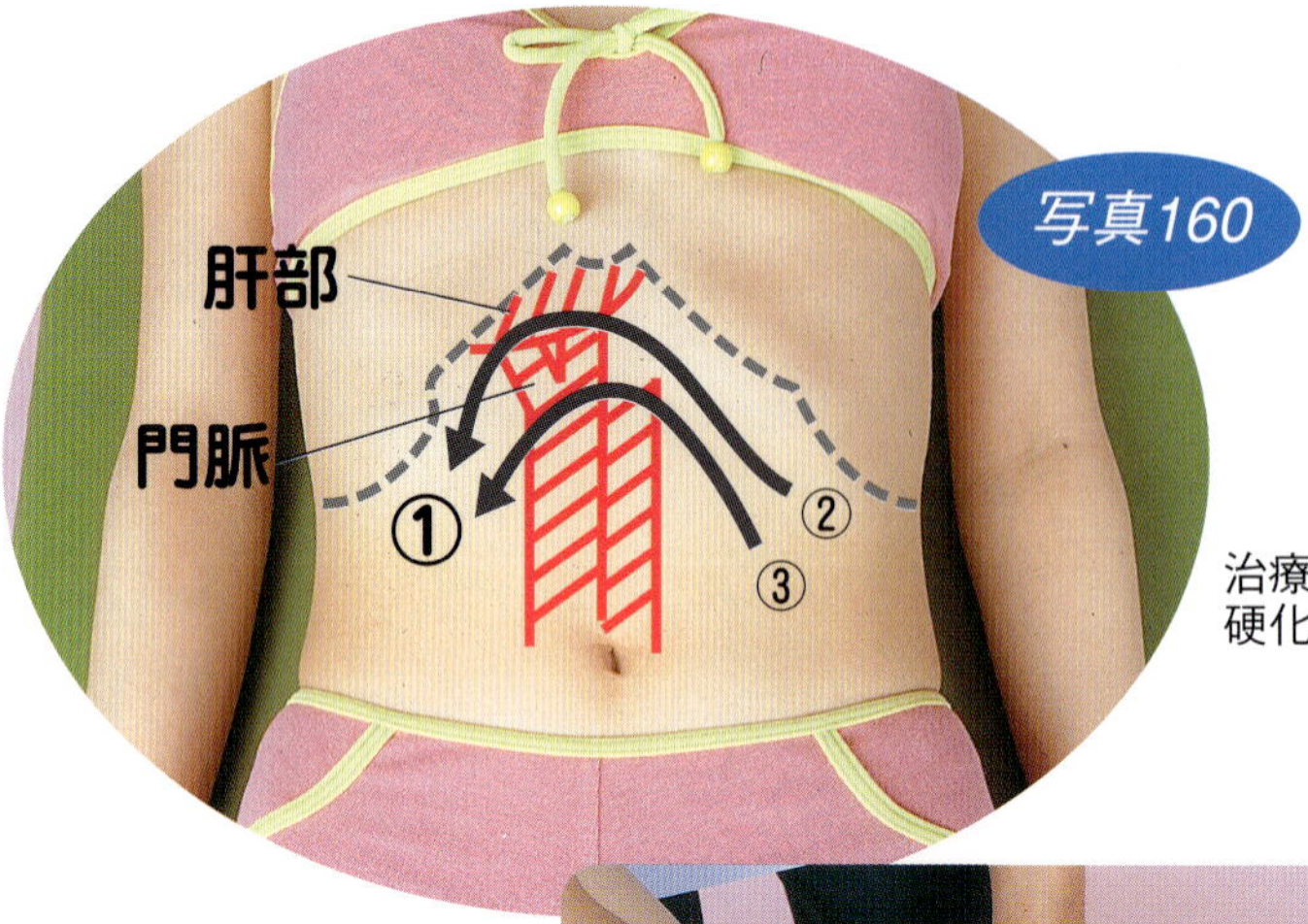

治療線と
硬化部

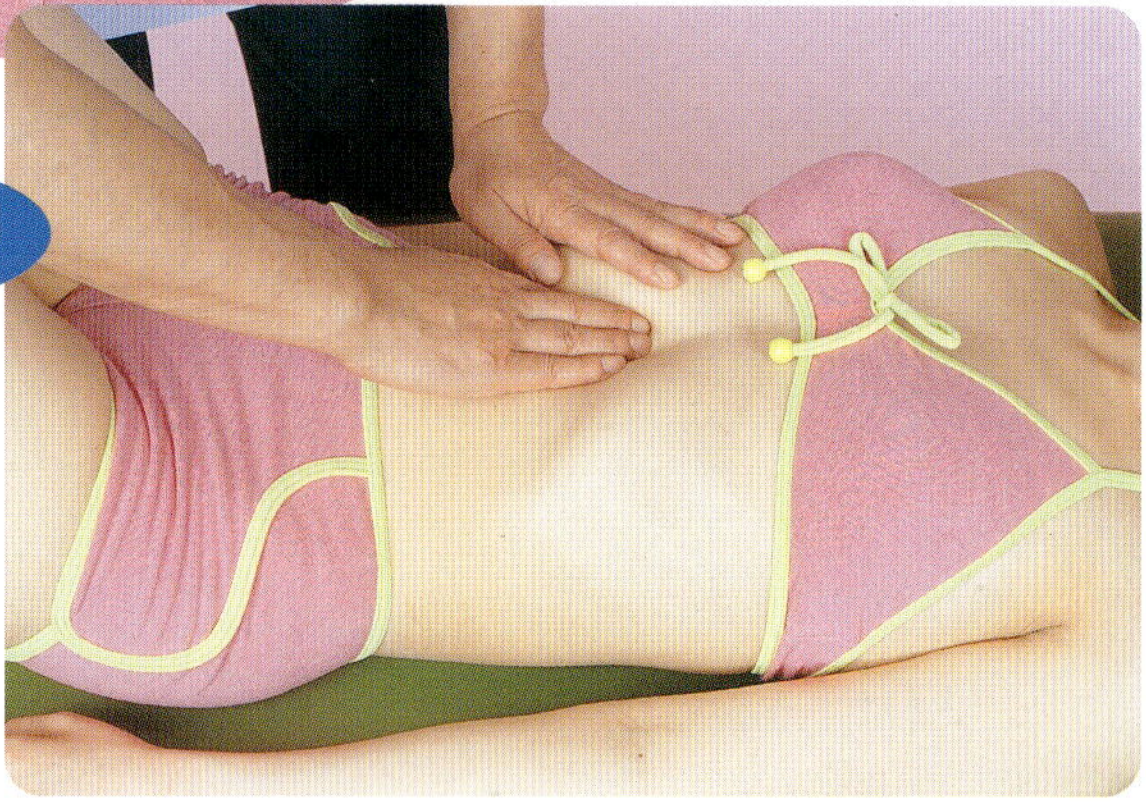

肝臓の触診

しくなります。また門脈、大静脈、大動脈が硬化している事もあります（**写真160、肝部の硬化部、門脈、大静脈、大動脈硬化**）。硬化部を確認したら、肝臓部を治療線に沿って少しずつ移動しながら、集中的に押圧を繰り返し軟化させます。硬化部の押圧の仕方は、ゆっくり押圧していき、抵抗に当たったら、ジワーと圧を掛けて、パッと圧を解放します。圧度は、患者が痛みをやや我慢できる程度です。抵抗が緩んできたら、門脈部辺りの一番硬いシコリが現れてくる事があります。その場合は、集中的に押圧して緩めます（**写真162**）。ある程度緩んできたら、腹部基本治療を行います。大動静脈が硬化している時は、「り」の字の治療（治療線⑧⑨）で繰り返し押圧して緩めます。腹部治療を約二十分から三十分で終え、次に、腹部以外の全身治療を施術します。

重症者は、最初のうちは毎日、軽症者は週に二〜三回治療を続け、肝臓部の抵抗が軟化するにしたがい間隔を空けていき、完全に抵抗がなくなるまで治療を続けます。治療効果は、必ず医師の検査、診断を受けて確認します。

初心者は、自信がないのにいきなり重症患者を治療するのは避けましょう。家庭療法としては、肝機能がやや低下気味の場合や、脂肪肝、肝臓障害の予防法として活用します。

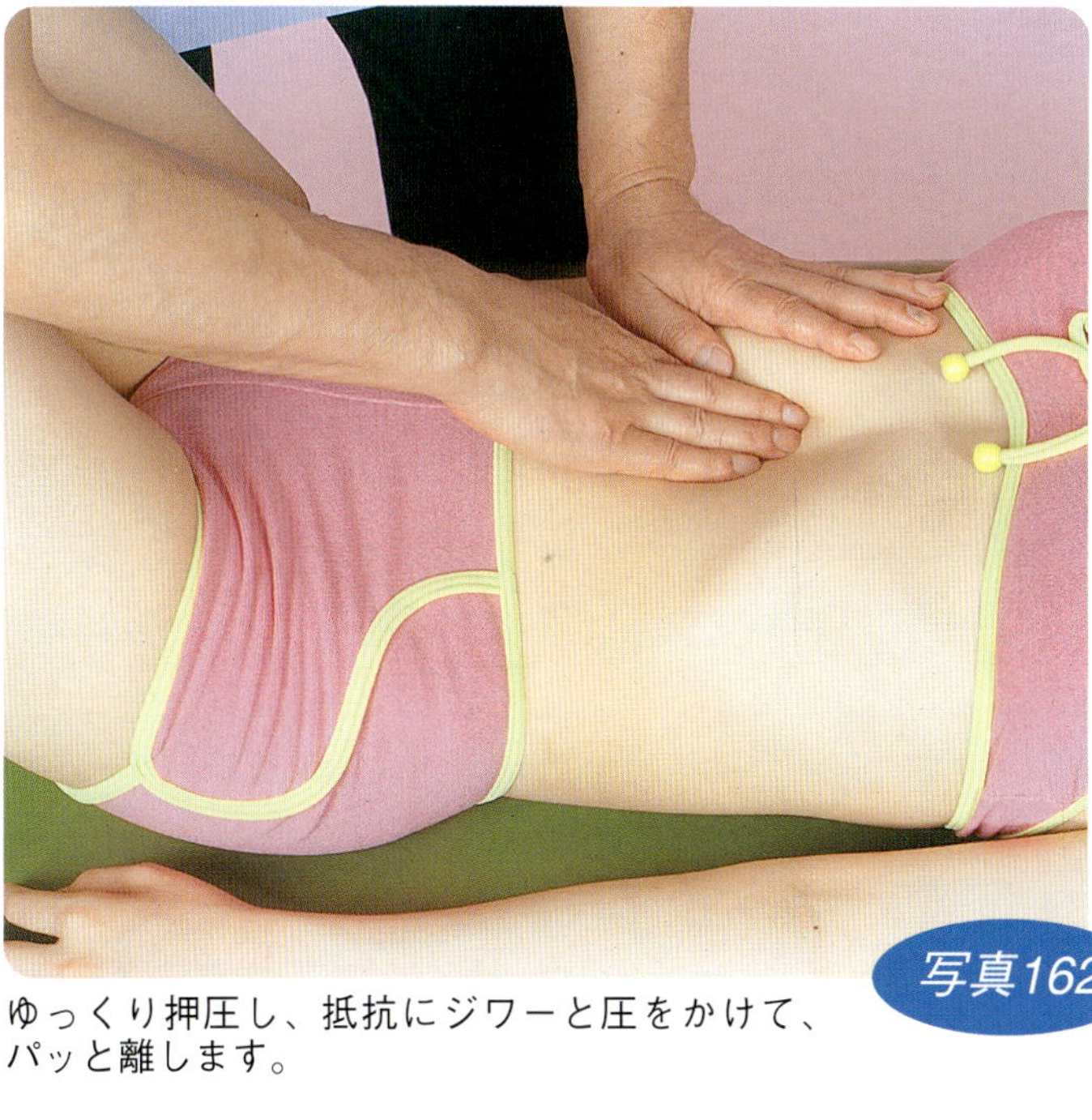

写真162

ゆっくり押圧し、抵抗にジワーと圧をかけて、パッと離します。

4 糖尿病——合併症が怖い

糖尿病は、インスリンというホルモンの絶対的、あるいは相対的不足により、血液中のブドウ糖（血糖値）が異常に増加する病気です。インスリンは、膵臓のランゲルハンス島β細胞から分泌されるホルモンで、血糖が筋肉や脂肪組織に取り入れられて利用されるのを促進する作用があります。インスリンの産生や分泌が不足したり、十分働かなくなると、肝臓に蓄えられたブドウ糖の産生が高まって血糖が増加し、利用されずに尿として排泄されます。

インスリン依存型糖尿病は、ウイルス感染、自己免疫反応によりβ細胞が障害を受け、インスリンが分泌されなくなるために起こります。小児や若年層に多く、糖尿病全体の一パーセント未満です。

インスリン非依存型糖尿病は、全体の約九十五パーセント以上を占め、生活習慣病として最近日本人に増加の傾向にあり、このタイプの糖尿病について述べます。

原因

遺伝的素因が背景にあり、肥満、運動不足、過食、西欧型の食事、ストレスなどです。相対的にインスリンが不足して、血糖値を上昇させせます。

症状

初期は無症状です。進行すると多尿（トイレが近く、尿が多い）、口渇（喉が渇く）、多飲（水分を多く取る）となり、次第に体重が減り、疲れやすくなります。

合併症が怖い

高血糖により糖尿病性昏睡、感染症に罹りやすくなったり、化膿しやすくなります。また高血糖が長く続くと、網膜症、白内障、神経障害、腎症、動脈硬化が進行し高血圧症、心筋梗塞や脳梗塞などになりやすくなります。

病院での検査

血糖値検査

朝食前の空腹時

１４０mg／dℓ以上

時間に関係なく

２００mg／dℓ以上

ブドウ糖負荷試験

治療法

糖尿病は、腹部に特定のシコリはありません。まず、腹部基本治療（写真163）をしながら触圧診し、シコリがあれば集中的に押圧して解きます。特に、心窩部（肝臓部、膵臓部）の治療（治療線②③）を重点的に行い、肝臓、膵臓の機能を活性化しま

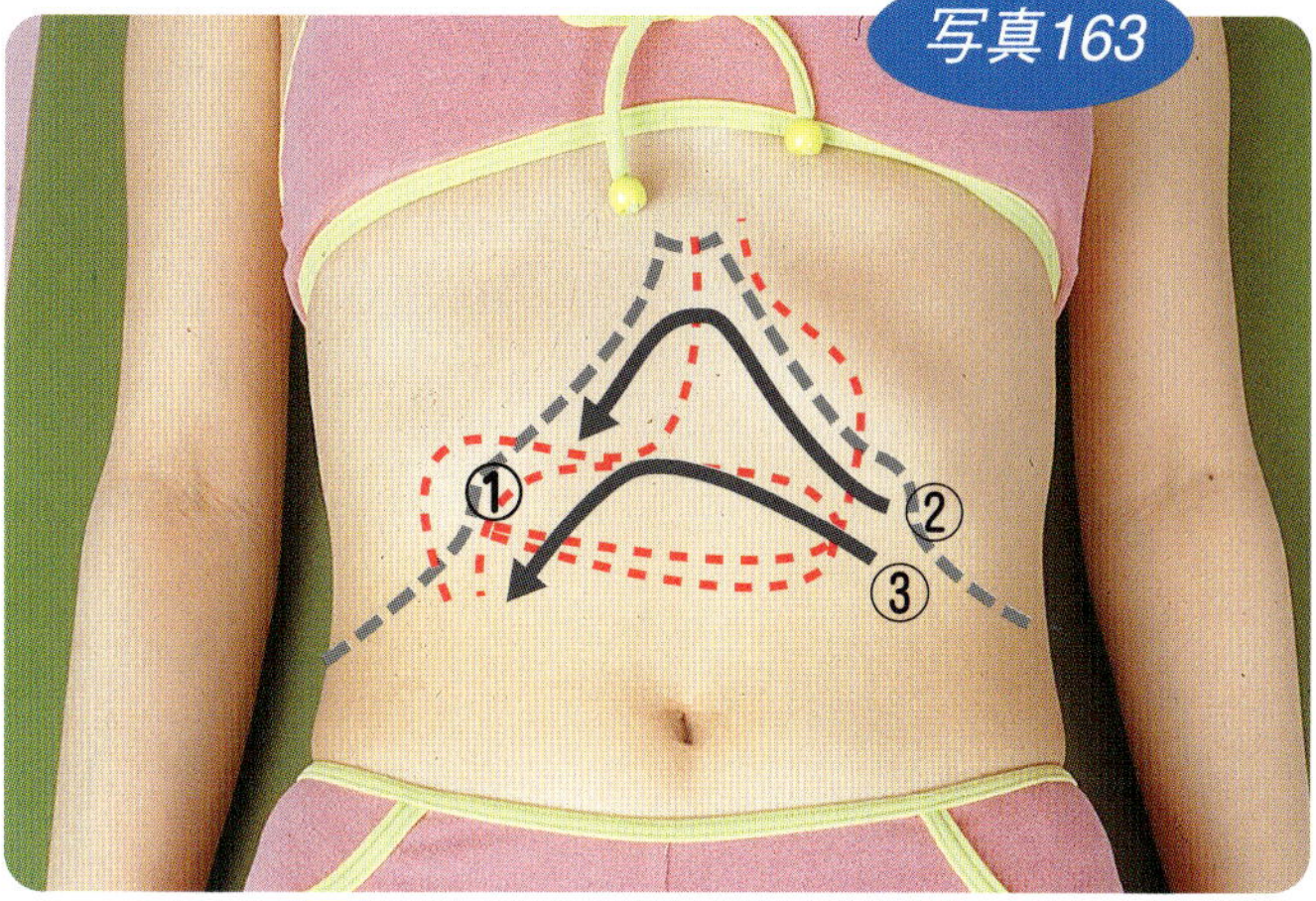

治療線②③に沿って細かく押圧をくり返します。

す。腎症があれば、腎臓部を重点的に治療します。（腎臓病の治療法参照）高血圧症、動脈硬化などの合併症があれば、大動脈などが硬化していますので、「りの字」治療（治療線⑧⑨）で、できるだけ軟化させます。更に、全身治療を行い、神経障害などで痛みが出ている部位は、シコリとなっていますから重点的に治療して軟化させ、痛みなどの症状を取ります。網膜症や、白内障などの合併症がある場合は、目の治療（眼部の治療参照）を行います。

重症者は、症状が好転するまで毎日治療し、良くなるにつれ治療間隔を空けていきます。治療効果は、血糖値検査で確認します。合併症は、医師の診察を受けて下さい。

また食事療法や少食（又は断食）療法、運動療法も併用します。

5 腎臓病（慢性腎炎、ネフローゼ）

原因、症状

慢性糸球体腎炎

抗原抗体複合物が腎臓の糸球体に沈着して障害を起こします。

たんぱく尿、むくみ、高血圧症。

ネフローゼ症候群

免疫あるいは代謝異常により、糸球体の基底膜に異常が起こり、多量の蛋白が漏れだし、尿と共に排泄されます。

たんぱく尿、むくみ、高脂血症、低蛋白血症。

病院での検査

尿検査、腎機能検査、血清検査、腎生検査

治療法、予防法

腹部基本治療法の順序（**写真164**）に従って幽門部①を

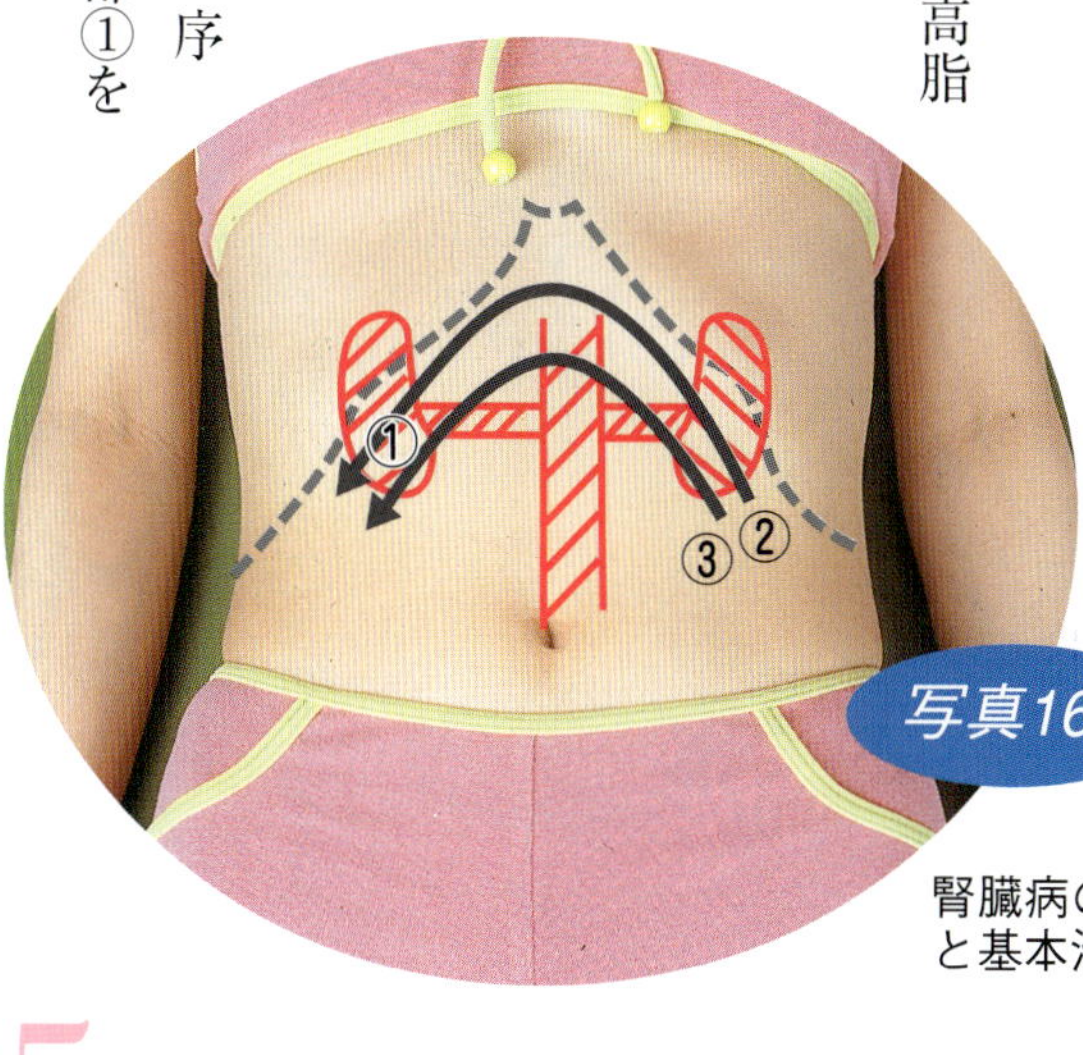

腎臓病のポイントと基本治療線

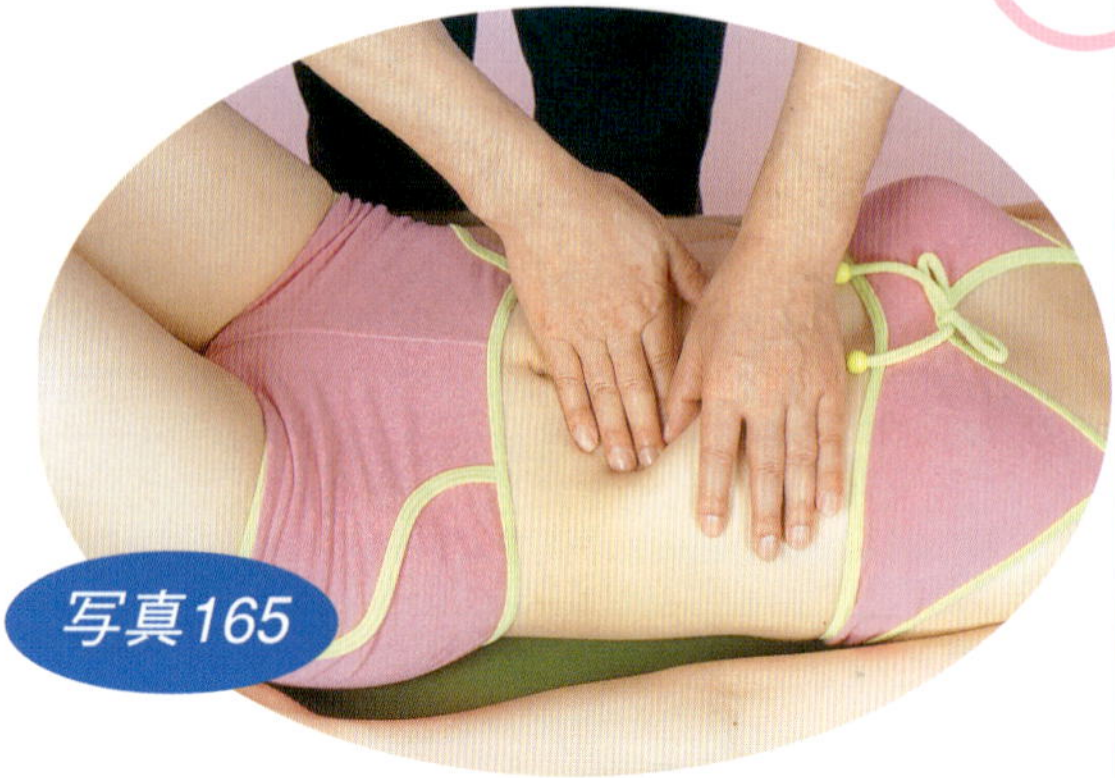

指先の力を抜き、触圧診します。

緩めてから、心窩部の基本治療線②③を触圧診します（写真165）。ポイントは治療線③で、徐々に深部まで押圧します。腎臓が悪くなると、この部で腹大動脈から腎動脈にかけて拍動を強く感じたり、腎臓部の抵抗感を感じる事があります。その場合は、集中的に押圧を繰り返し緩めます。最初は浅層を緩め、次第に深層まで緩めていきます。（写真166）ある程度緩んできたら、次に、腹部全体の基本治療をします。治療時間は、腹部全体で約２０～３０分位です。次に、全身治療をします。これを一回の治療として、重症者は毎日治療します。軽症者は、数日置きでもかまいません。

腎臓が弱かったり、既往症のある方、疲れやすい方などは、治療線③を集中的に治療してから、腹部全体の基本治療をします。自己治療も出来ます。

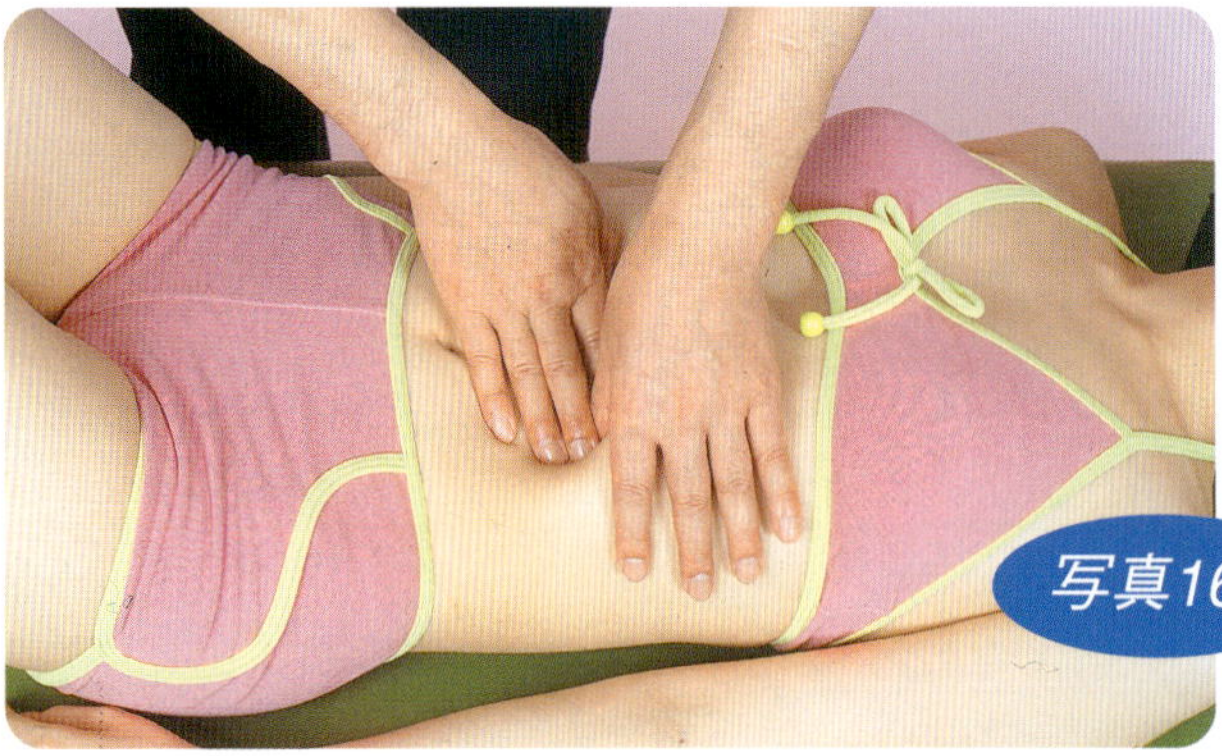

浅層から深層へ徐々にゆるめていきます。

食事療法

たんぱく質、塩分、水分を控える。

6 高血圧症、動脈硬化症、高脂血症（高コレステロール血症）

原因

高脂血症（悪玉コレステロール値が高い）があると、動脈硬化になりやすくなります。また血圧が高かったり、糖尿病があると、動脈硬化が進みます。食べ過ぎや偏食（高脂肪、高カロリー）、運動不足、ストレス、遺伝などが複合的に重なり、加齢とともに発症しやすくなります。動脈硬化が進行すると、心筋梗塞やボケ（血管性痴呆症）や脳血管障害（脳梗塞、脳出血）の後遺症により、寝たきりとなる原因になります。健やかな老後を過ごすためには、この予防、治療が最も重要になってきます。

症状

自覚症状はありません。進行すると、動脈硬化の進んだ部位により、特徴的な症状が現れます。

病院での検査

血液検査、眼底検査、心電図ほか。

高血圧症（WHOの基準）

収縮期圧160㎜Hg以上（141〜159㎜Hg境界域）

拡張期圧95㎜Hg（91〜94㎜Hg）両方又は一方が当てはまる場合。

本態性高血圧症

原因となる疾患がなく、いつの間にか血圧が高くなります。遺伝、ストレス、動脈硬化、塩分の取り過ぎ、肥満、過度の飲酒、喫煙、運動不足、性格、寒冷などが危険因子です。

二次性高血圧症

原因となる疾患があって血圧が上がる場合で、腎臓病、内分泌病、血管異常、薬の副作用などです。

高血圧症が長く続くと、脳卒中、心臓病、腎臓病などの合併症を発症するので、病院では降圧剤を出します。しかし、降圧剤は一時的な効果しかなく、止めるとまた血圧が上がりますので、一生のみ続けなければならず、そうなると副作用が心配です。循環療法をやって全身の血液の流れをよくし、硬化した動脈を緩めていけば、血圧が下がり、薬を飲まなくても上がらなくなります。

治療法

大動脈、総腸骨動脈、総頚動脈など硬化した動脈を、直接押圧して緩める事がポイントです。腹部では、基本治療法に従って治療し、治療線⑧⑨で繰り返し押圧して大動脈の硬化を緩めます（**写真167、168**）。動脈硬化していると、圧痛が激しいですが、繰り返し押圧して緩んでくれば、痛くなくなります。

次に、全身治療を行ないます。

治療の他、日常生活でも自ら危険因子をなくする努力が大切です。肥満、運動不足の人は、半断食（朝飯抜き）が効果的です。

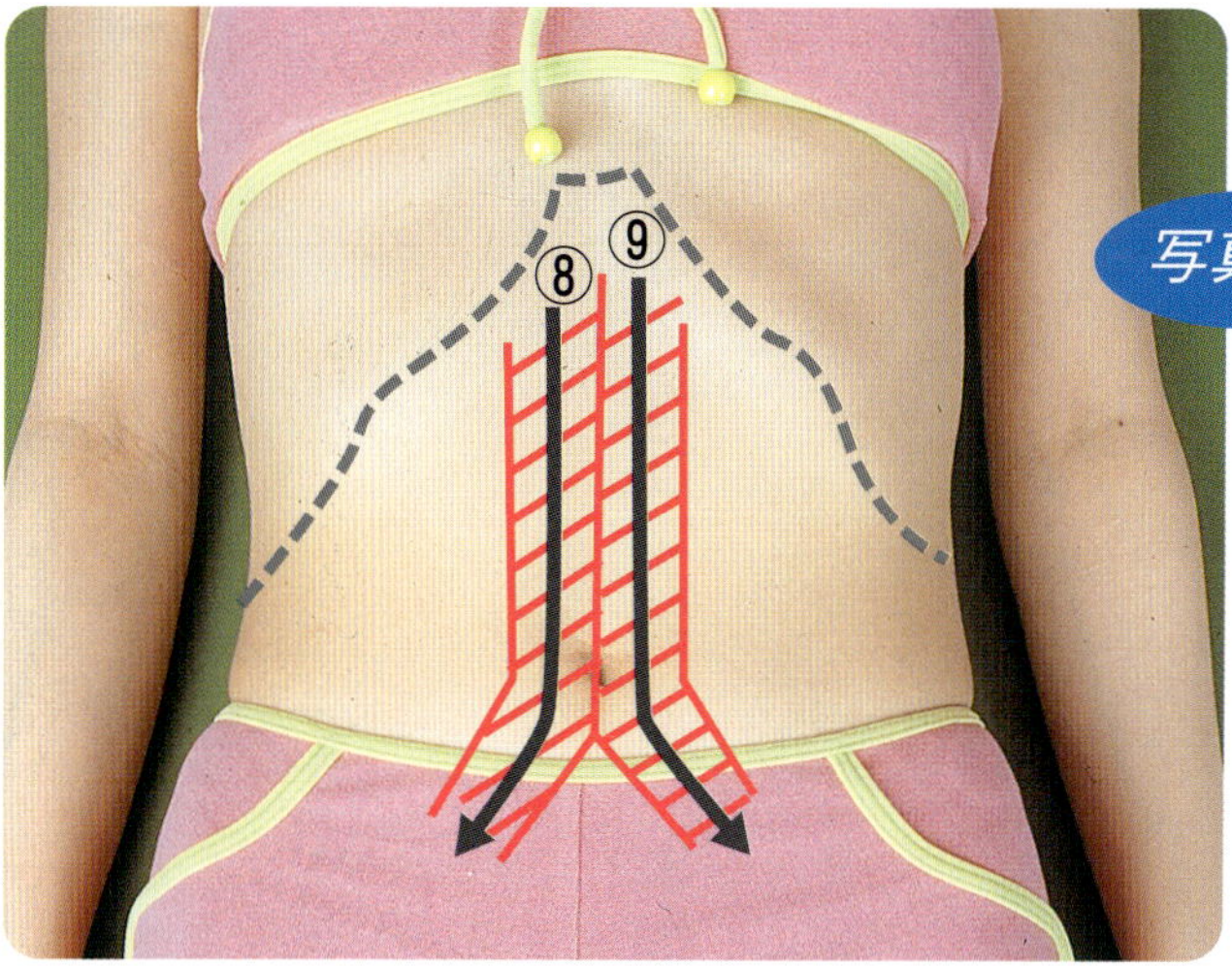

治療線⑧⑨をくり返し押圧して、硬化した大動脈をゆるめます。

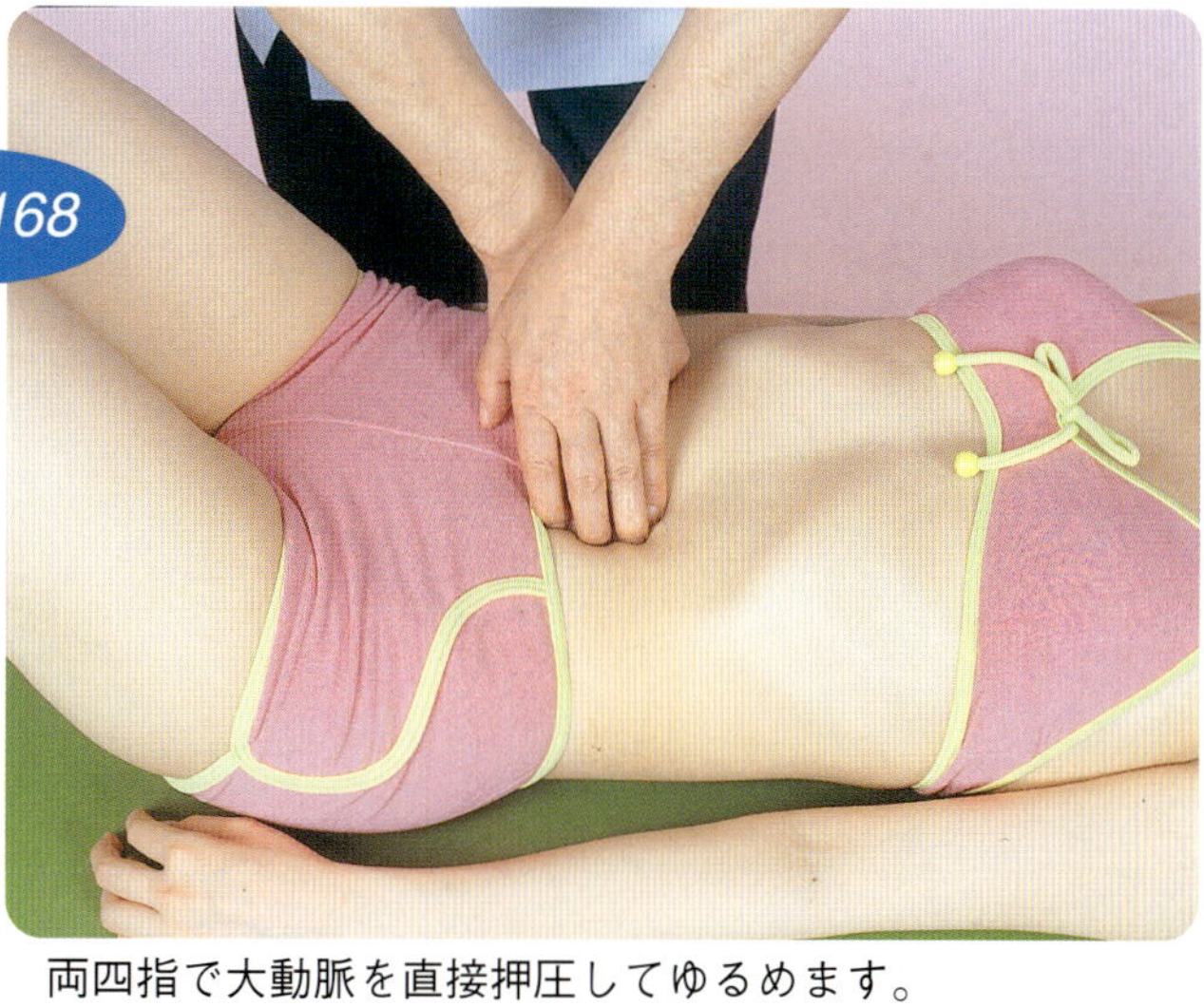

両四指で大動脈を直接押圧してゆるめます。

7 過敏性大腸症候群（下痢症）慢性便秘性

◆過敏性大腸症候群（下痢症）

原因

ストレス（不安、緊張）が原因となり、腸の運動や分泌が異常となり、便通異常（腹痛、下痢）を起こします。

◆慢性便秘症

原因

結腸の運動や緊張が弱かったり、過食、偏食、不規則な食事や排便、運動不足などが原因でなります。その他に大腸癌、ポリープ、憩室などが原因となる事があるので注意しましょう。便秘が続くと、毒素が再吸収され、血液が汚濁化して様々な病気を引き起こします。また、大腸癌の原因になります。冷え症の人は、胃腸の機能が弱いので便秘になりやすく、結腸部にシコリがよくみられます。

治療法

腹部の基本治療をしてシコリを探し、治療して緩めます。S字結腸にシコリがあることが多く、その他、結腸部（回盲部、上行結腸など）などもあります

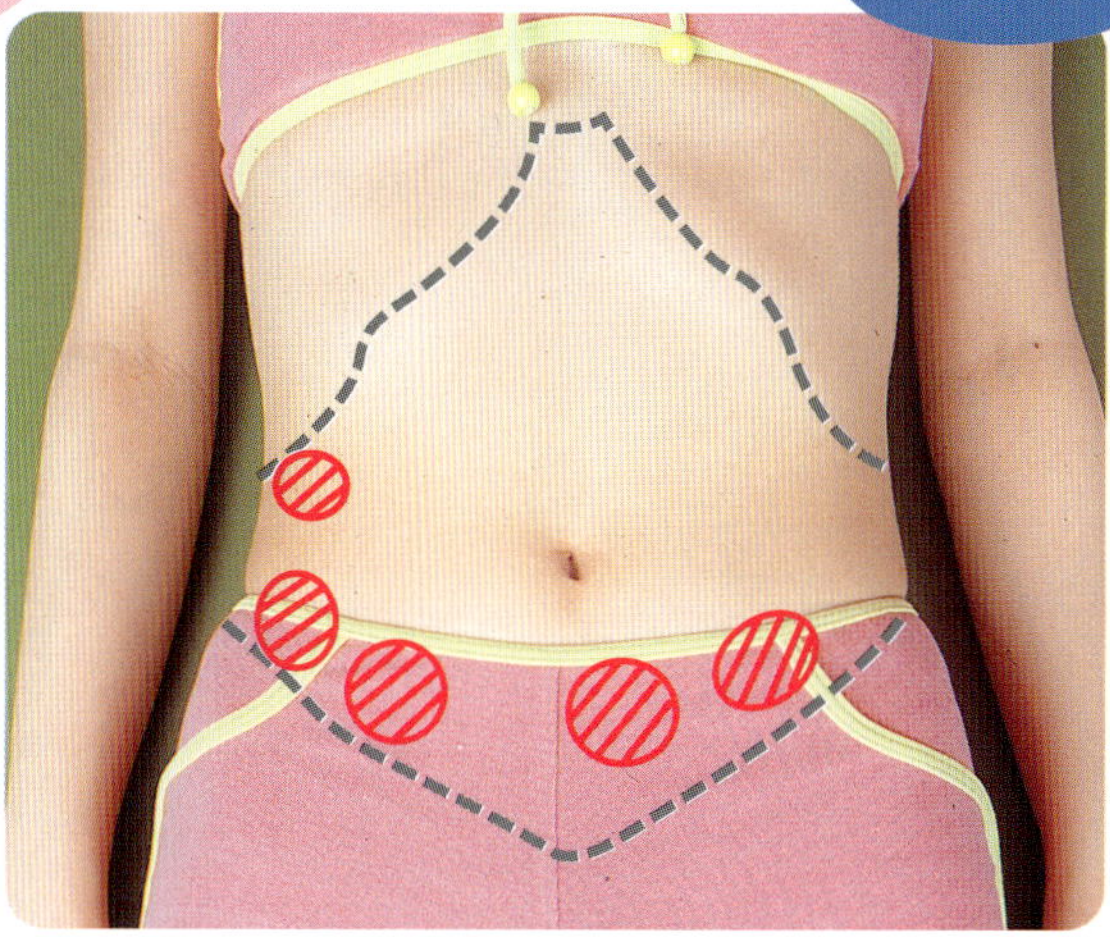

写真169

大腸のシコリの出来易い部位。

ので（写真169）、基本順序に従って押圧を繰り返し、出来るだけ緩めます。長年にわたって硬化しているものは、容易にほぐれにくいので、根気よく継続的に治療します（写真170～172）。

便秘症の場合は、食べ過ぎない、水分・食物繊維を十分取る、適度の運動をする、朝トイレにいく習慣をつけることも必要です。下痢症の場合は、食べ過ぎ、飲み過ぎ、冷やさないことも大切です。

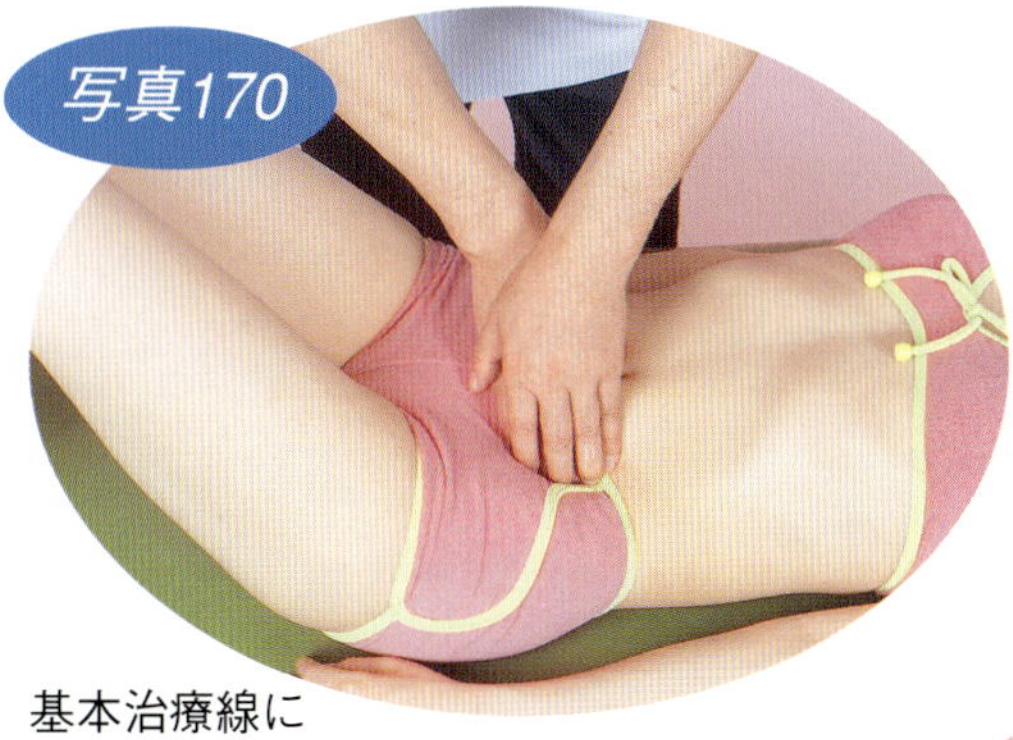

写真170

基本治療線に沿って押圧していきます。

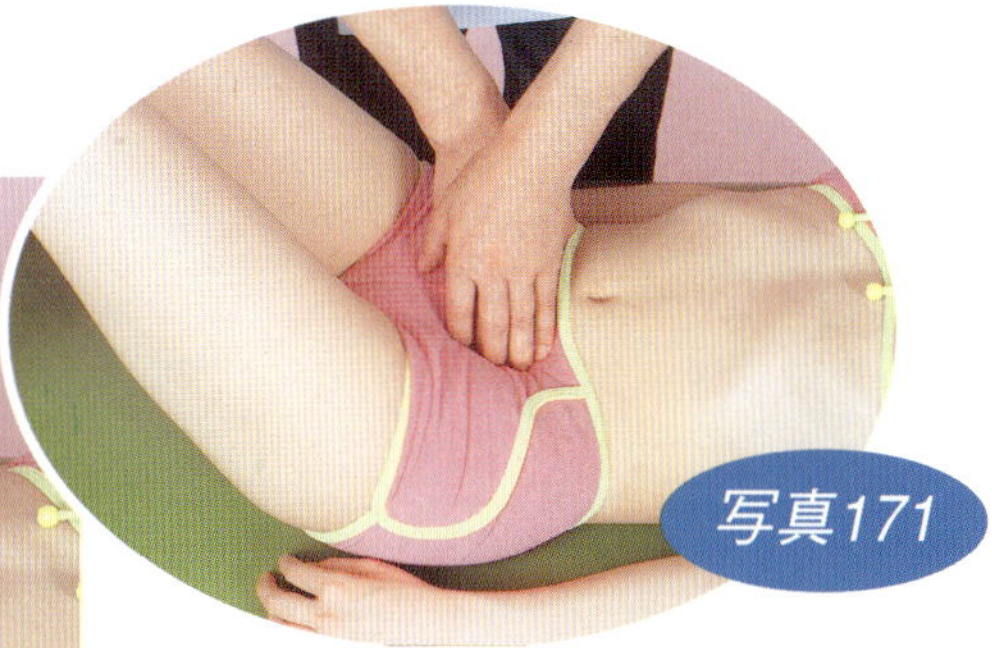

写真171

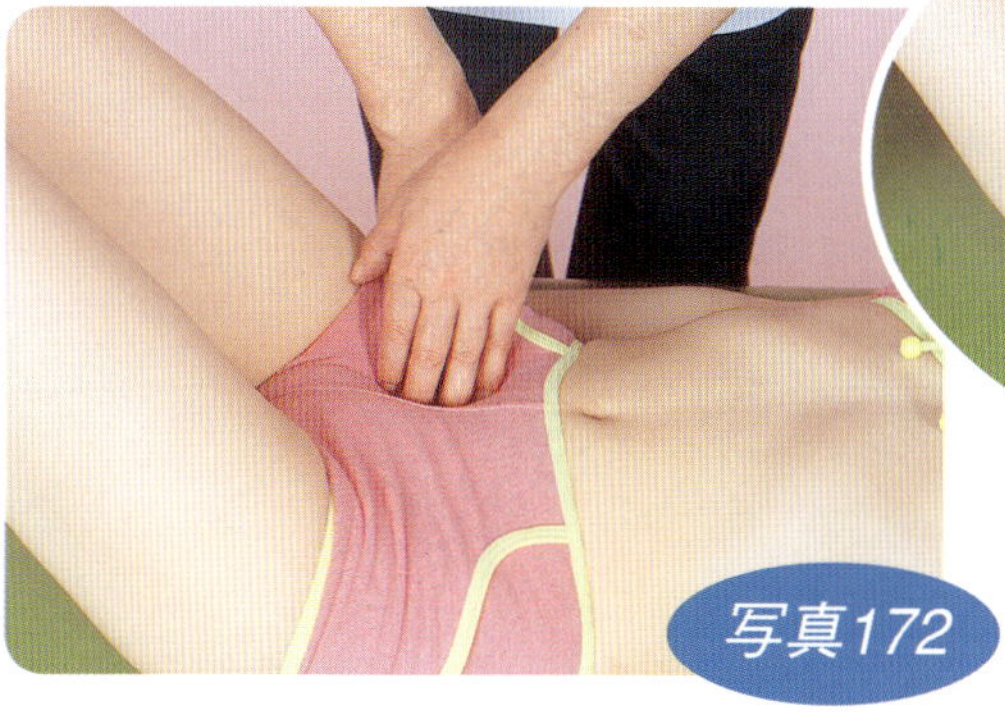

写真172

両手の四指でシコリをジワーと押し、パッと圧を抜きます。

8 膀胱炎

原因

冷え症の人は膀胱炎になりやすく、トイレを我慢したり、冷え、過労、ストレスなど悪条件が重なると、大腸菌などの感染により、膀胱に炎症を起こします。

症状

排尿痛、残尿感、頻尿、尿が濁る、下腹部の不快感など。

治療法

下腹部の膀胱部（恥骨の上）が硬くなっていて、押圧すると痛みや不快感があります（写真173）。この部がポイントですから、集中的に押圧して緩めます。患者の左側に位置し、右手の四指で基本治療線⑩に従って押圧

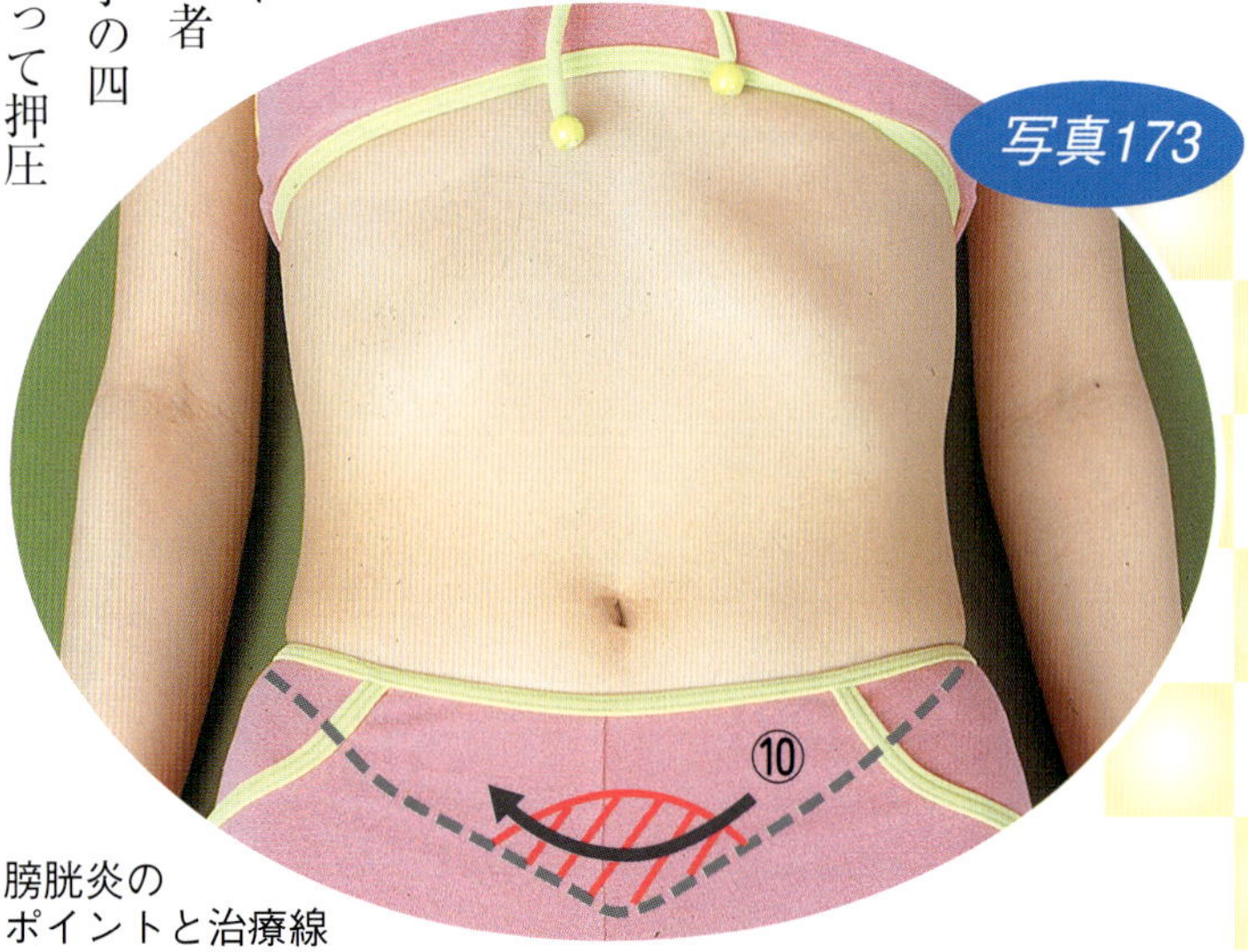

膀胱炎の
ポイントと治療線

を繰り返します（写真174）。炎症を起こしていますから、決して強く押圧しないようにします。最初は軽く押圧し、緩んできたら少しずつ深く入れていきます。最終的に、何の抵抗もなく指が入るようになればよくなります。

軽症者は、数回治療すれば治ります。

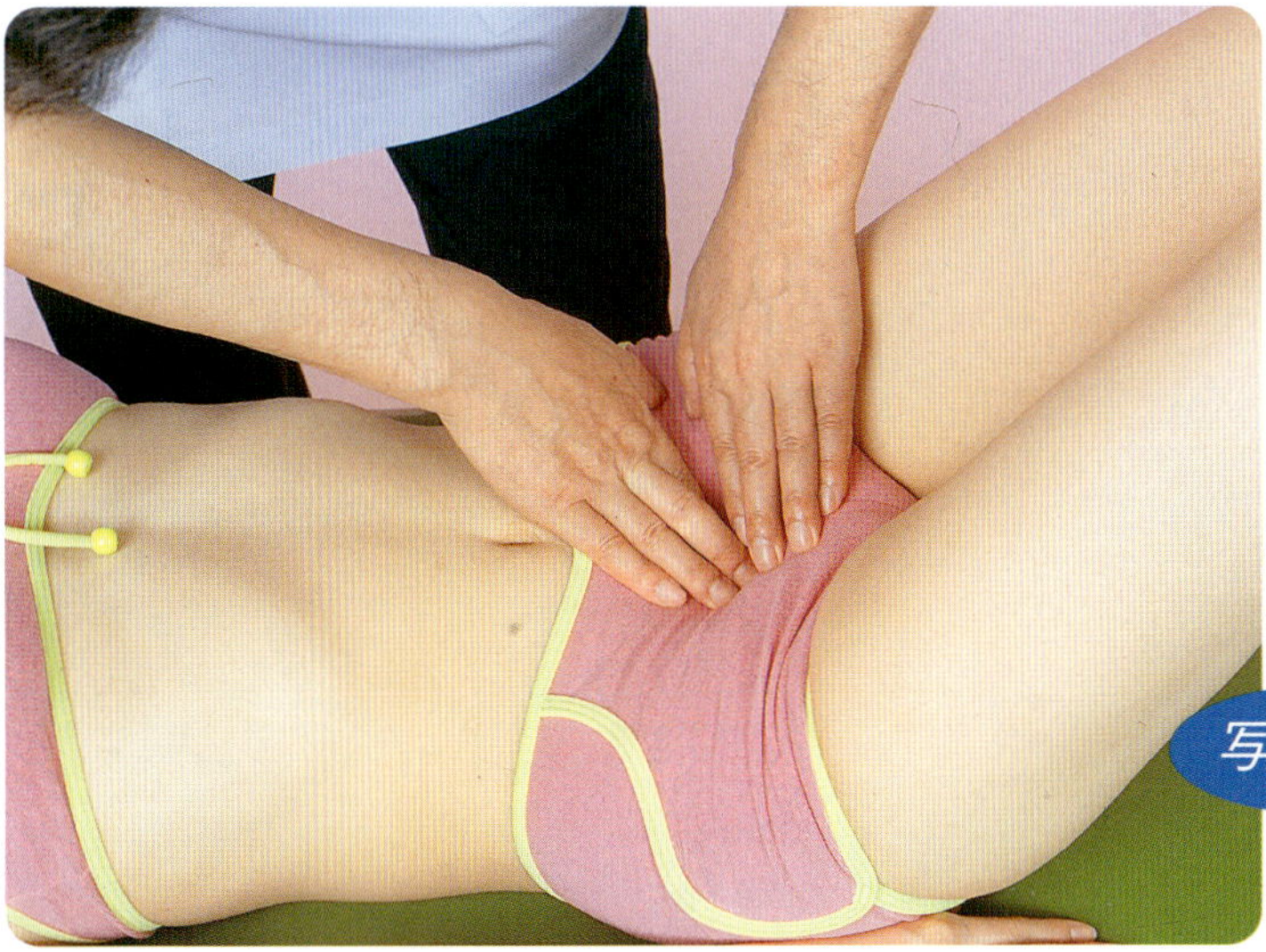

写真174

恥骨の上の抵抗にソフトにジワーと圧を加え、パッと抜きます。強圧しないよう気をつけます。

9 冷え症、低血圧症、自律神経失調症など

原因

東洋医学で昔からいわれた瘀《お》血《けつ》（悪血）の一つで、末梢（手足）の血液の循環が悪かったり、全身の血液循環のアンバランスの一症状です。この原因は、冷え（外部および内部からの冷え）、運動不足、過食、高脂肪食、ストレスや遺伝的素因があります。また女性に多いのは、生理の時に、子宮が充血して循環障害になるためです。この結果、お臍の下あたりにシコリ（腹大動・静脈などの硬化）が出来、いろんな症状が現れます。

症状

手足が冷えやすい他、肩凝り、腰痛、頭痛、目まい、朝起きるのが辛い、婦人科障害（生理痛がひどい、生理不順、子宮内膜症、子宮筋腫など）や胃腸の働きが弱いなどの不定愁訴を持つ人が多いです。

治療法

腹部を基本治療してシコリを探します。シコリはお臍の下（**写真175**）の部位に多くみられます。シコリが見つかったら、治療線⑧⑨に沿って、集中的に押圧し緩めます（**写真176、177**）。最初は軽く押圧し、緩むに従い深く入れます。お腹の治療を20～30分してから、全身治療をや

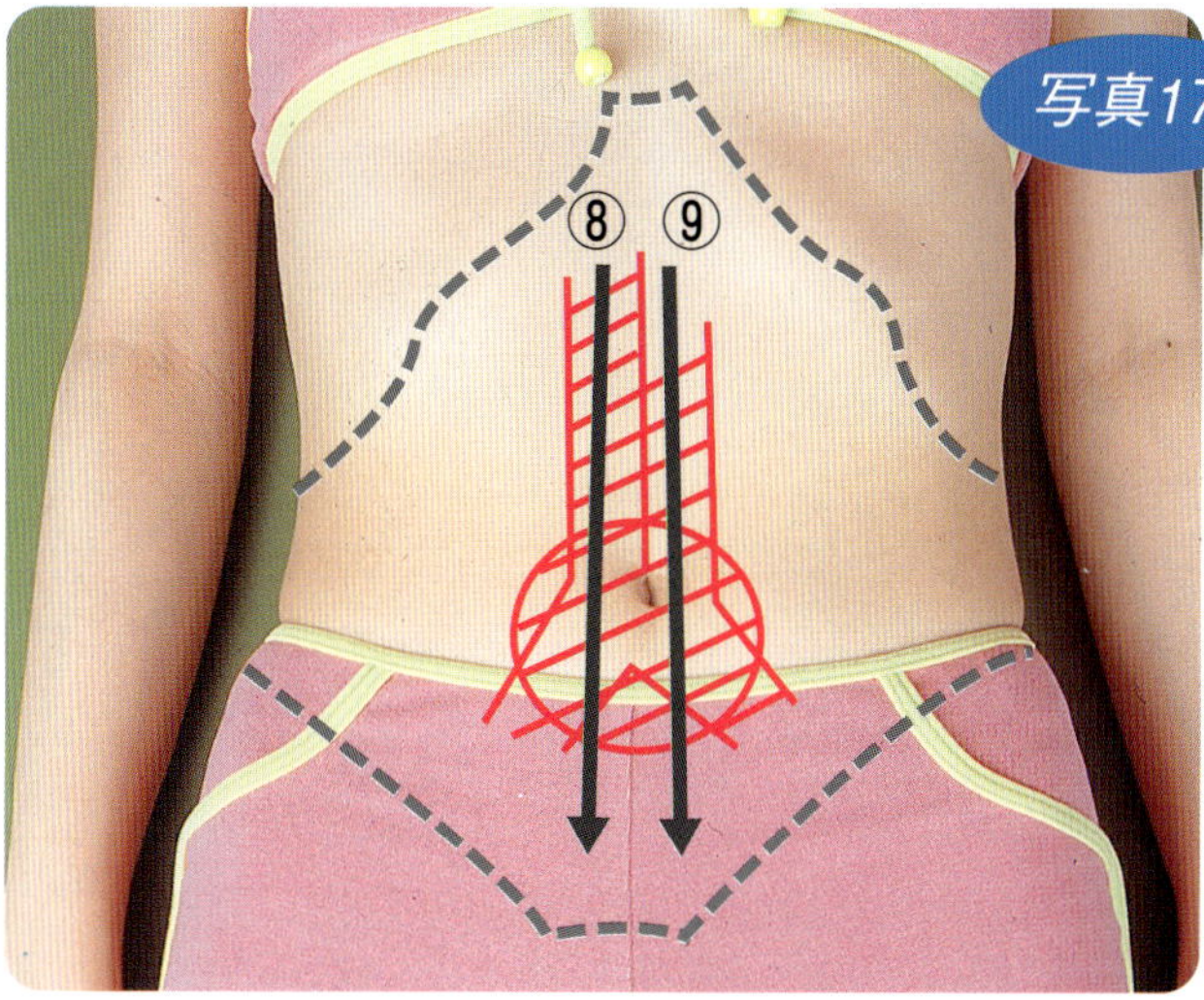

冷え症のポイント
と基本治療線

るとよいでしょう。重症者は、毎日治療すると早くよくなるでしょう。お臍の下のシコリはなかなか取れませんが、少しでも緩んでくれば、症状は改善します。

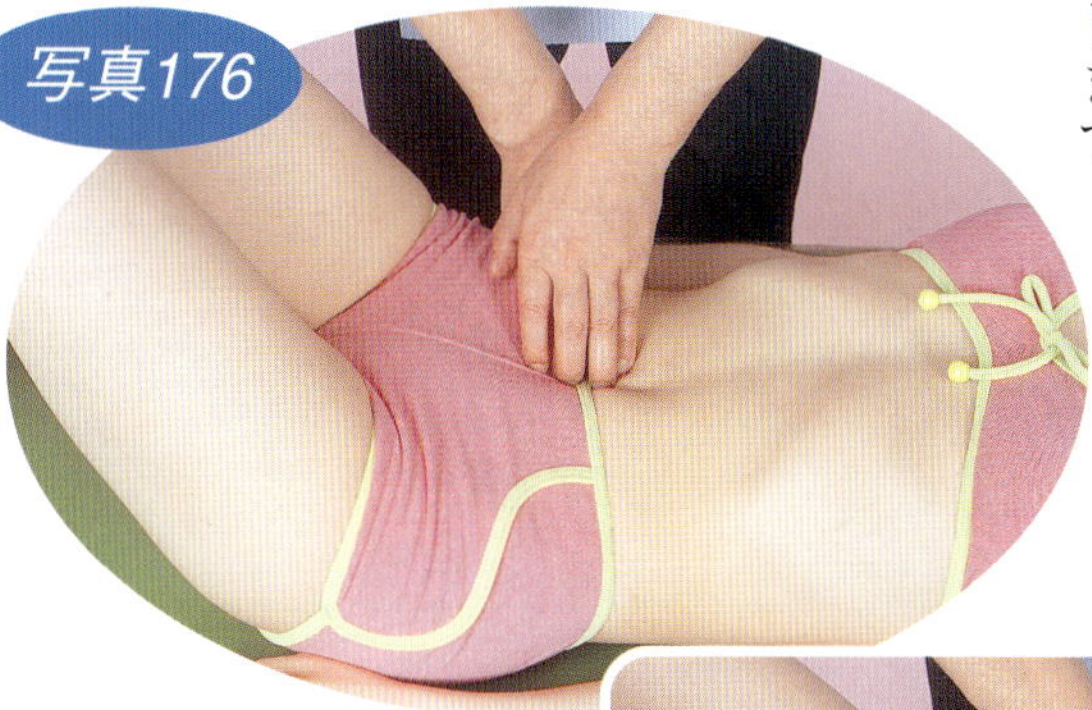

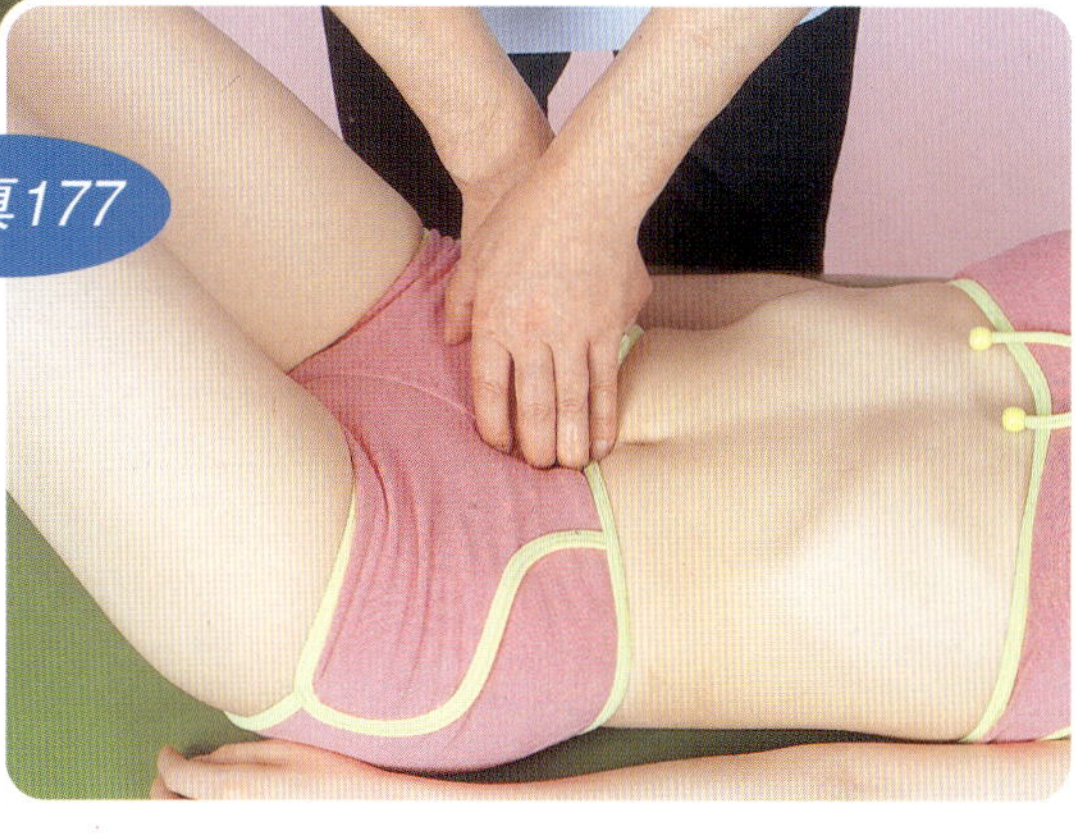

両手の四指でお臍の
下のシコリに、ジワ
ーと圧をかけて、パ
ッと抜きます。

10 生理痛、生理不順、更年期障害など

原因

前項の冷え症の人に多く、骨盤内の循環が悪いために、子宮や卵巣の働きが悪く、婦人科の障害が現れます。お臍の下のシコリの他、下腹部にシコリがあり、特に卵巣部が硬くなっていることがあります。更年期障害の場合も、卵巣機能の低下によってホルモンバランスが乱れ、自律神経失調の症状が現れます。

症状

月経時の下腹部の痛み、腰痛、頭痛、吐き気、イライラ感、だるいなど。更年期障害は、自律神経失調症の他、多岐にわたる不定愁訴があります。

治療法

腹部の基本治療をしてシコリを探します。お臍の下のシコリの他、下腹部（卵巣など）にシコリ（写真178）がある場合は、そのシコリも緩めます（写真179、180）。また全身治療をやります。シコリが軟化すれば、症状は改善されます。

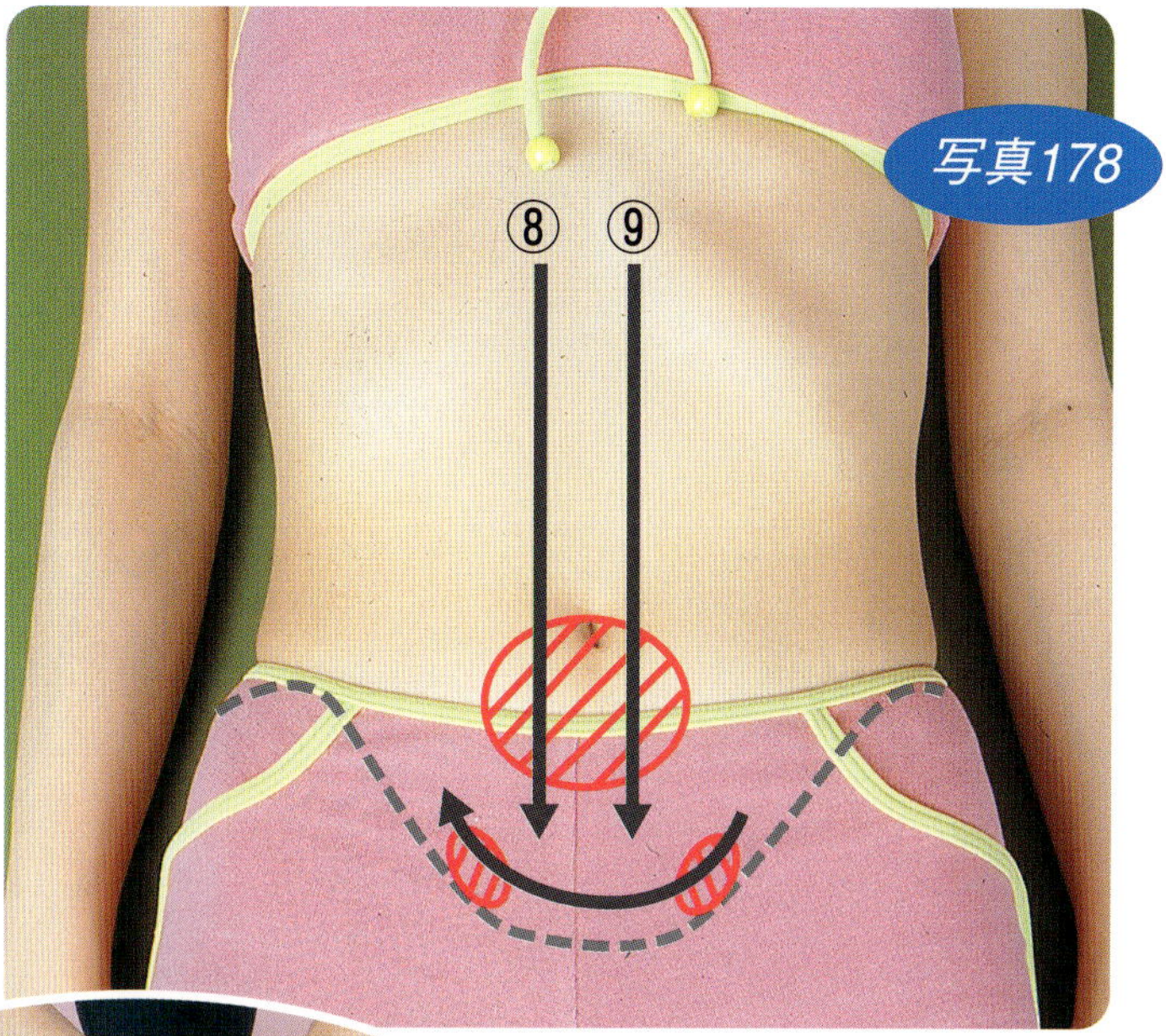

婦人科障害のシコリの出来易いポイント。

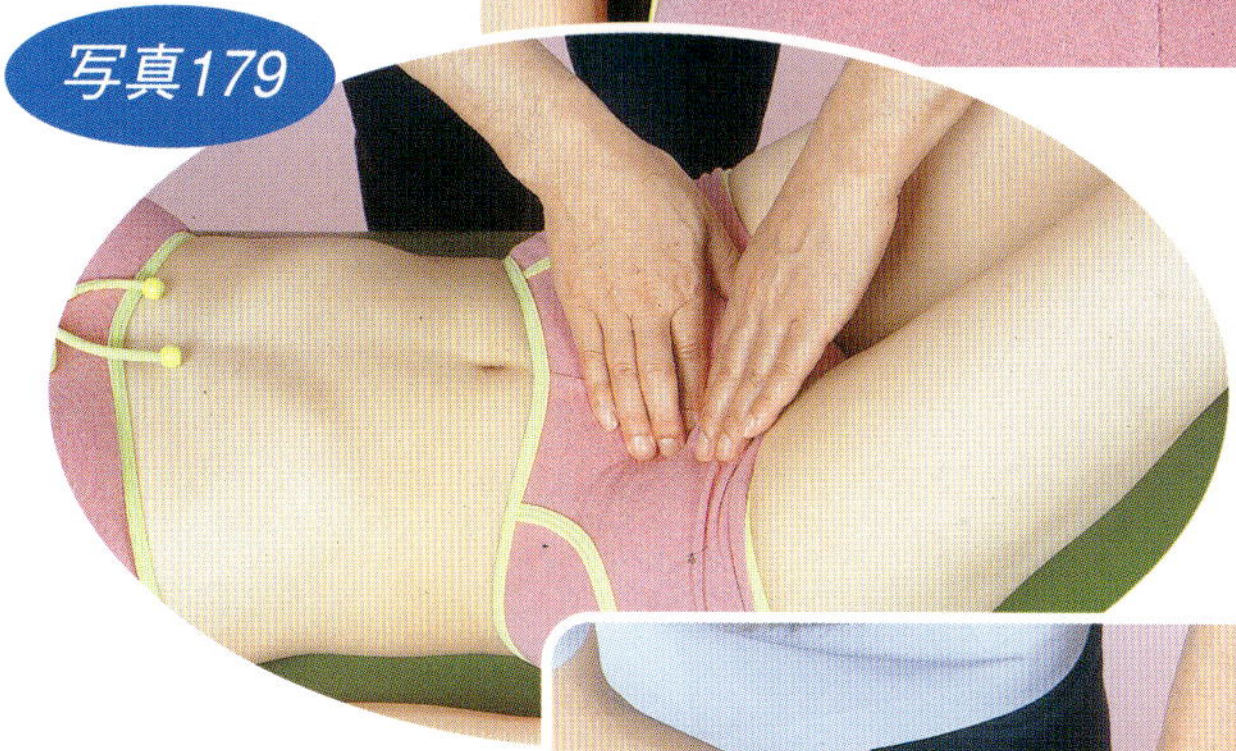

卵巣部を押圧して血液循環をよくします。

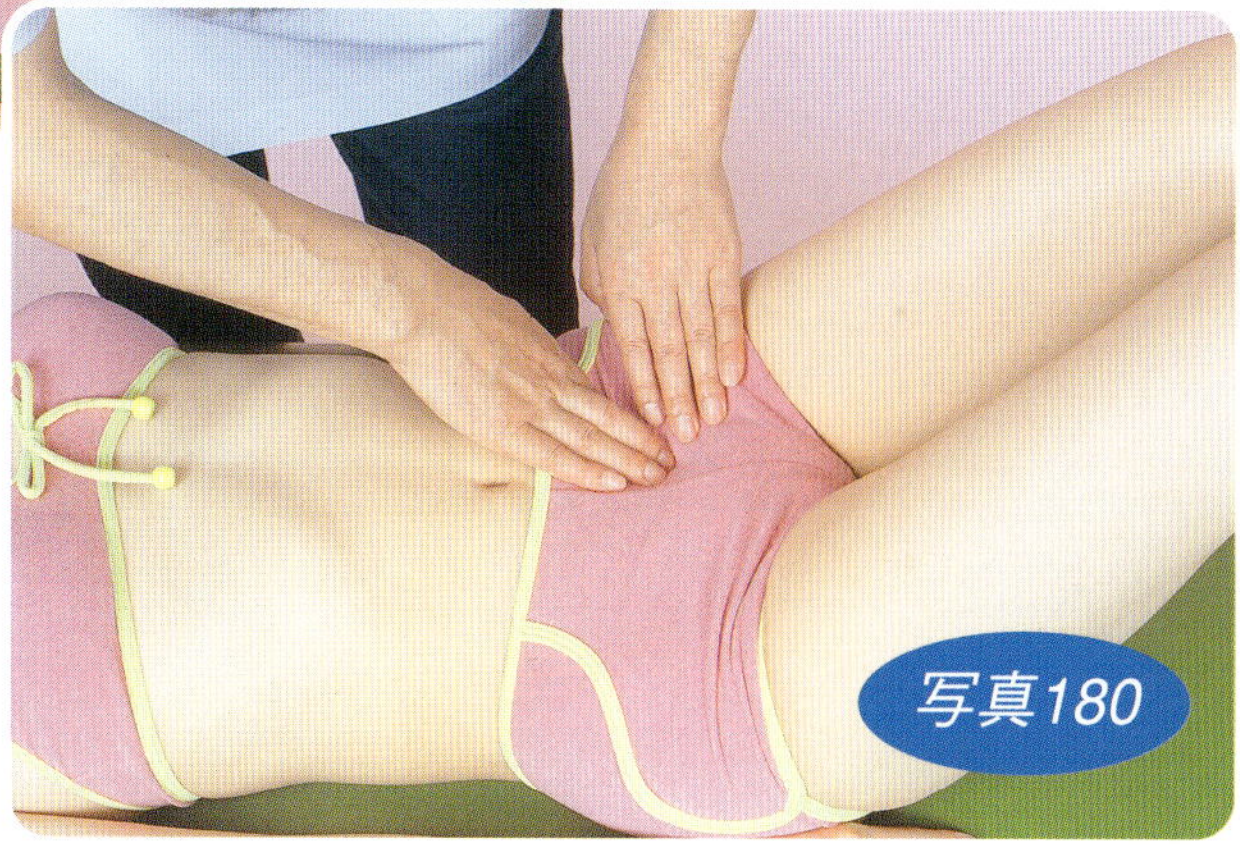

第六章

一人で出来る血液循環療法

何時でも手の届くところは治療可能

私の体験

何時でも何処でも、手の届くところは自己治療出来ますので、おぼえておくと、とても便利です。私も、今まで循環療法のお陰で、助かった経験が何度もあります。習い初めの頃は、よく自分自身に治療してみて効果を試してみたものです。そんなある日、扁桃腺が腫れ、熱を出して寝ていた時、喉が痛いので、自分で押してみました。押しながら探ってみると、痛み(圧痛)のある箇所がありました。ここが悪いところだと思い、一生懸命押してみましたが、一向に良くならないばかりか、ますます痛みがひどくなってきました。これは多分、押し方が悪いのだろうと気付き、今度は基本通り、痛みのある箇所を、ジワーとゆっくり軽目に圧をかけ、次に、出来るだけ素早くパッと、指を離してみました。すると、何となく気持ちがよく、痛みが軽くなるような感じがしました。このやり方がいいかもしれないと思い、どんどん繰り返してみました。すると、みるみる軽くなるではありませんか。「これだ!これだ!このやり方がいいのだ!」そして更に押圧を続け、扁桃腺炎の痛みを取ってしまいました。「すごい！血液循環療法は効く。即効性がある。やはり血液の循環を良くするのが一番だ。」自分自身体験してみてよく解かりましたし、押圧のコツをこれで体得しました。それからこのやり方を患者さんに応用して、また自分自身に対しても、痛む箇所があると試してみて、治療のコツが分かってきました。この体験で分かったことは、

「押してみると、悪いところは、硬くなっていたり抵抗があり、痛みとか異常感覚がある。その部を、ただ単に押すだけでは良くならない。基本通りゆっくり押していき、硬いところ（シコリ）に軽くジワーと圧をかけ、少し止めてから、次の瞬間パッと圧を解放する。このやり方を悪いところにやれば、みるみる良くなる」ということです。

それから神様は、私の腕を上達させるために、次々に試練をお与えくださいました。そして、その試練を一つ一つ克服し、体得していきました。後頚部の凝りからの頭痛（筋緊張性頭痛）、肩凝り、慢性腰痛、坐骨神経痛、椅子に座るとお尻が痛い（坐骨痛）、膝が痛くなり和式トイレにしゃがめなくなる、歯の痛み、チック症、背中の痛み、親指の付け根の痛み、登山中の腹痛、ももの痙攣、こむら返り、股関節の痛み、下痢症、下山中の捻挫、足の裏の痛み、花粉症、手首の痛み（腱鞘炎）、肘の痛み、胸の痛み（肋間神経痛）、顎の痛み、脛の痛み、アキレス腱断裂、胃けいれん、胃炎、むねやけ、高血圧症、膀胱炎などなどです。これらの体験から得た自己治療のコツを紹介します。

1 頭の自己治療法
——頭痛、不眠、頭の疲れ、はげ・白髪予防

偏頭痛の場合は、側頭部を片手の四指で、上から下に押圧を繰り返します（写真181）。

頭重、不眠、頭の疲れ、はげ・白髪予防は、頭部全体を両手の四指で、上から下に押圧します（写真182）。はげ・白髪予防は、毎日1～2回（朝晩）3～5分位継続して、循環を良くし毛根に栄養を与えます。頭を押圧してみて、ブヨッと異常に柔らかいのは、皮下静脈がうっ

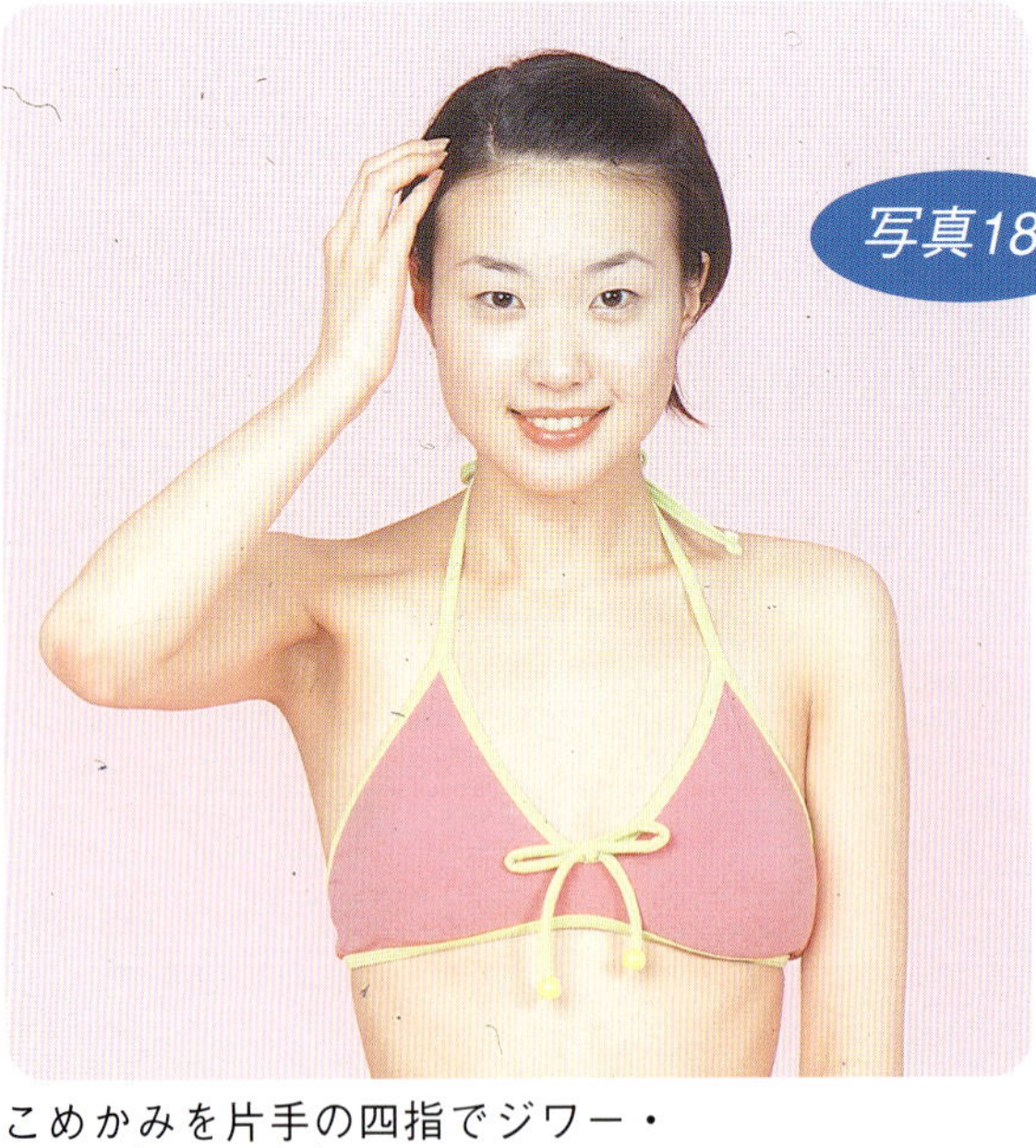

こめかみを片手の四指でジワー・パッと押圧します。

血している証拠です。そういう人は、毎日自己治療するといいでしょう。

写真182

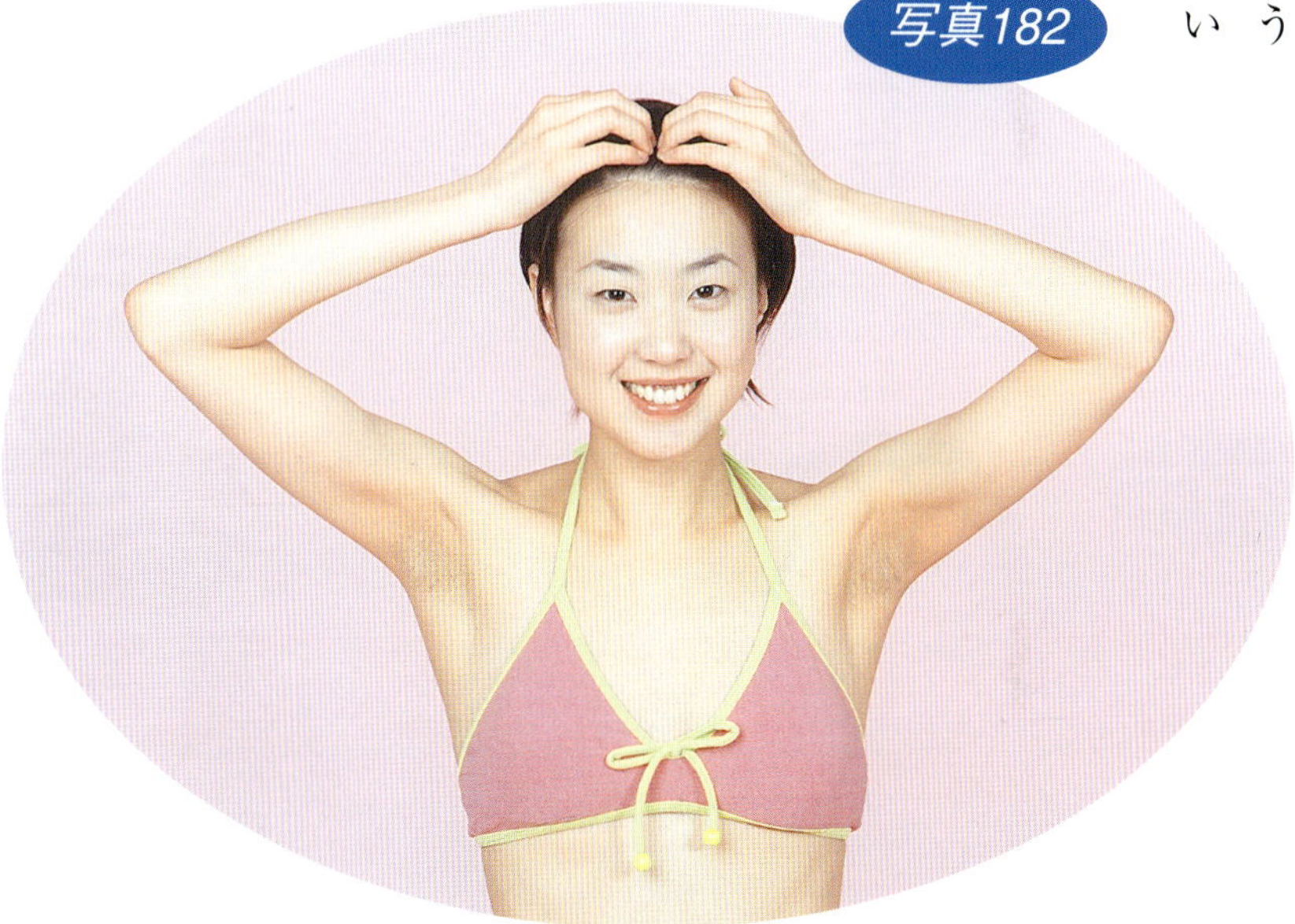

両手の四指で上から下へ押圧します。

2 目の自己治療法
―眼精疲労、ドライアイ、老眼防止、目の痛みなど

一日数回、目の治療法をやります。重症の場合は細かく押圧の回数を増やします。手は石鹸などで洗って、清潔にして行ないます。

(1) 眼球の上の押圧

眼球の上のくぼみを、反対の手(左目の場合は右手)の親指の内側の角で、目頭から目尻まで少しずつ押圧していきます。(写真183)

写真183

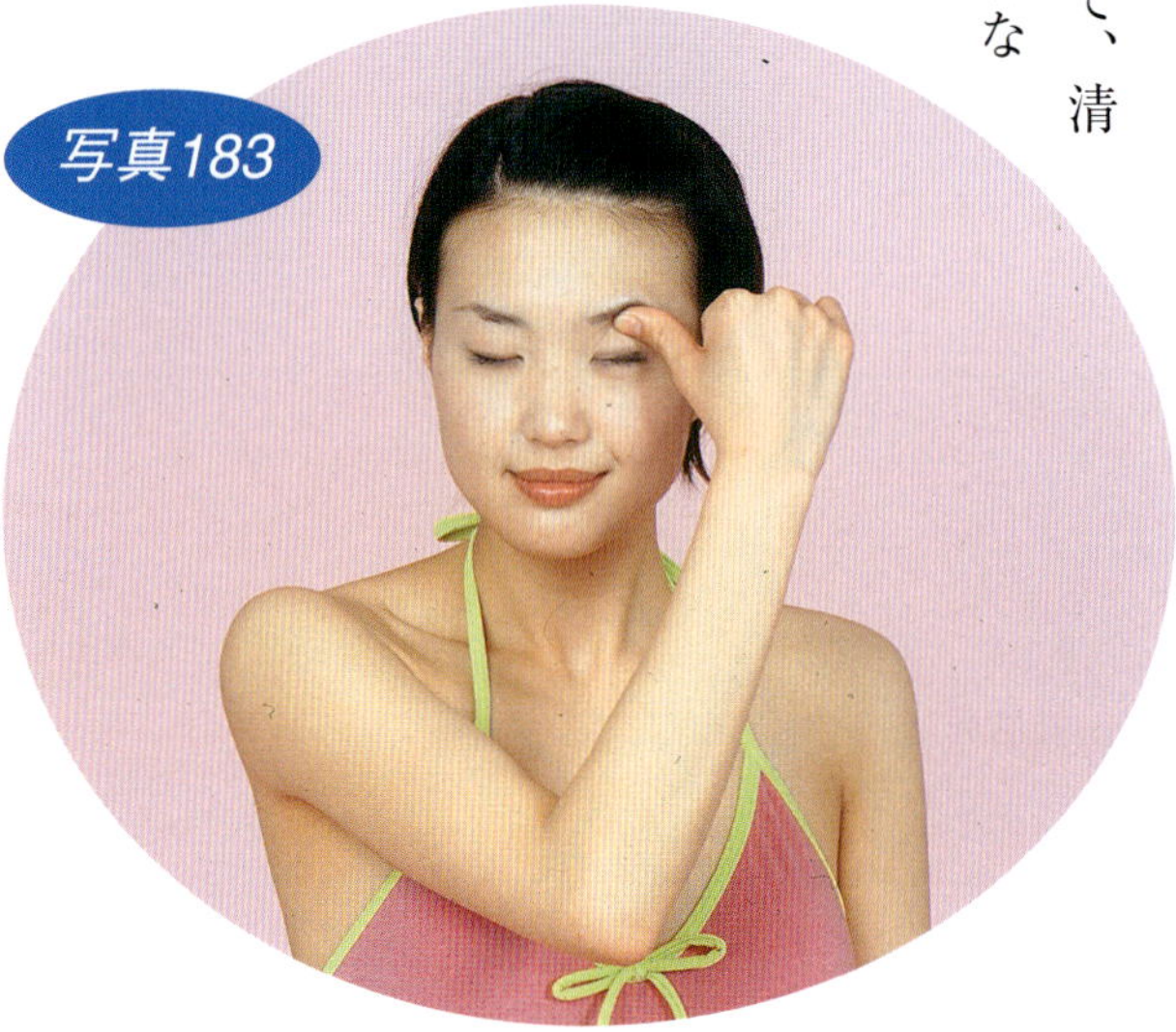

眼球の上のくぼみを目頭から目尻までジワー・パッと押圧します。

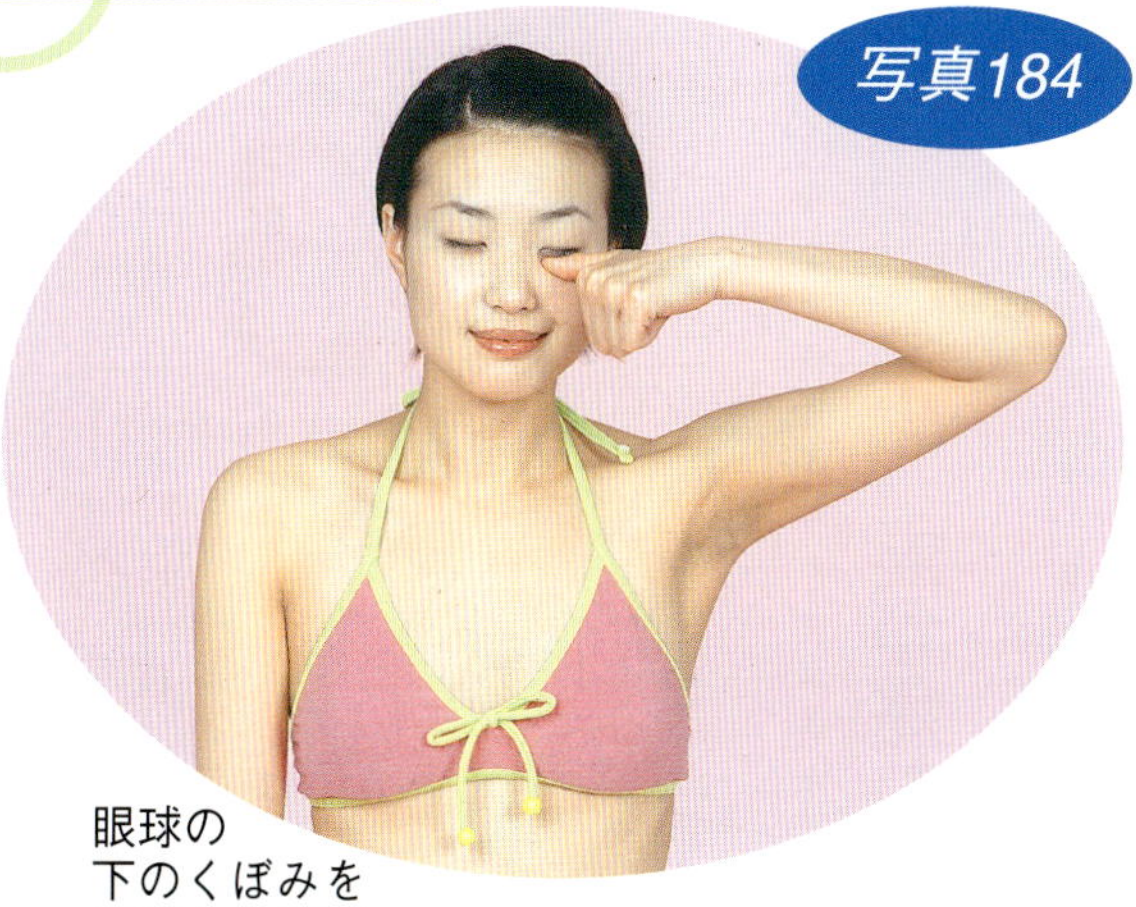

眼球の
下のくぼみを
目頭から目尻
までジワー・
パッと押圧し
ます。

(2) 眼球の下の押圧

眼球の下のくぼみを、同じ側の手(左目の場合は左手)の親指の内側の角で、目頭から目尻まで少しずつ押圧していきます(写真184)。

(3) 眼球の押圧

眼球に均等に圧が入るように、反対の手の親指を少し曲げて、指の内側で眼底の方向に押圧します(写真185)。

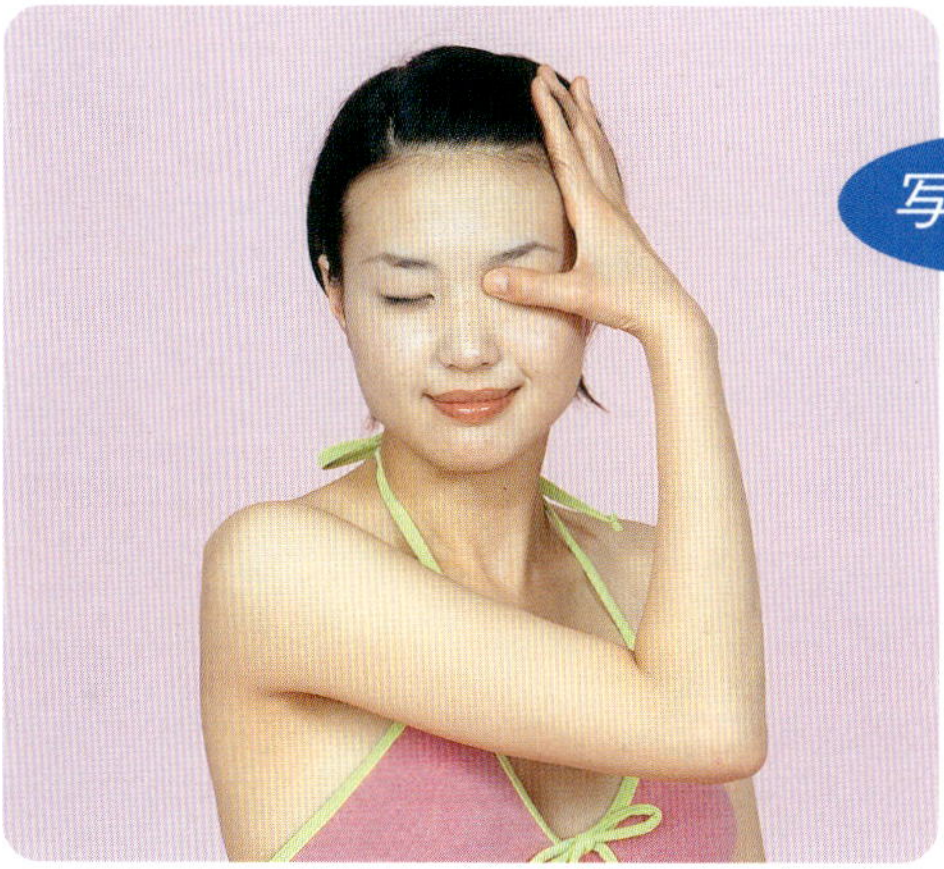

眼球を眼底の方向にジワー・パッと押圧します。

3 顔の自己治療法
——歯の痛み、歯槽膿漏、口内炎、美顔法、にきび吹き出物などの皮膚疾患

(1) 歯が痛む時、歯槽膿漏の予防

痛む歯茎に、小さな圧痛(押すと痛む)のあるシコリがありますので、その部を軽く四指(又は親指)で押圧すると、痛みがすぐに取れます。また歯槽膿漏の予防として、毎日歯茎を押圧して、循環を良くするといいでしょう(写真186)。

(2) 口内炎

痛む部位を親指で軽くゆっくり押圧します。圧痛が楽になるまで、数十回押圧を繰り返します(写真187)。長くやり過ぎたり、強く押し過ぎると、痛みがひどくなりますので気をつけましょう。一日3回ぐらいが目安です。圧痛が軽くなると良くなります。

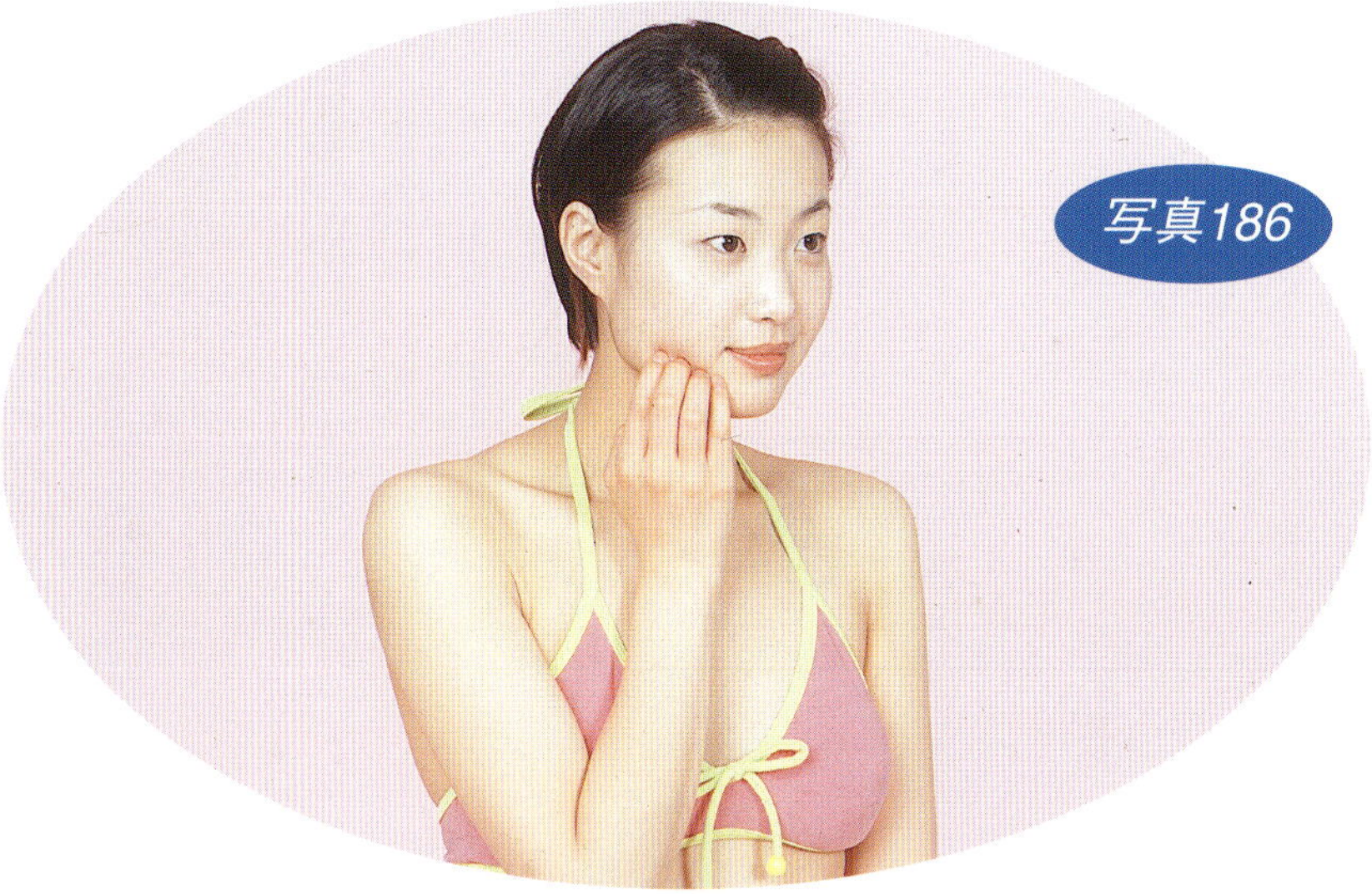

四指で痛む歯のつけ根をジワー・パッと押圧します。

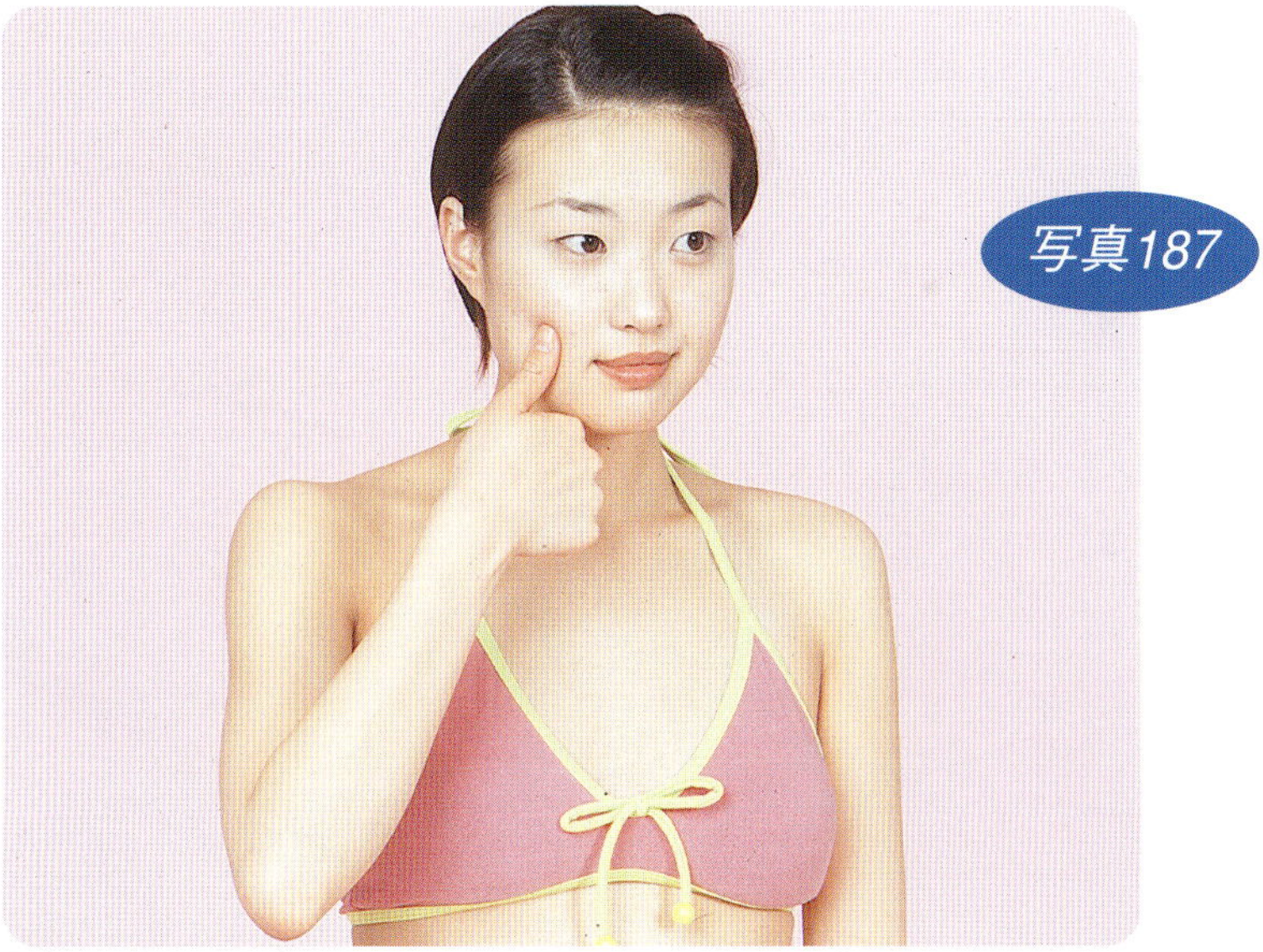

親指で痛む所を軽くジワー、パッをくり返します。

（3）美顔法、皮膚疾患

親指の腹で片側ずつ基本治療線（写真109）に沿って押圧します（写真188）。お肌をみずみずしく保つには、皮膚の血行を良くするのが一番です。また目尻の小じわが気になる方は、その部をよく押圧します。毎日やると顔がスッキリして、綺麗になります。にきび、吹き出物なども、治療すると消えてくるでしょう。

写真188

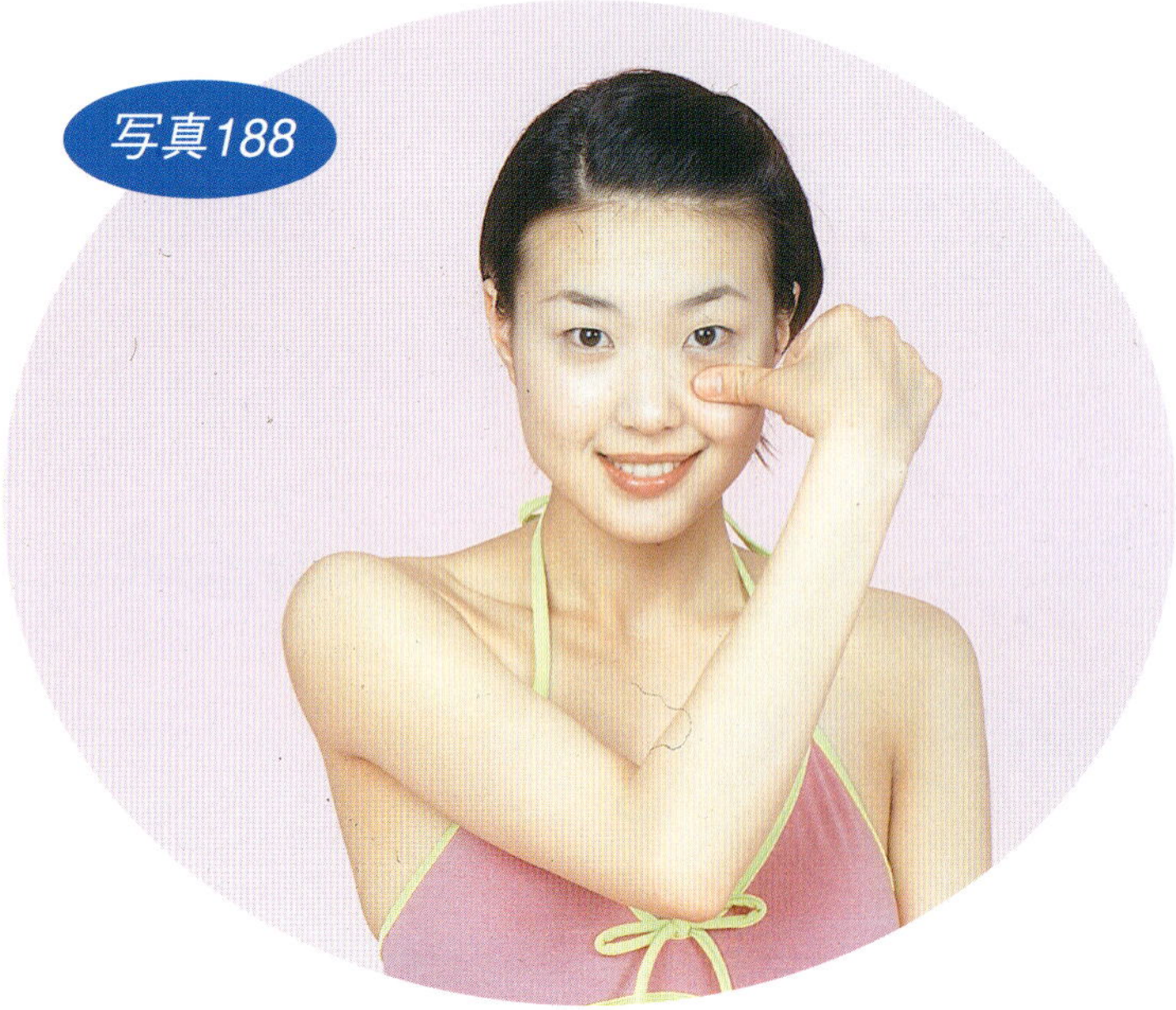

親指で顔全体をジワー・パッと押圧します。

4 鼻の自己治療法
――鼻炎、鼻づまり

人差し指又は親指で、鼻の脇を上から下へと押圧します（写真108）。鼻が詰まった時は、小鼻の際を押圧します（写真189）。10～20回位押圧すると、スッキリするでしょう。花粉症などのアレルギー性鼻炎の時も、よくなります。

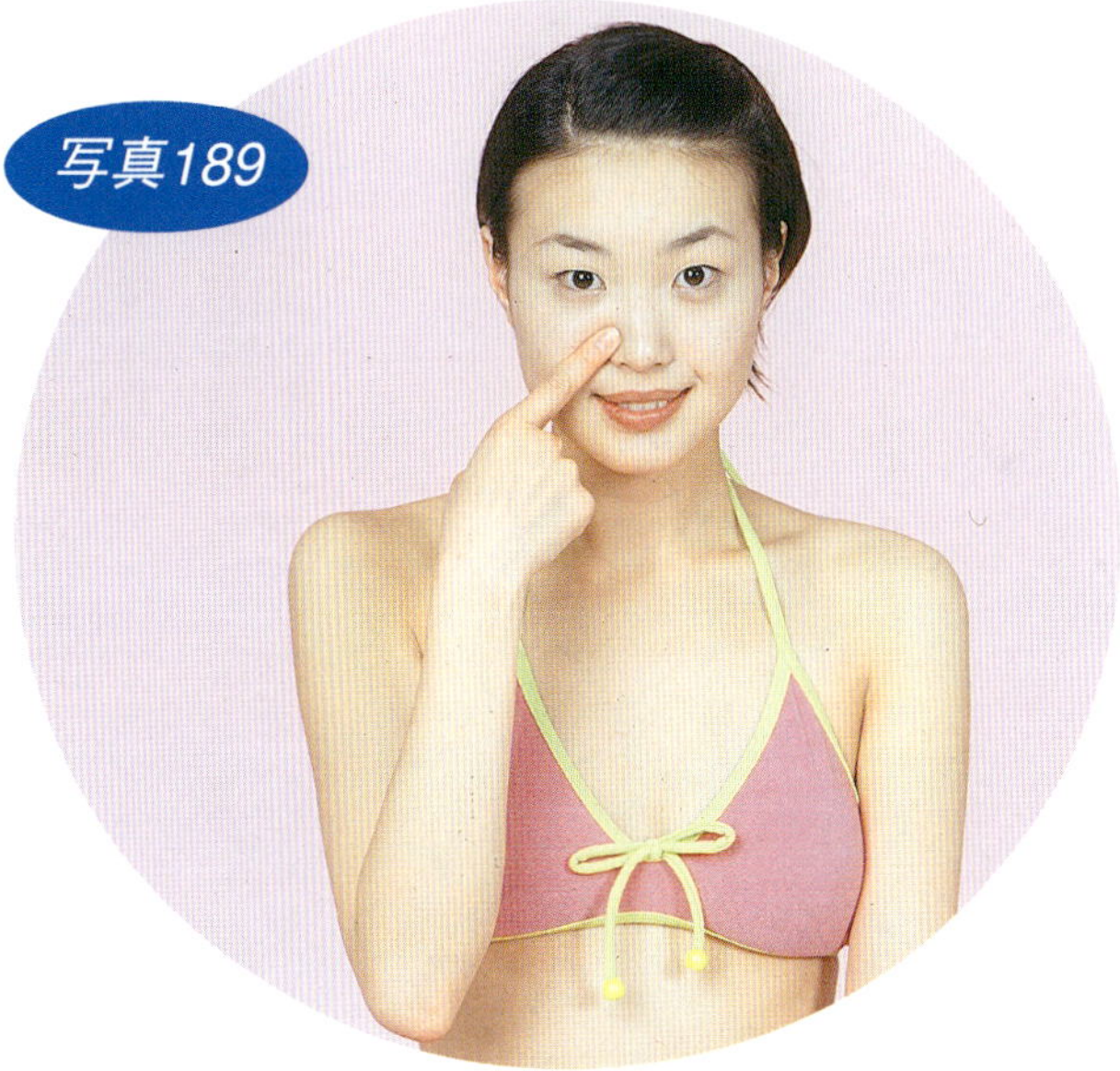

小鼻の際をジワー・パッと押圧します。

5 首の自己治療法
―喉の痛み、扁桃炎、首のこり、頭痛

(1) 喉の痛み

親指の腹で、喉を軽く押圧します(写真190)。圧痛のあるところが悪いところですから、その部を集中的に、軽く押圧を繰り返すと軽くなります。咳が止まらない場合も、押してみて違和感のあるところが悪いところですから、その部を優しく押圧すると良くなります。

(2) 扁桃炎

痛みが出ていると思われる顎の下を、親指の腹で軽く押圧してみると、やや硬くなって、痛みが最もひどい場所があります(写真191)。そこが炎症を起こしている部位ですから、軽く優しく押圧を繰り返していると、痛みが軽くなってきます。痛みが軽くなれば、それ以上しないようにします。それ以上やると過量となって逆効果になりますから、時間をおいてからやりましょう。また強く押し過ぎても、過刺激となって痛みがひどくなりますから気をつけましょう。

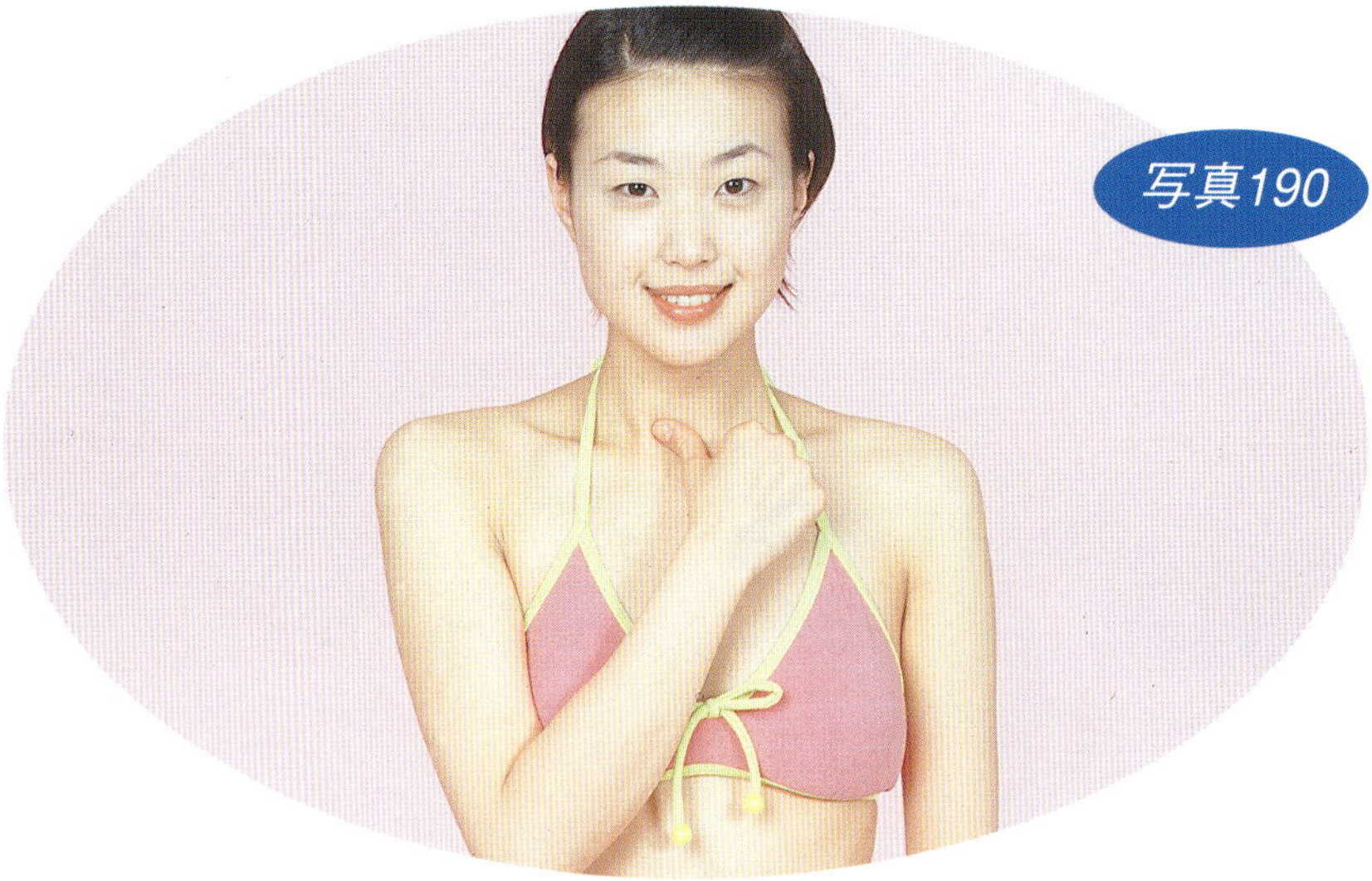

異和感のある所を軽くジワー・パッと押圧します。

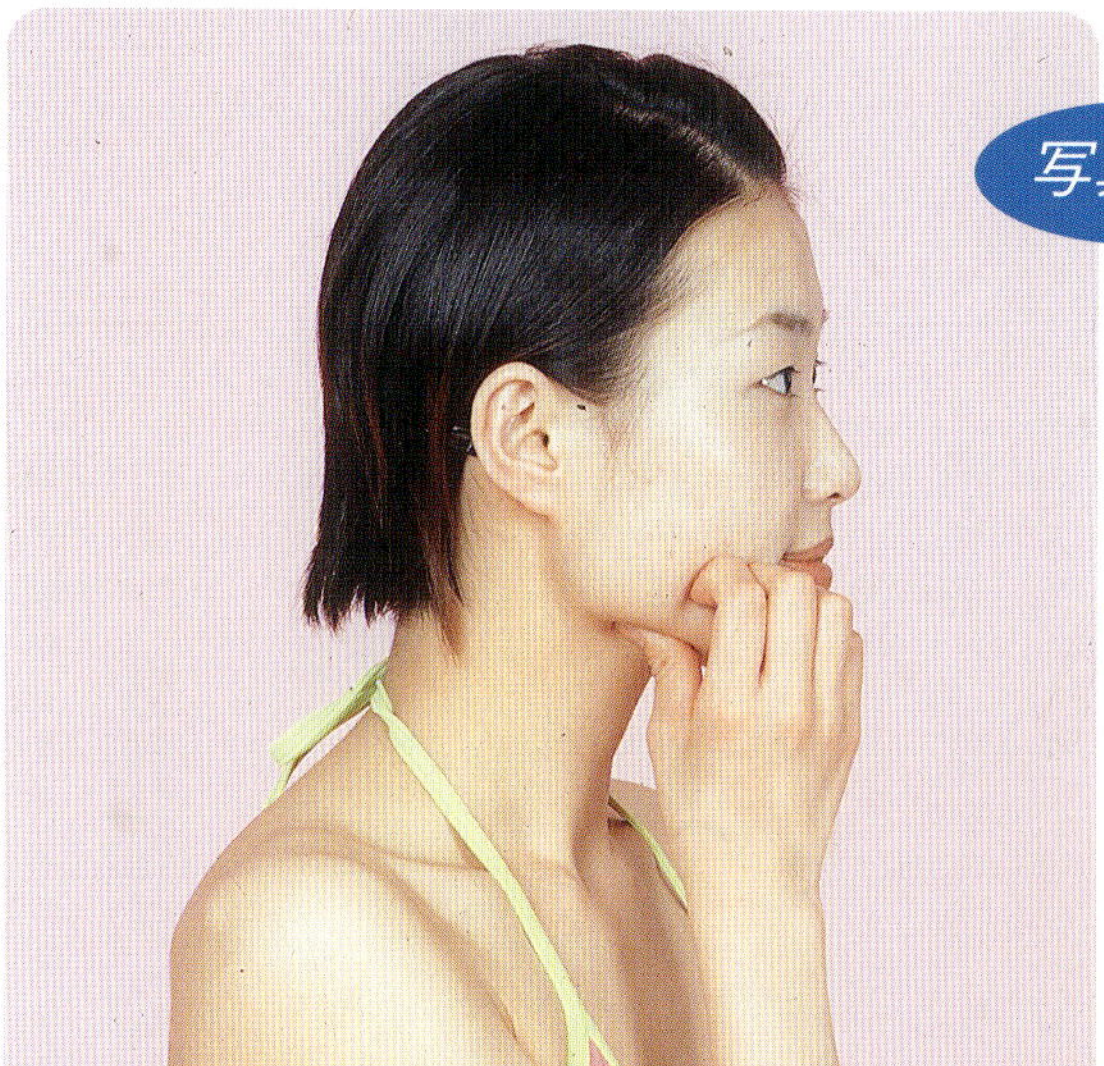

圧痛のある所を軽くジワー・パッと押圧します。

(3) 側頸部のこり

首の横が凝って苦しい時は、同じ側の親指（右側の首は右手の親指）で、上から下へ押圧を繰り返します（**写真192**）。強圧しないよう指先の力を抜いて、圧をゆっくり浸透させるように押圧し、出来るだけ早くパッと離すのがコツです。

写真192

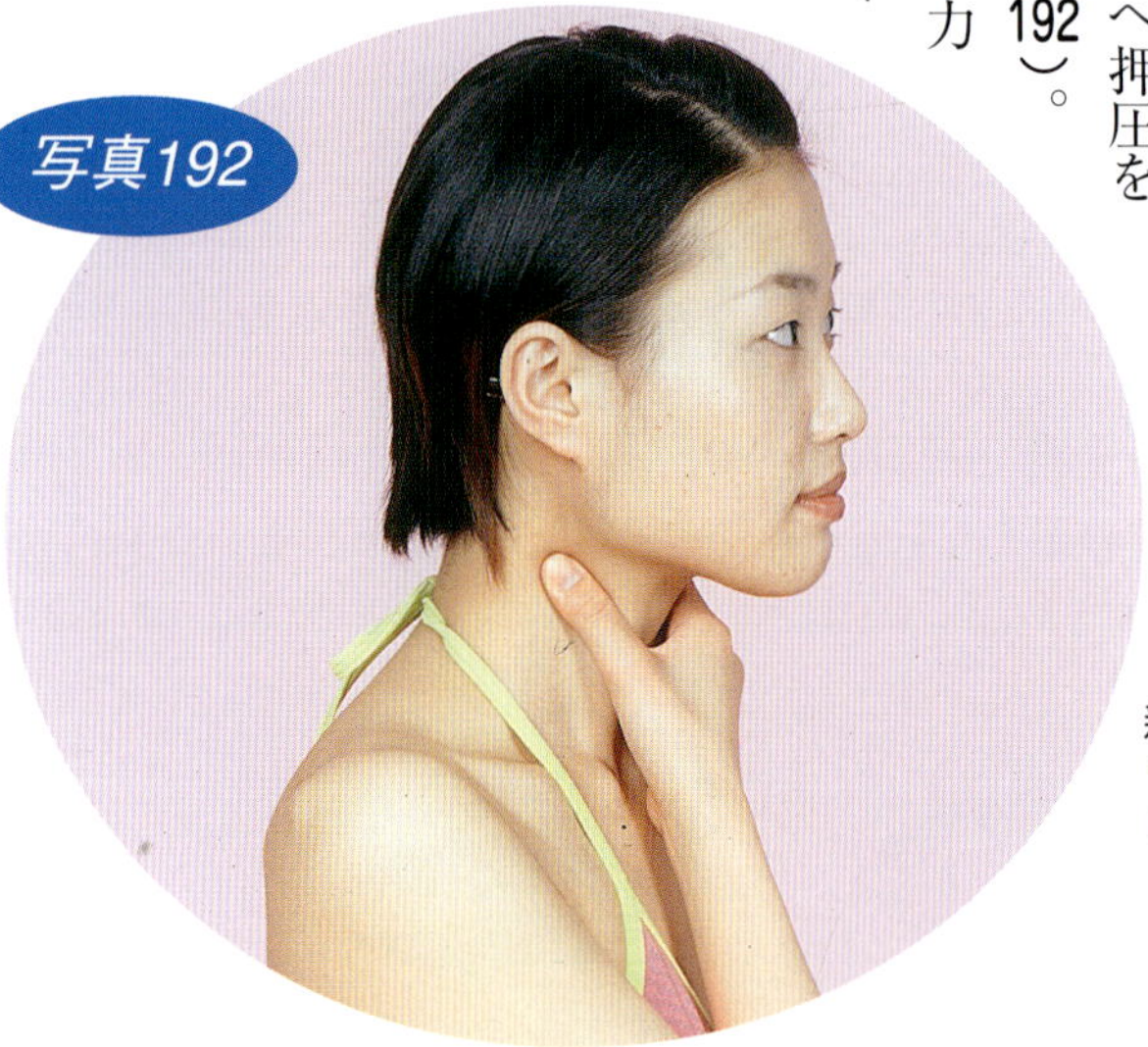

親指でソフトにジワー・パッと押圧します。

(4) 後頸部のこり

首の後ろが凝って苦しい時は、同じ側の親指（**写真193**）、もしくは反対側の四指（**写真194**）で、上から下に押圧を繰り返します。後頸部は深いところにシコリがありますので、深部までゆっくり押圧して、シコリに指を当てると効果的です。シコリに指が当たると、痛いけど気持ちいい感覚（快痛感）があります。シコリがひどく硬い時は、横臥位になって押圧するとやりやすいでしょう。

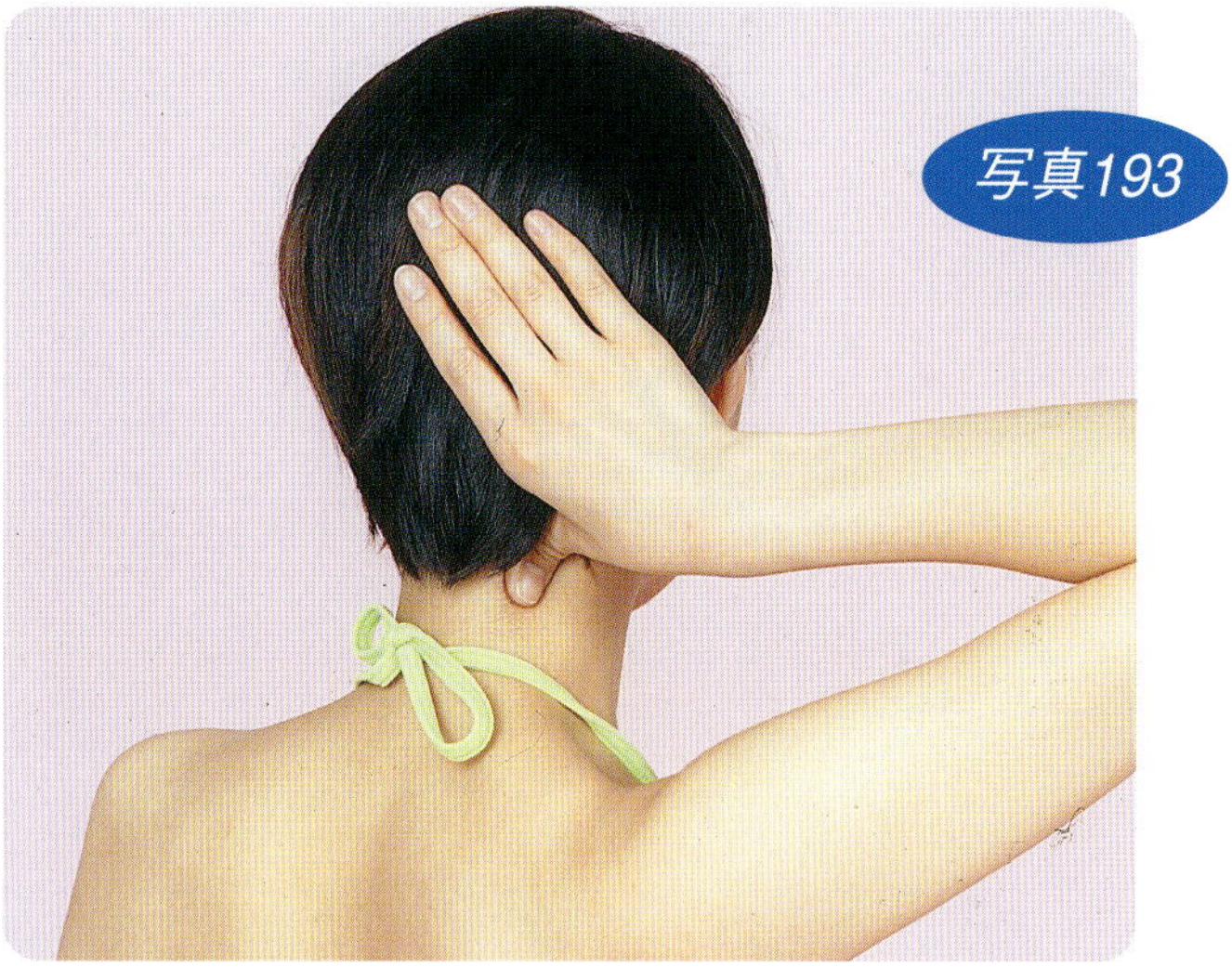

親指で深くまで入れて、シコリをジワー・パッと押圧します。

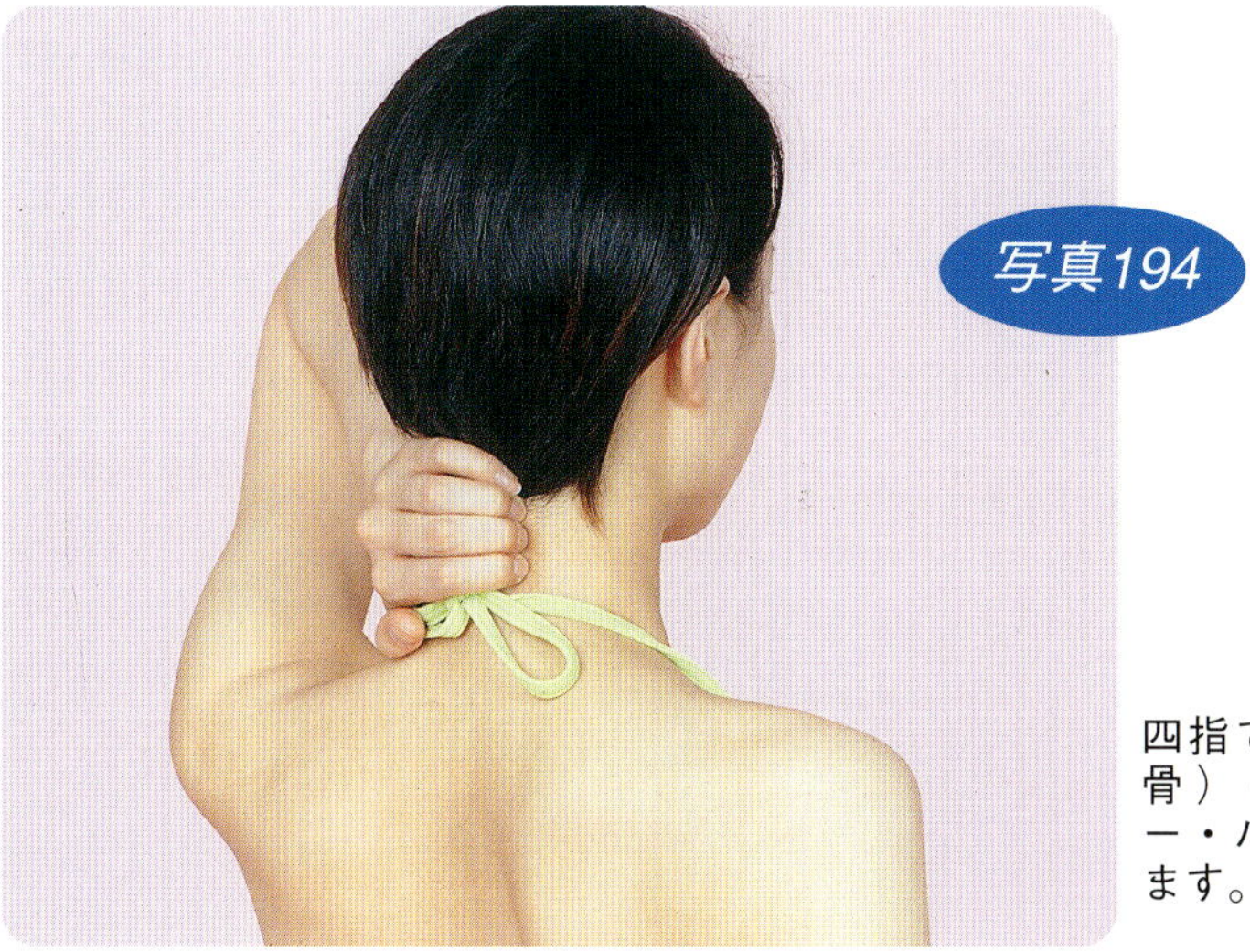

四指で頚椎（首の骨）の際をジワー・パッと押圧します。

（5）頭痛（筋緊張性頭痛）

首の筋肉が凝ってくると、頭が重くなったり、集中力が低下したり、すぐ眠くなったりします。これが筋緊張性頭痛といわれるものです。ポイントは乳様突起（耳の後ろの後頭骨の出っ張り）のやや後下方（写真195）と、ぼんの窪のわきの筋肉の盛り上がったところ（写真196）です。ここを親指でジワーと深くまで押圧すると、頭の方に痛みが響く場所があります。それがポイントですから、その部を繰り返し押圧して緩めます。上手にやれば、数回押圧しただけでも頭が軽くなります。またその周囲の後頚部も押圧して緩めます。頭が疲れた時も効果的です。

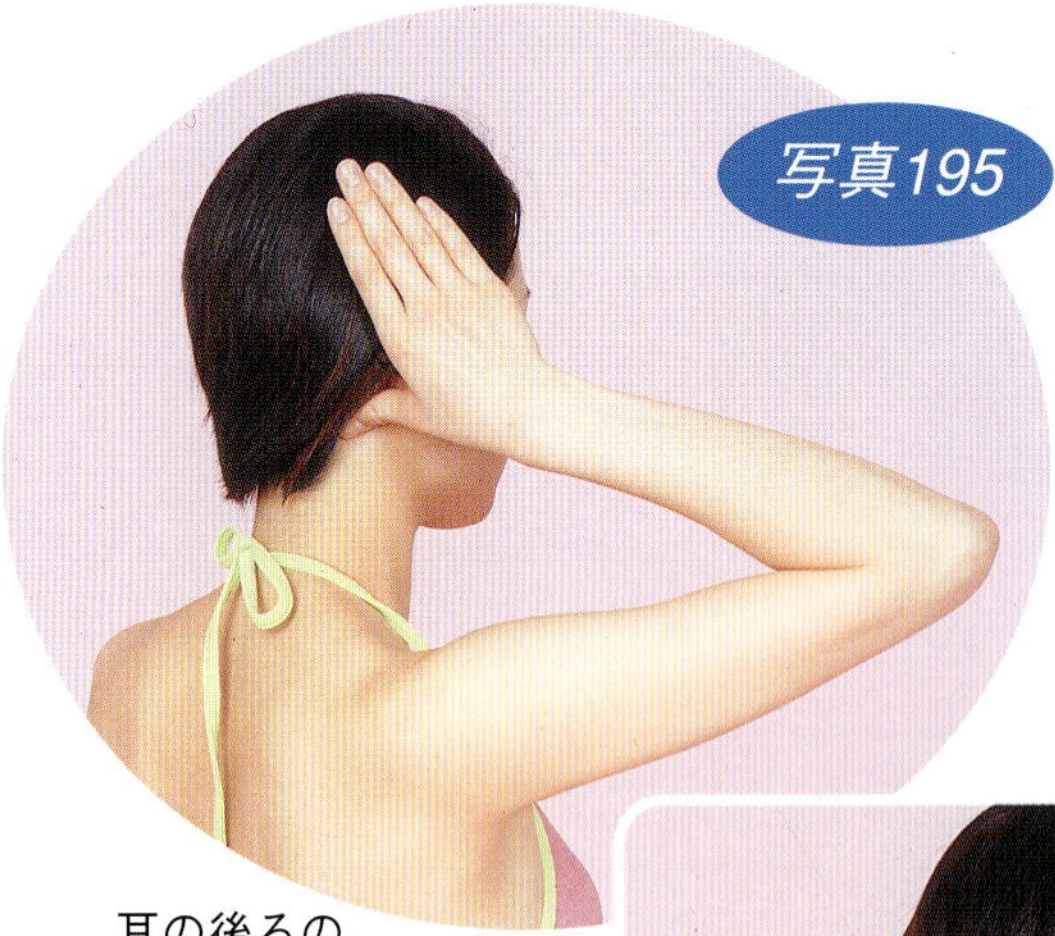

写真195

耳の後ろの
出っ張った骨
（乳様突起）の後下
方をジワー・パッと
押圧します。

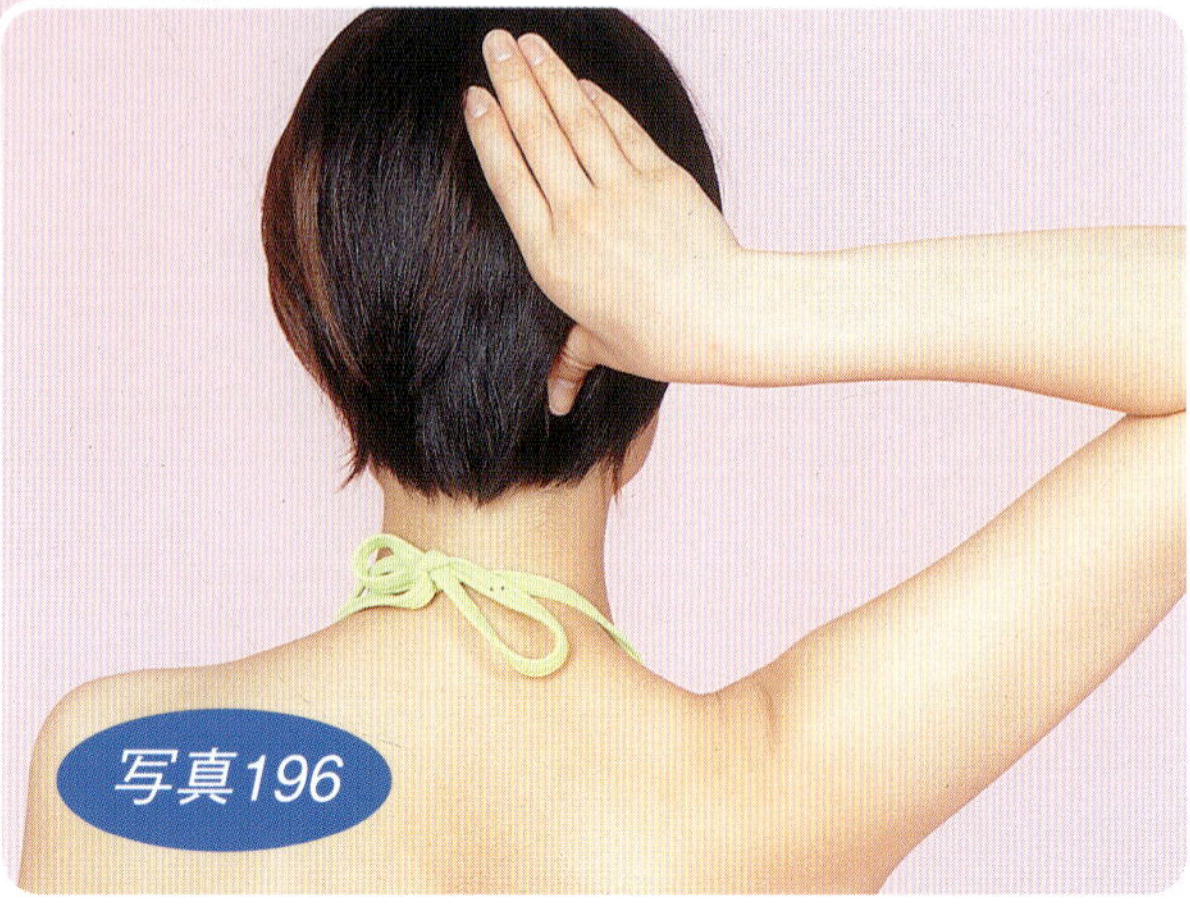

写真196

ぼんの窪の脇をジワー・パッと押圧します。

6 肩の自己治療法
―肩こり

肩が凝って苦しい時は、反対側の四指（右肩は左手）で押圧します。その時、空いている手で、下から肘を支えるとやりやすいでしょう（写真197A）。背中の肩甲骨の内側が苦しい時も、同様に押圧します（写真197B）。この時は、中指と薬指でシコリを直接押圧します。

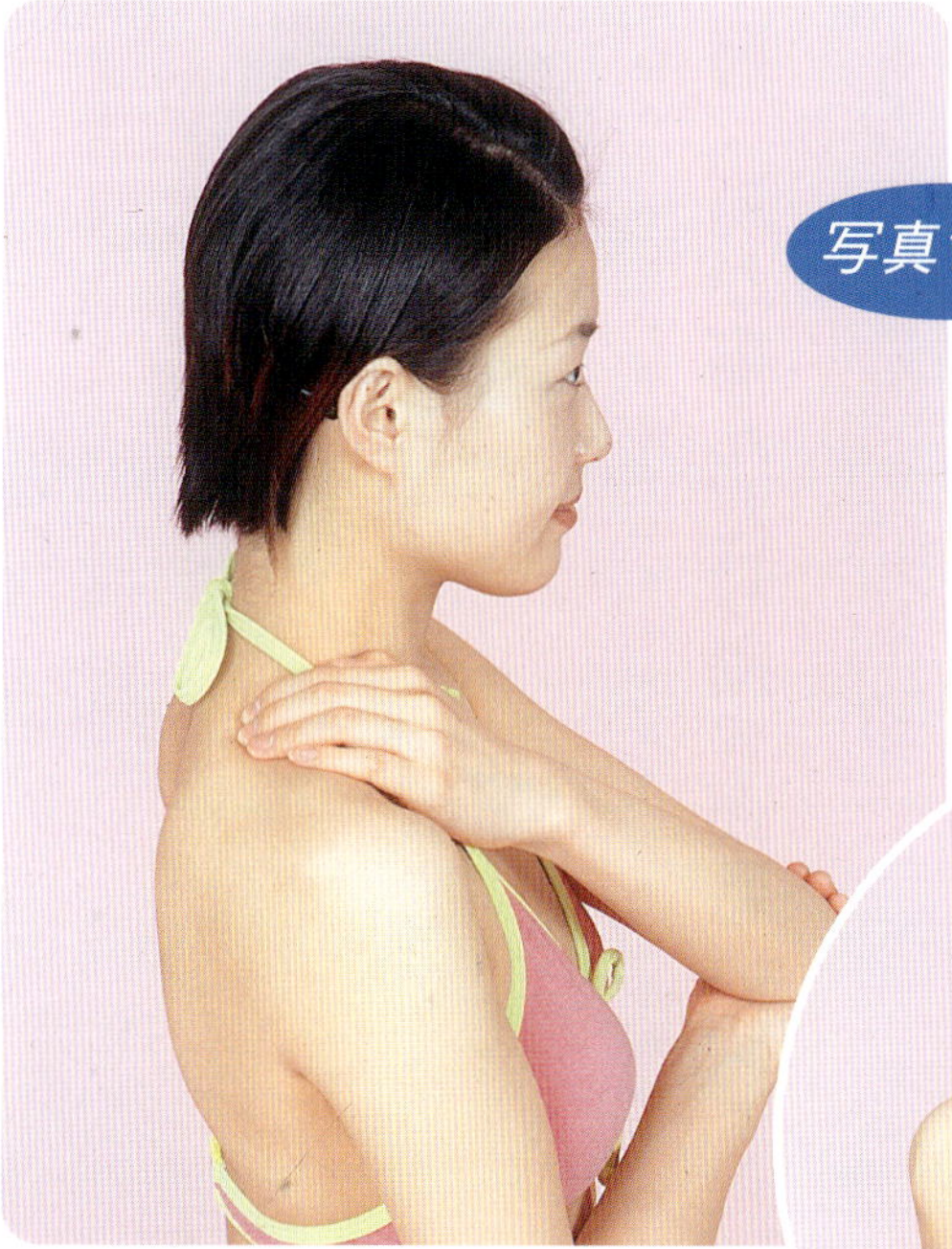
写真197A

片手で肘を支えてジワー・パッと押圧します。

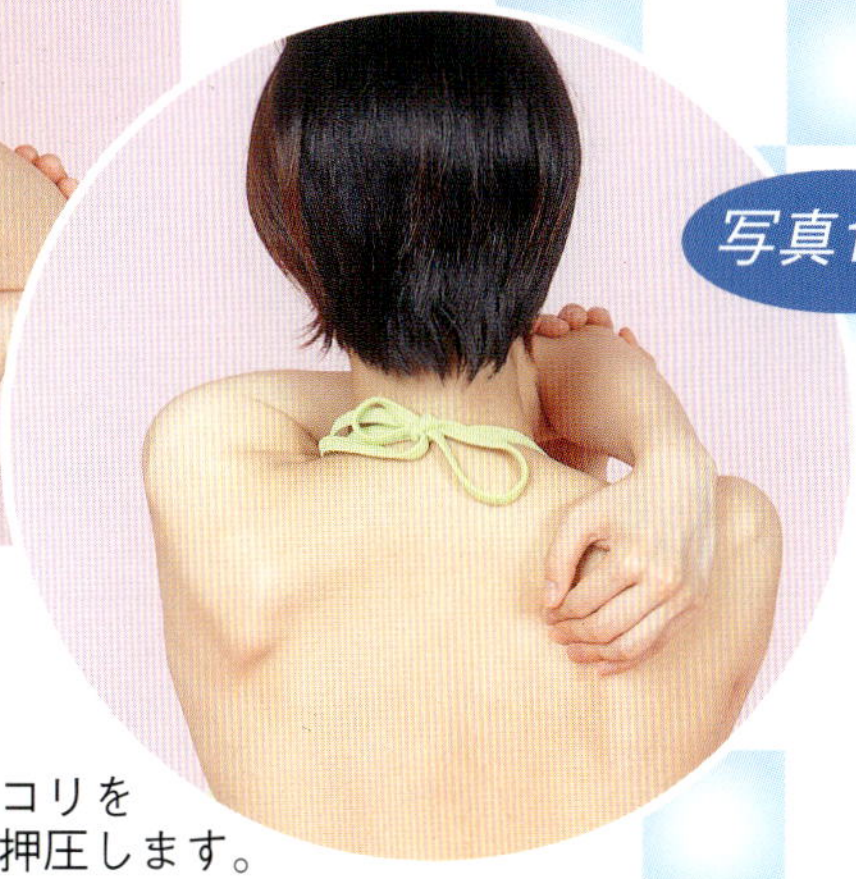
写真197B

中指と薬指でシコリをジワー・パッと押圧します。

7 上肢の自己治療法
―五十肩、腕、手首、指の痛みしびれ感など

(1) 五十肩(肩が痛んだり動きが悪い時)

どの辺が痛むのか、肩の関節を動かしてみます。前の方が痛む時は、反対の親指で軽く押圧して、痛い所を探ります(写真198)。肩の関節の横と後ろは、四指で押圧します(写真199、200)。押圧してみて、シコリになって痛いところが悪いところですから、その部分を集中的に押圧します。少し緩んできたら楽になりますから、それ以上はやらないようにします。次に、肩の関節をストレッチングします。まだ痛みが軽くなってないようであれば、もう一度痛みの出ているシコリを探して、押圧すると軽くなるでしょう。シコリは沢山ありますが、今痛みの出ているシコリを押圧するのがコツです。

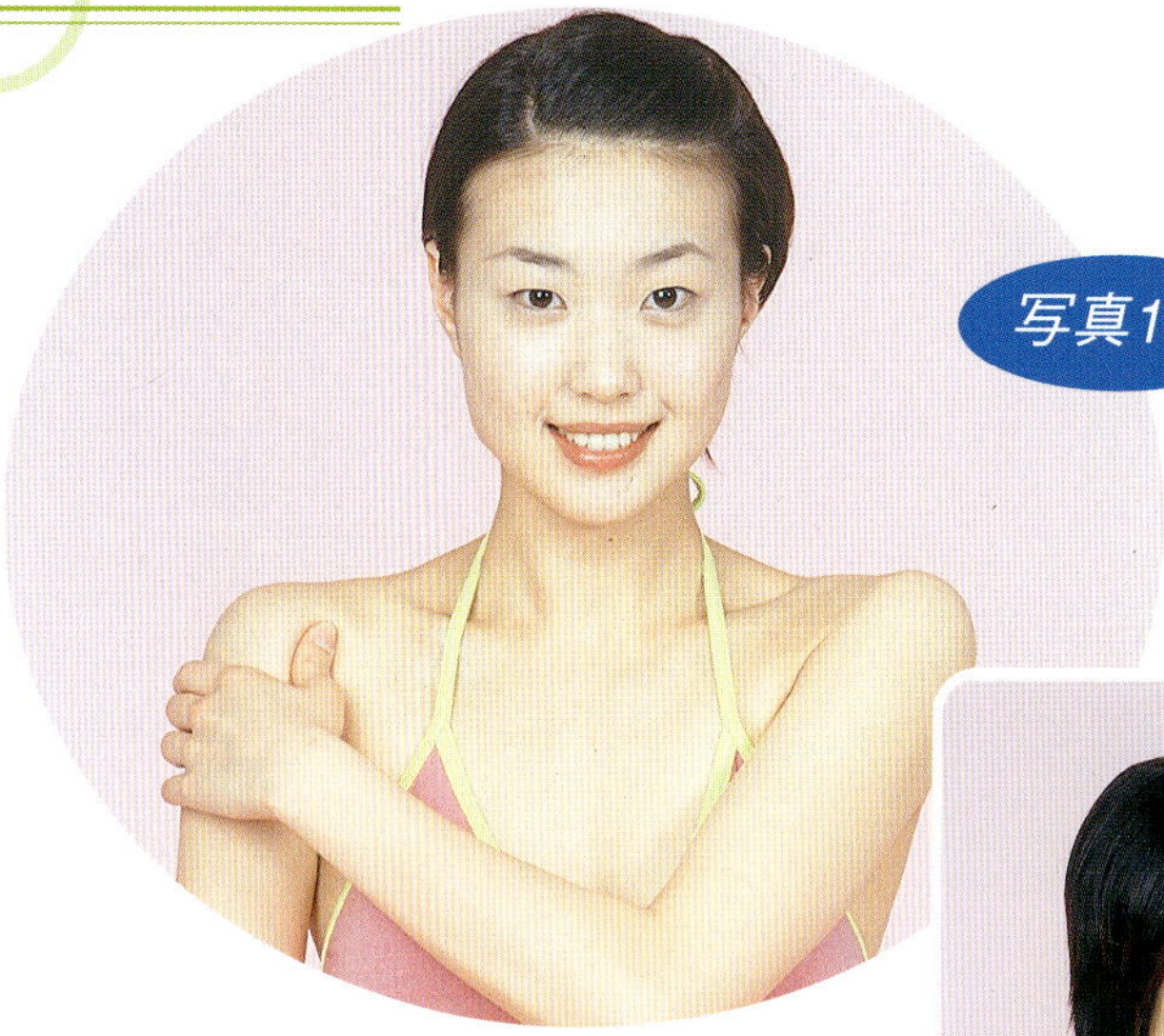

写真198

前は親指でジワー・パッと押圧します。

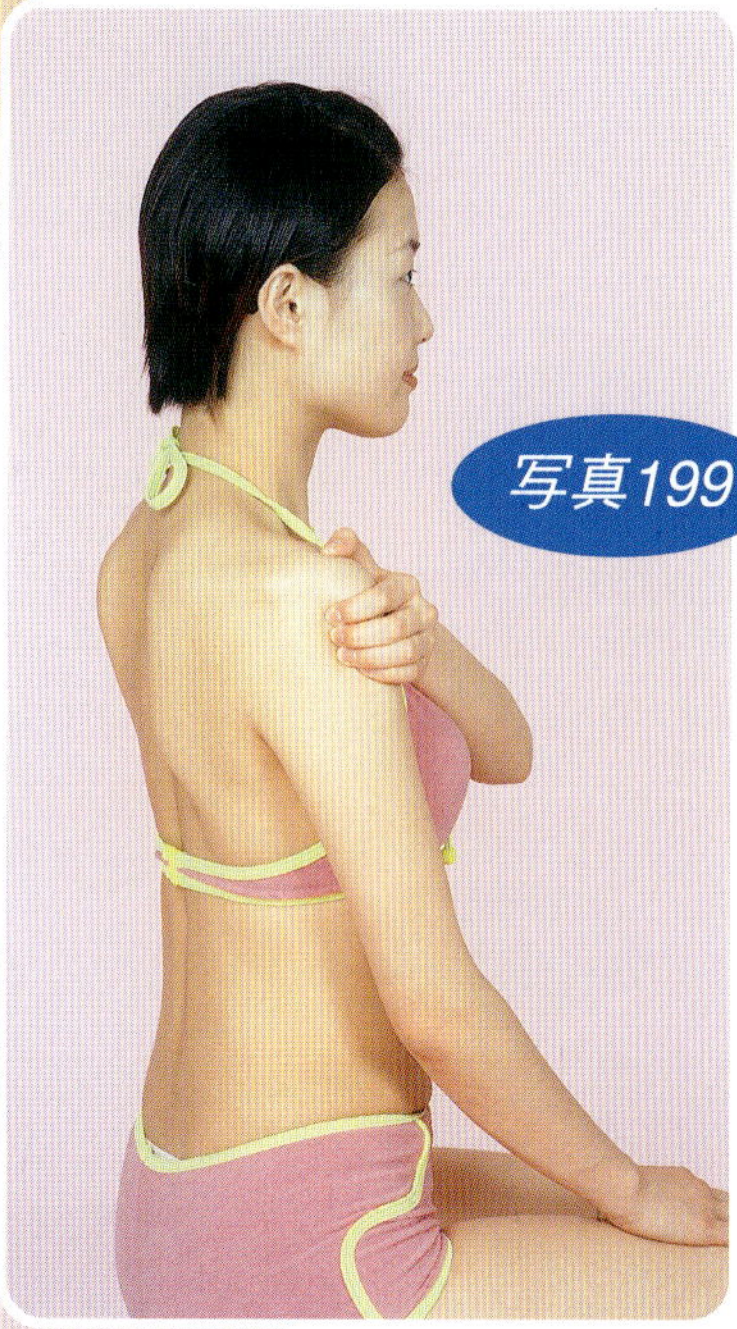

写真199

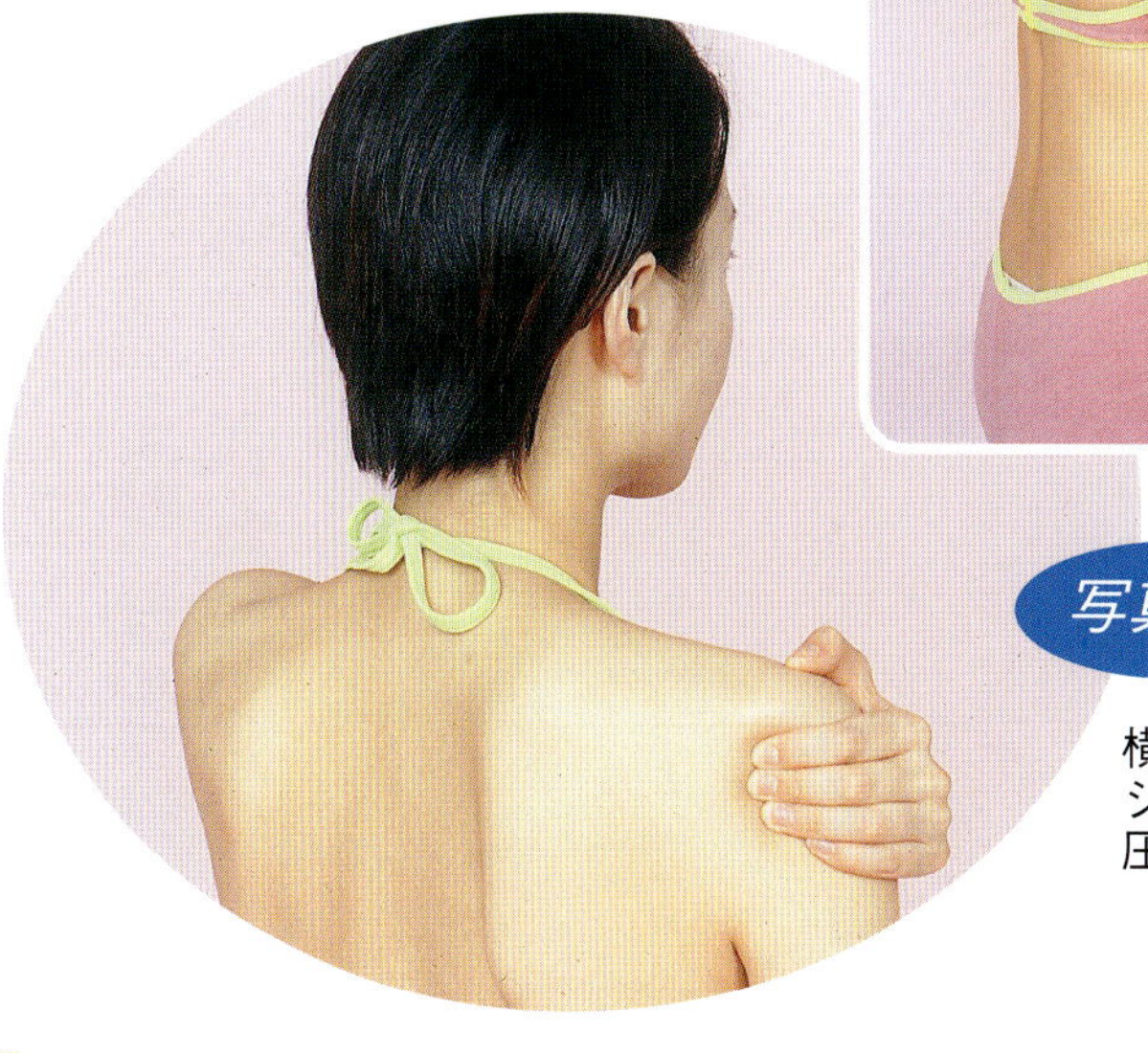

写真200

横と後ろは四指でジワー・パッと押圧します。

（2）上腕部の痛み

上腕部が痛い時やだるい時、あるいはしびれ感がある時は、親指でシコリのある所を繰り返し押圧して緩めます（**写真201**）。

（3）前腕部の痛み（テニス肘、ゴルフ肘、筋肉痛、握力低下、しびれ感）

上腕部と同様に、親指でシコリのある所を繰り返し押圧して緩めます（**写真202**）。

写真201

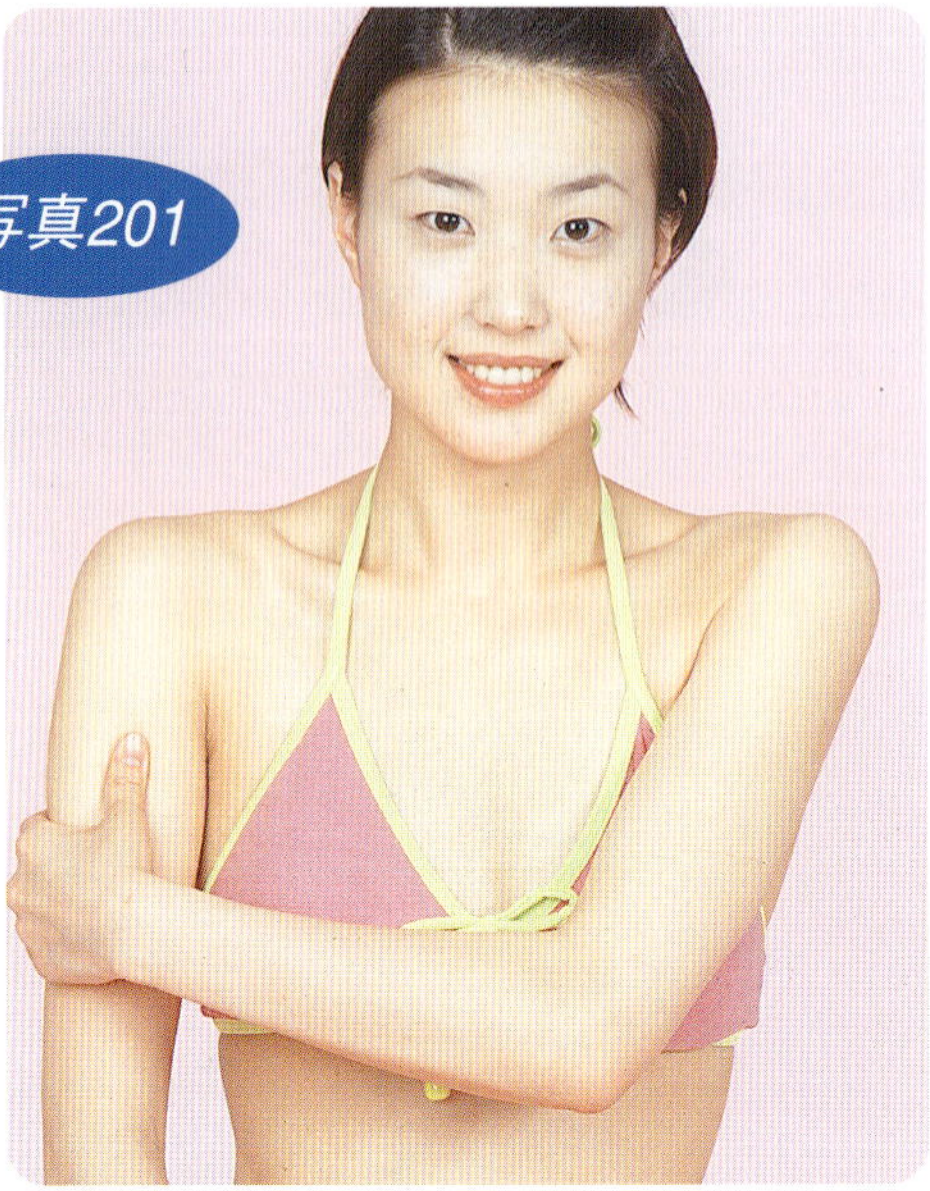

コリのある所を優しくジワー・パッと押圧します。

写真202

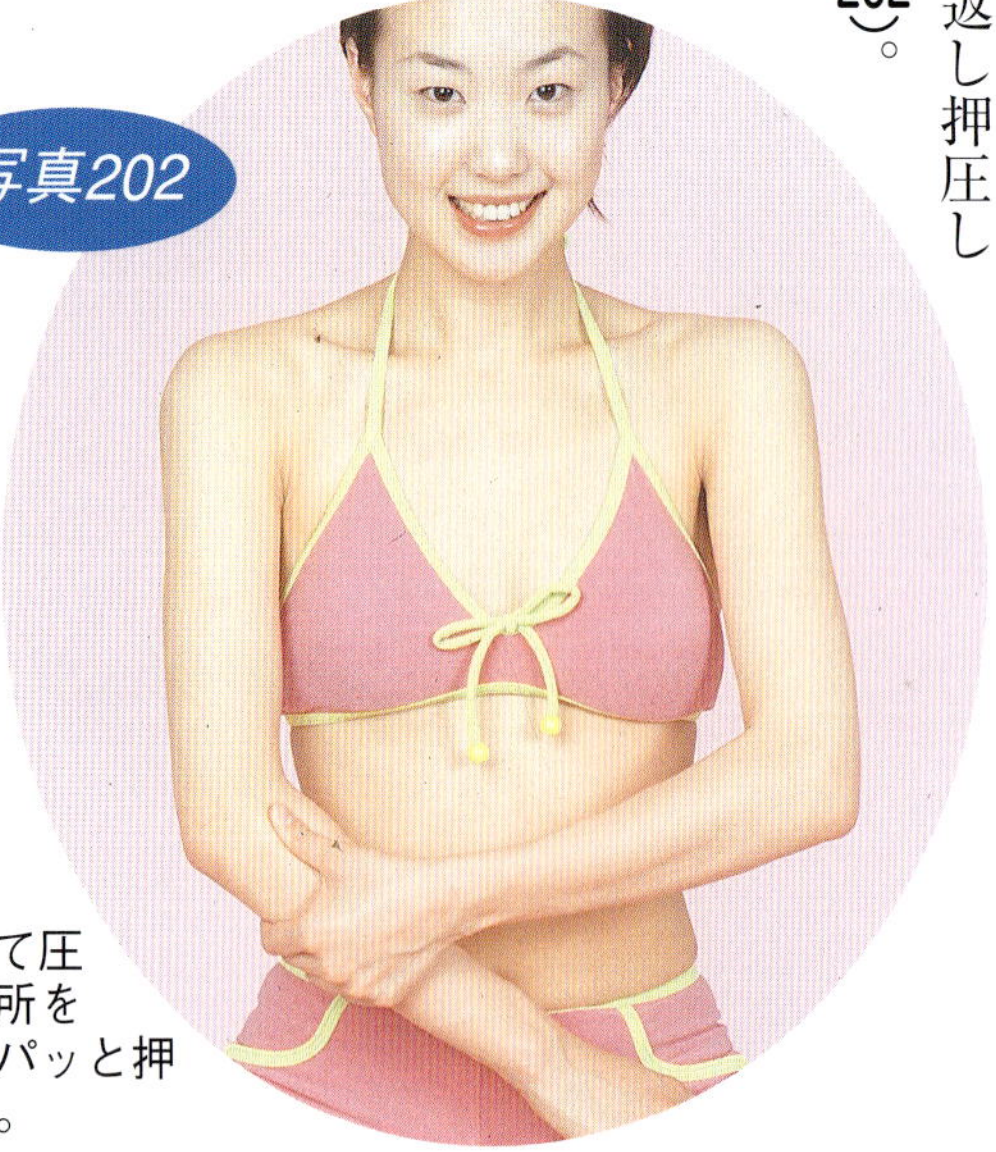

硬くなって圧痛のある所をジワー、パッと押圧します。

(4) 手首の痛み (腱鞘炎)

手首の外側が痛い時は、親指の先で、関節の隙間に指を入れるようにして、最も痛い所を軽く押圧します(写真203)。内側が痛い時は、少し手首を曲げて同様に押圧します(写真204)。

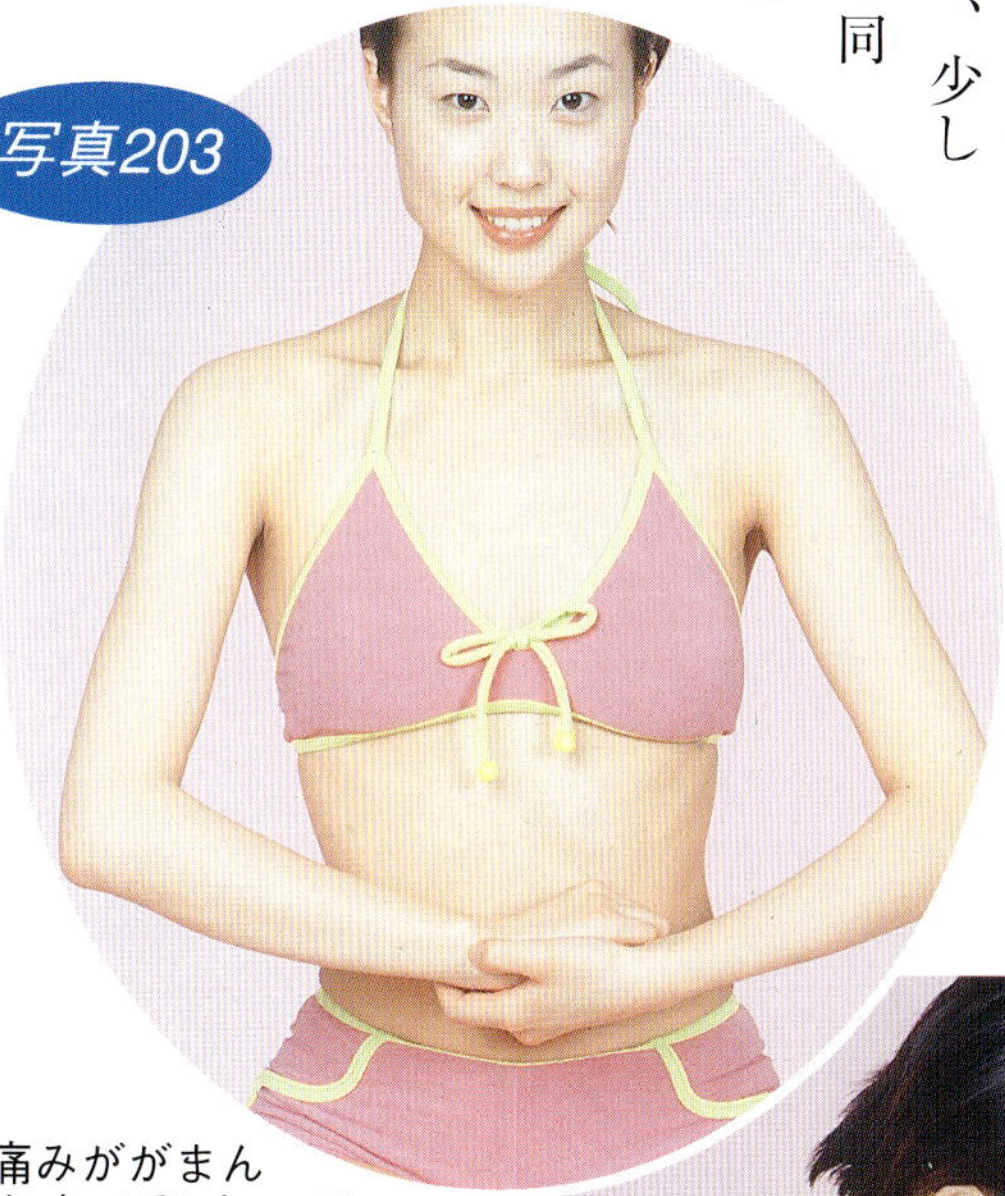
写真203

痛みががまん出来る程度にジワー・パッと押圧します。

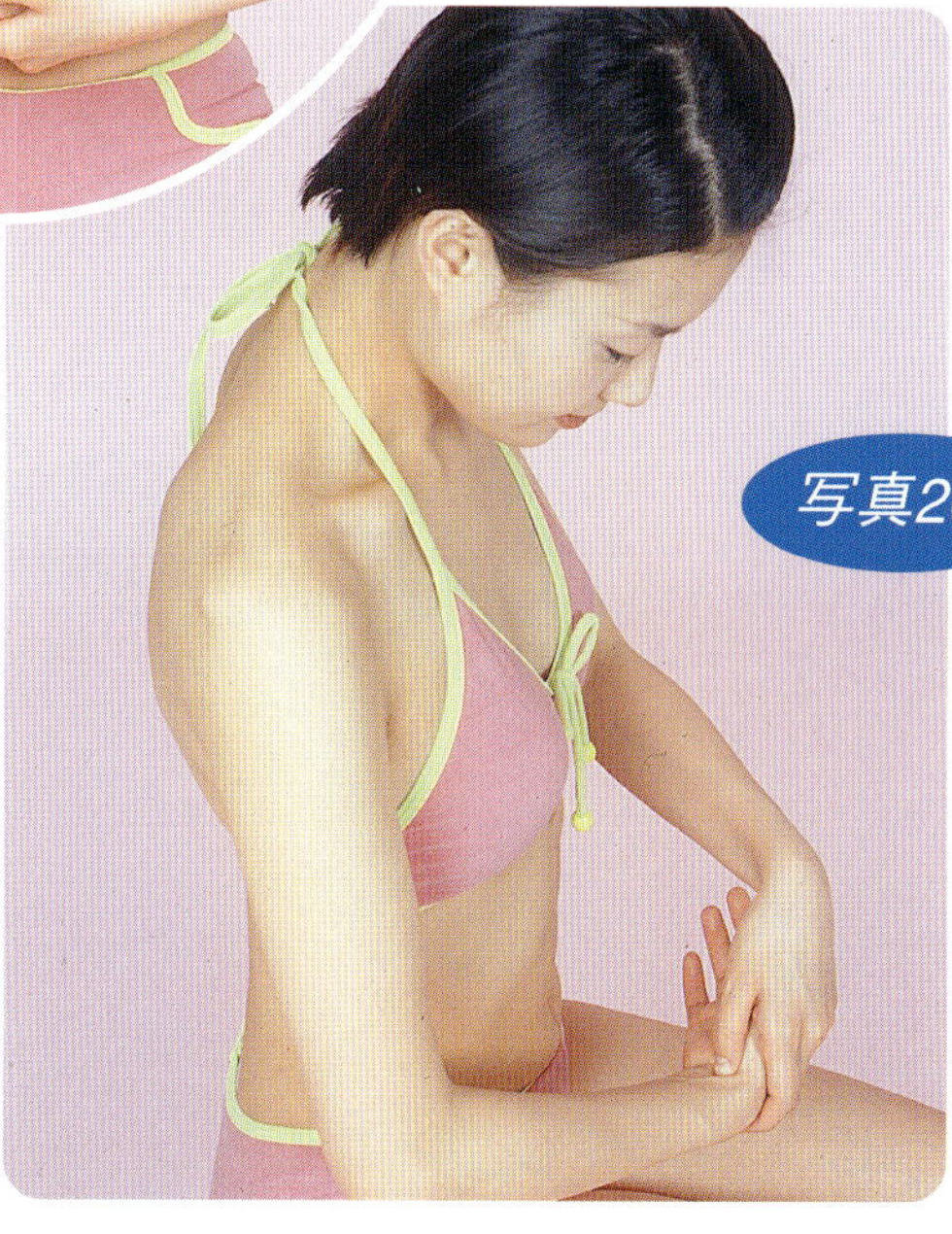
写真204

優しくジワー・パッをくり返します。

（5）指が痛い時（バネ指、突き指、しびれ感）

指の横は、人指し指と親指で挟む様にして押圧します（**写真205**）。指の背は、人指し指で下から支え、上から親指で押圧します（**写真206**）。押圧してみて、痛みがあり、硬くなっている所（指の背がすじ張って硬くなっていることが多い）を集中的に、指の付け根から先に向かって押圧を繰り返します。

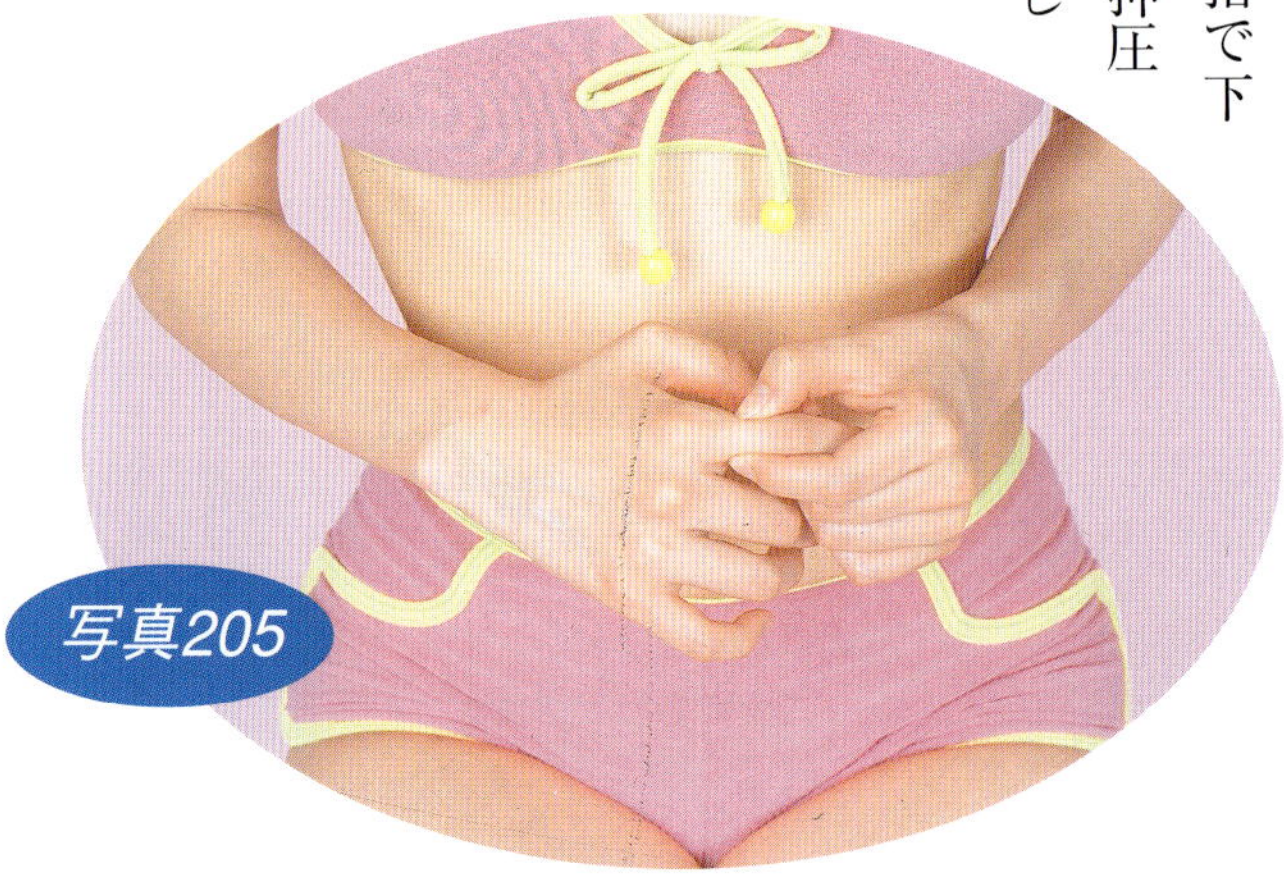

圧痛のある所をくり返しジワー・パッと押圧します。

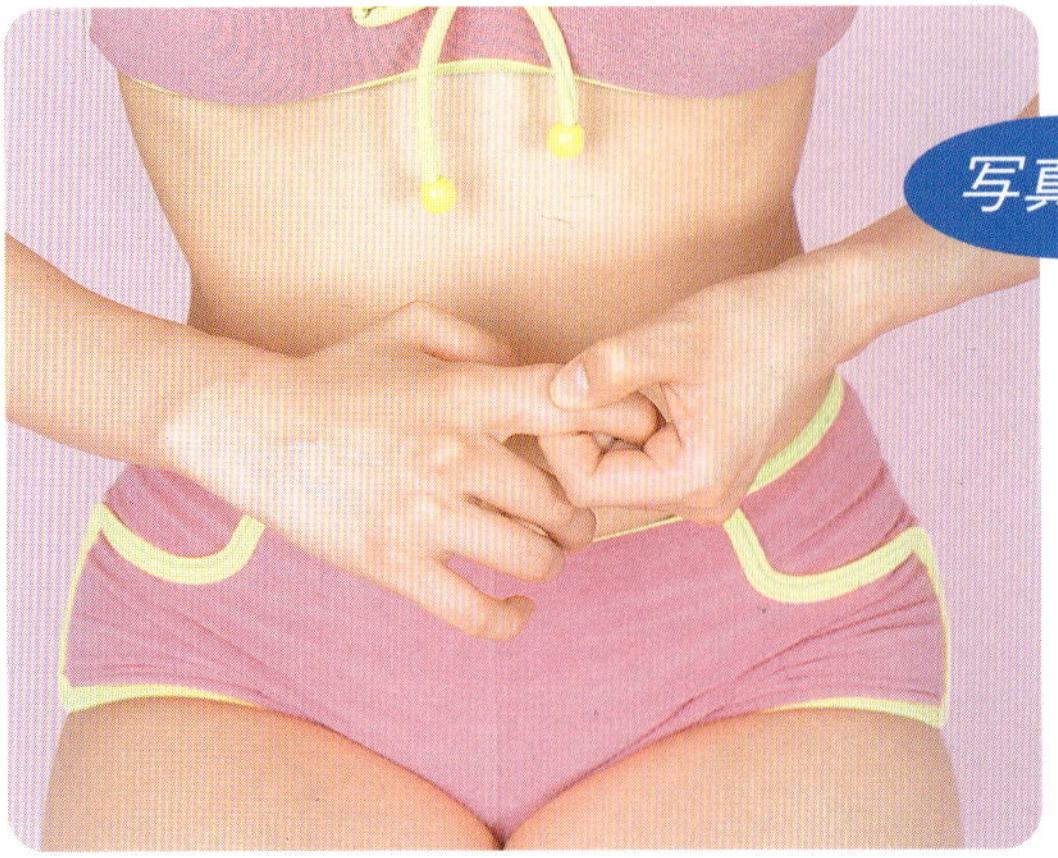

すじ張って痛む所を押圧します。

8 胸の自己治療法

―胸の痛み（肋間神経痛、乳腺症など）

胸が痛む時、痛む所を反対側の四指で、軽く細かく押圧しながらシコリを探します（写真207）。軽く押圧しても痛みがあり、その痛みが普段感じる痛みと同じであれば、そのシコリから痛みが出ていますので、集中的に押圧すると痛みが取れてきます。乳房が痛む場合も、同様に痛む部位のシコリを探し押圧します（写真208）。いくら探しても痛むシコリが見つからない場合は、内臓から痛みが出ている（例えば心臓や肺の病気など）こともありますので、医師の診察を受けましょう。

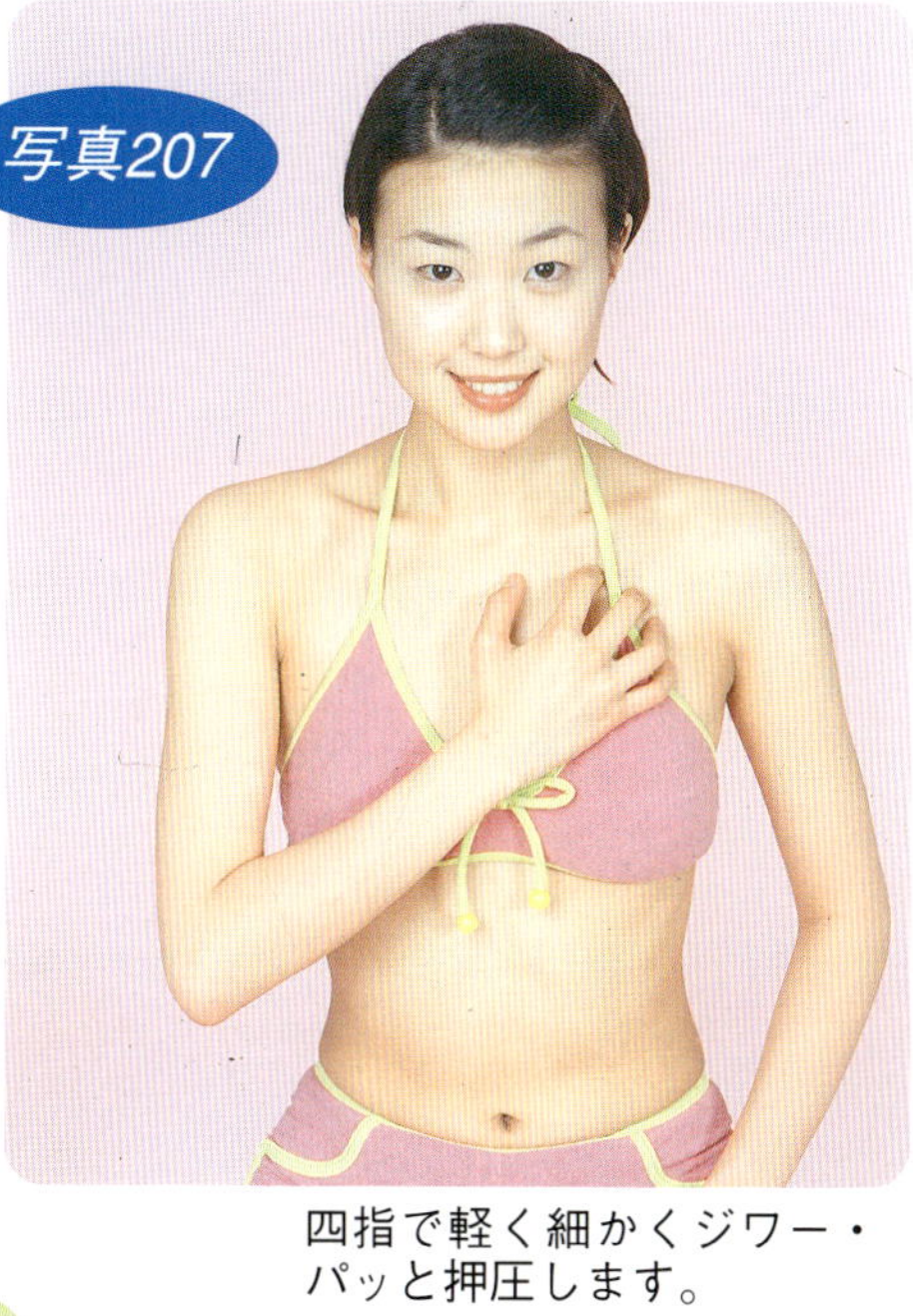

四指で軽く細かくジワー・パッと押圧します。

写真208

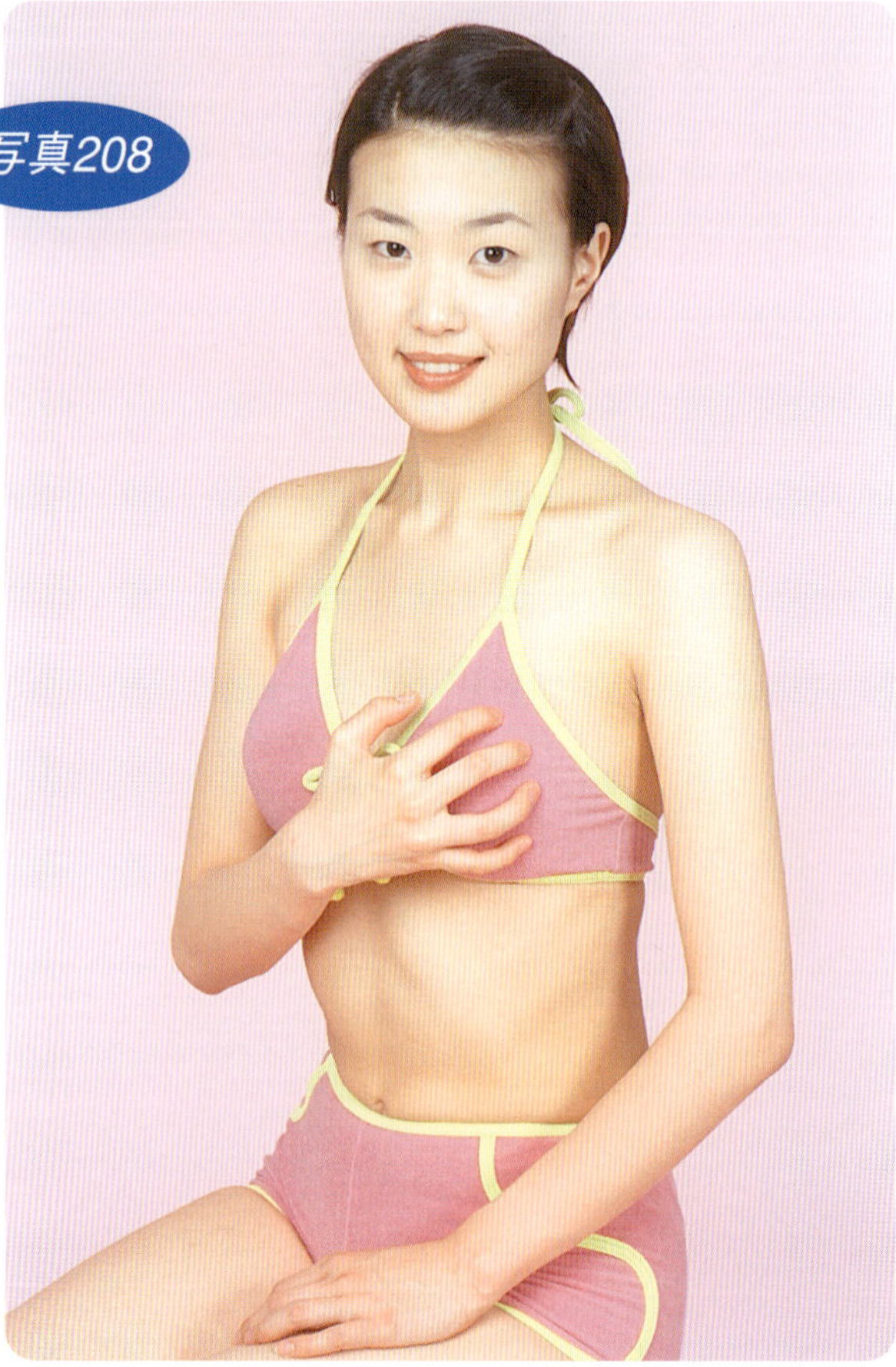

痛みのあるシコリを優しくジワー・パッと
押圧します。

9 腰の自己治療法
―腰痛症

シコリの出来やすい部位は、写真75、78、82に図示してありますので、それを参考にしてください。まず立って、腰の横から側腰部を押圧します（写真209）。次に、仙骨と腸骨（骨盤）の境目（仙腸関節部）を押圧します（写真210）。次に、その骨の外側の殿部を押圧します（写真211）。次に、仙骨外縁を押圧します（写真212）。以上の部位のどこかに、圧痛のあるシコリが見つかるはずです。シコリが見つかったら、集中的に押圧します。ただし、シコリを押し潰してはいけません。痛いけど気持ちが良いくらいの圧度で押圧して、パッと圧を抜きます。すると段々楽になってきます。シコリが余りにも硬くて指が入りにくい場合は、横臥位になって押圧します（写真213〜216）。

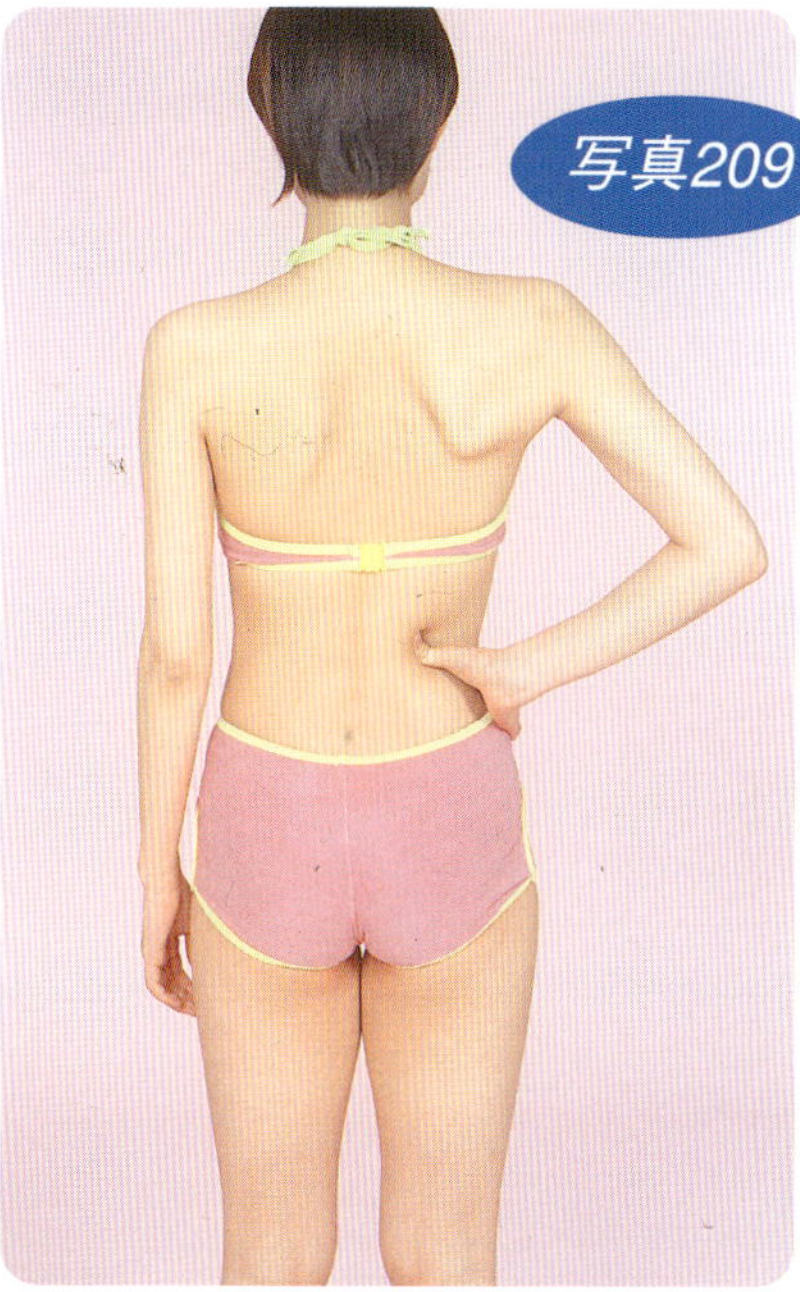

側腰部を横から押圧します。

骨盤の骨の内側
を押圧します。

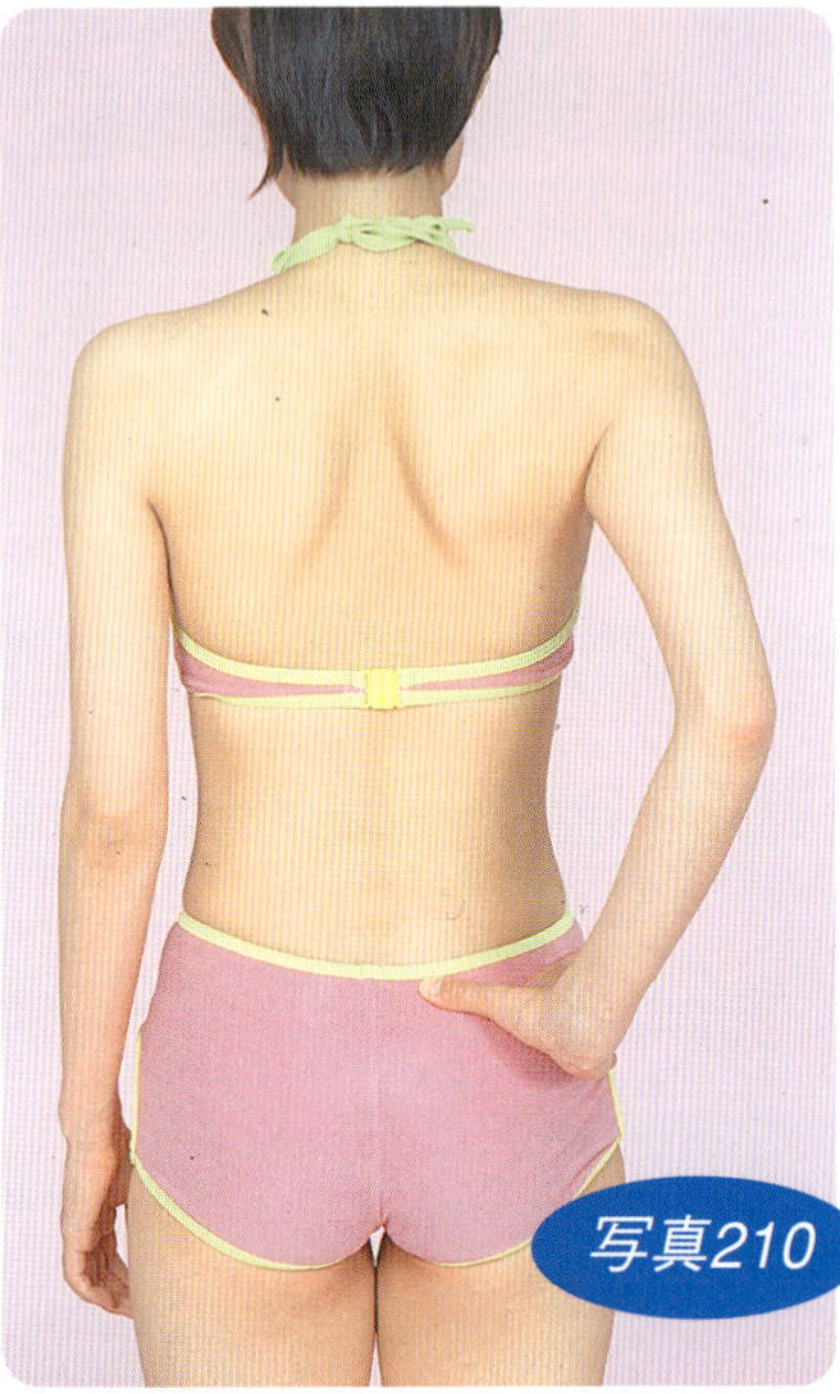

写真210

写真211

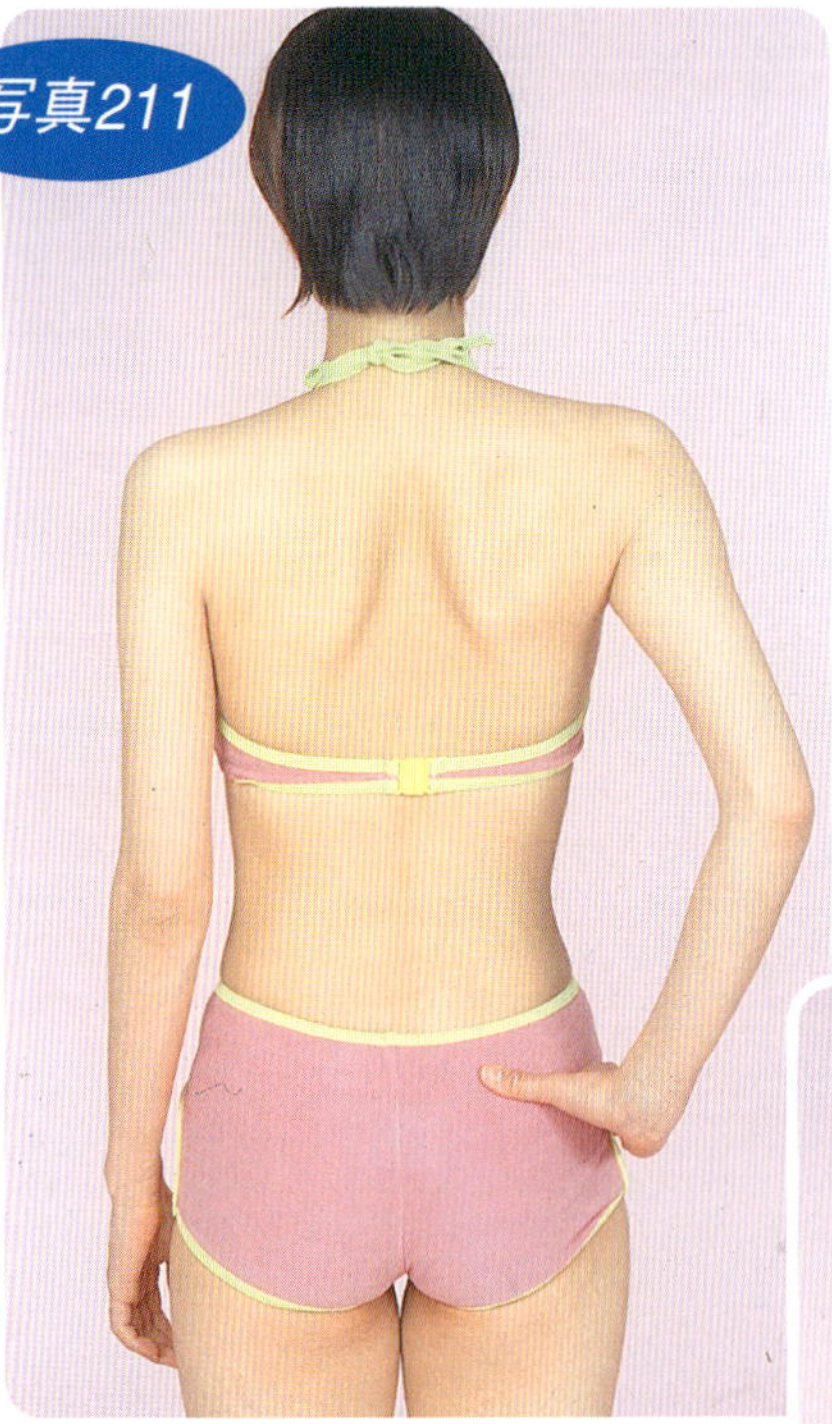

骨盤の骨の外側を押圧します。

写真212

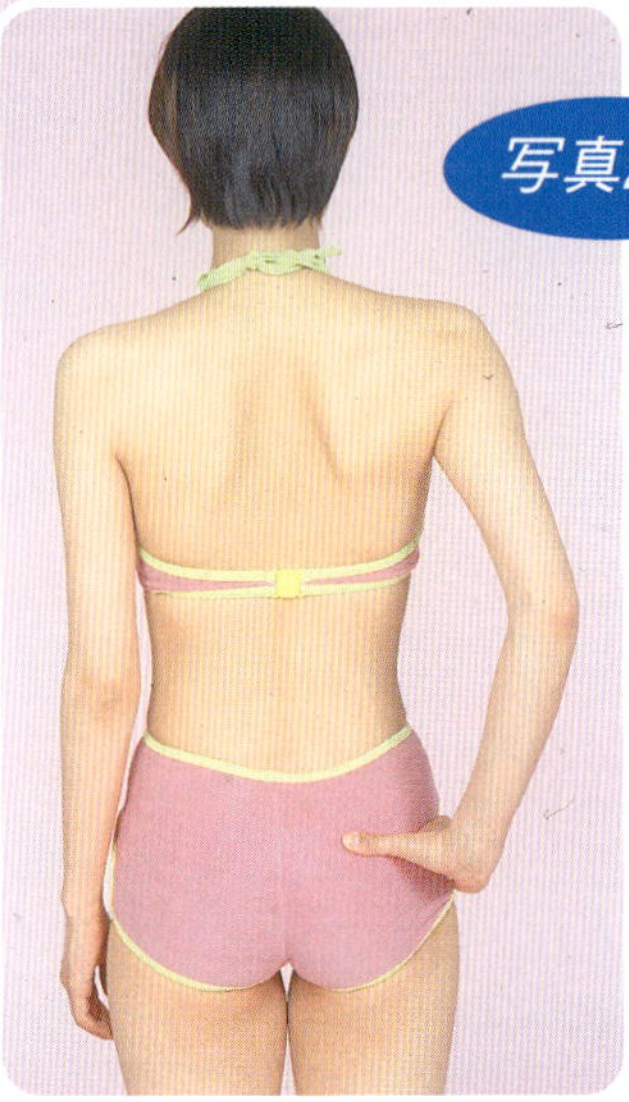

仙骨の外側の際
を押圧します。

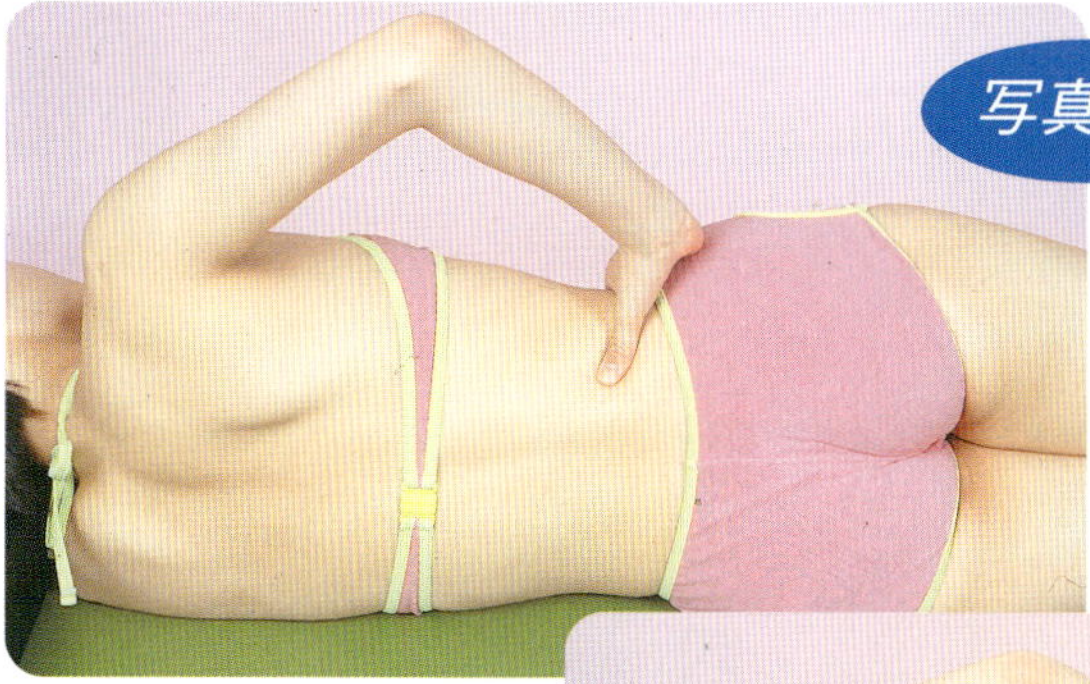

写真213

側腰部を横から
押圧します。

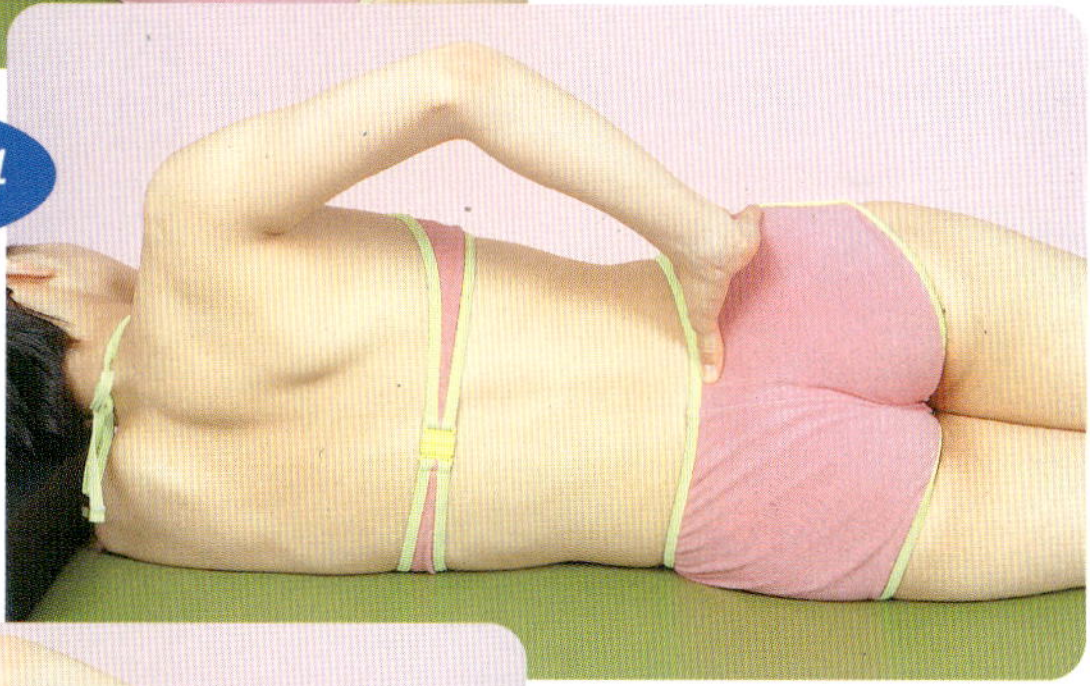

写真214

骨盤の骨の内側
を押圧します。

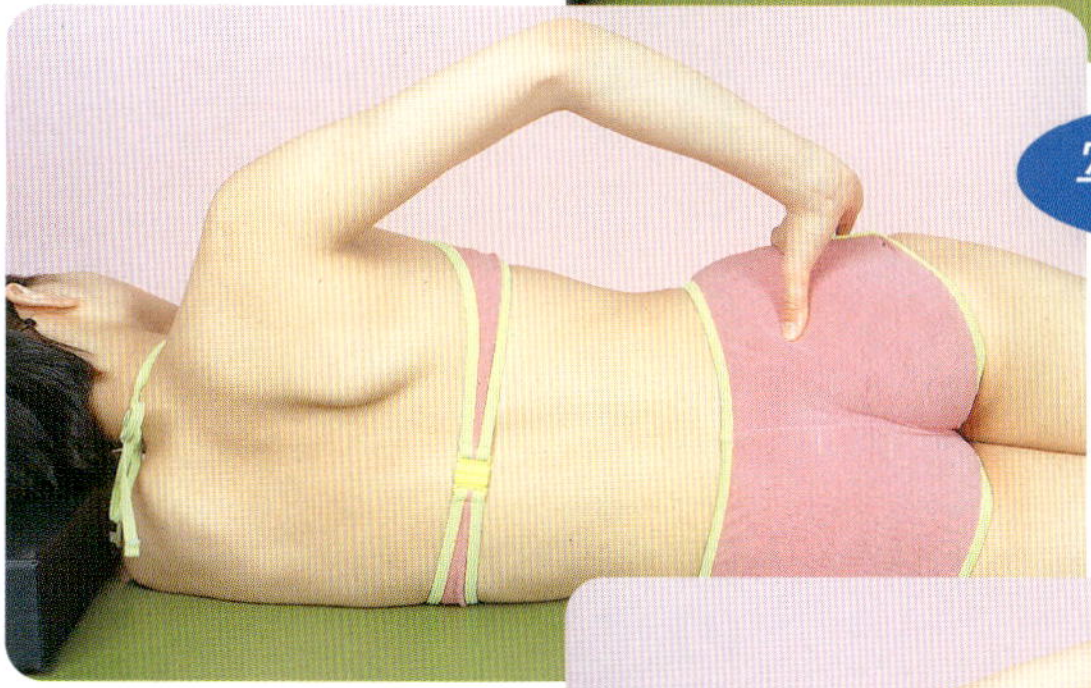

写真215

骨盤の骨の外側を
押圧します。

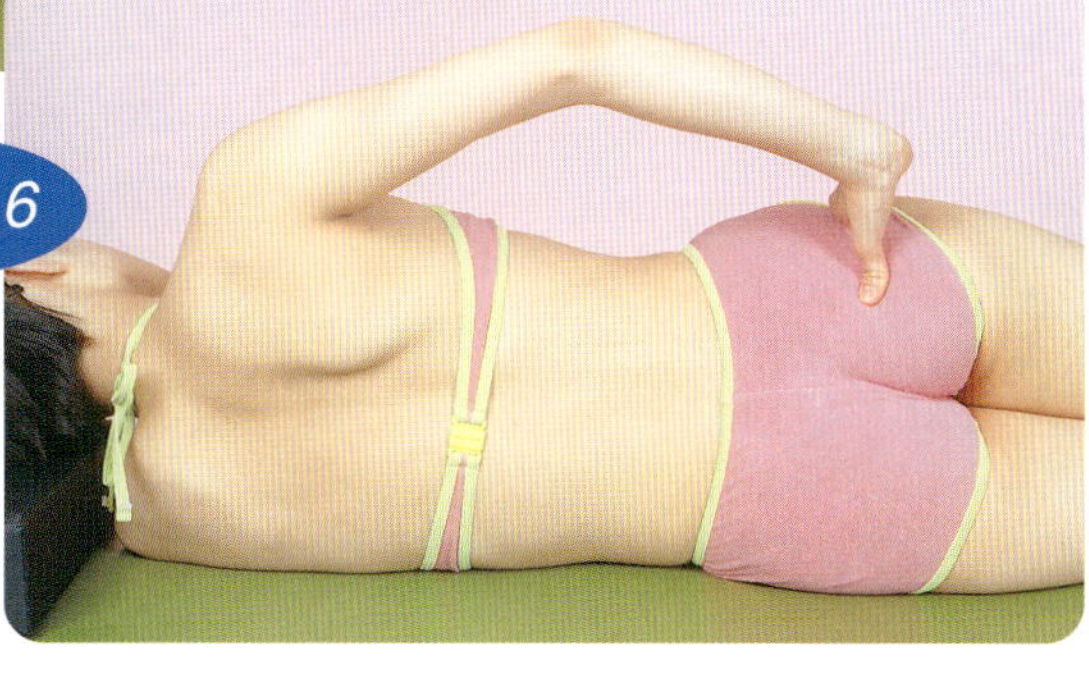

写真216

仙骨の外側の際
を押圧します。

10 下肢の自己治療法
──股関節、もも、膝、すね、足首、ふくらはぎ、アキレス腱の痛み

（1）股関節、もも（大腿部）の前面部の痛み

股関節やももの前面部が痛い時は、椅子又はベッドに腰掛けて、両手の親指で押圧します（写真217）。圧痛のあるシコリが見つかったら、それを集中的に押圧して緩めます。

写真217

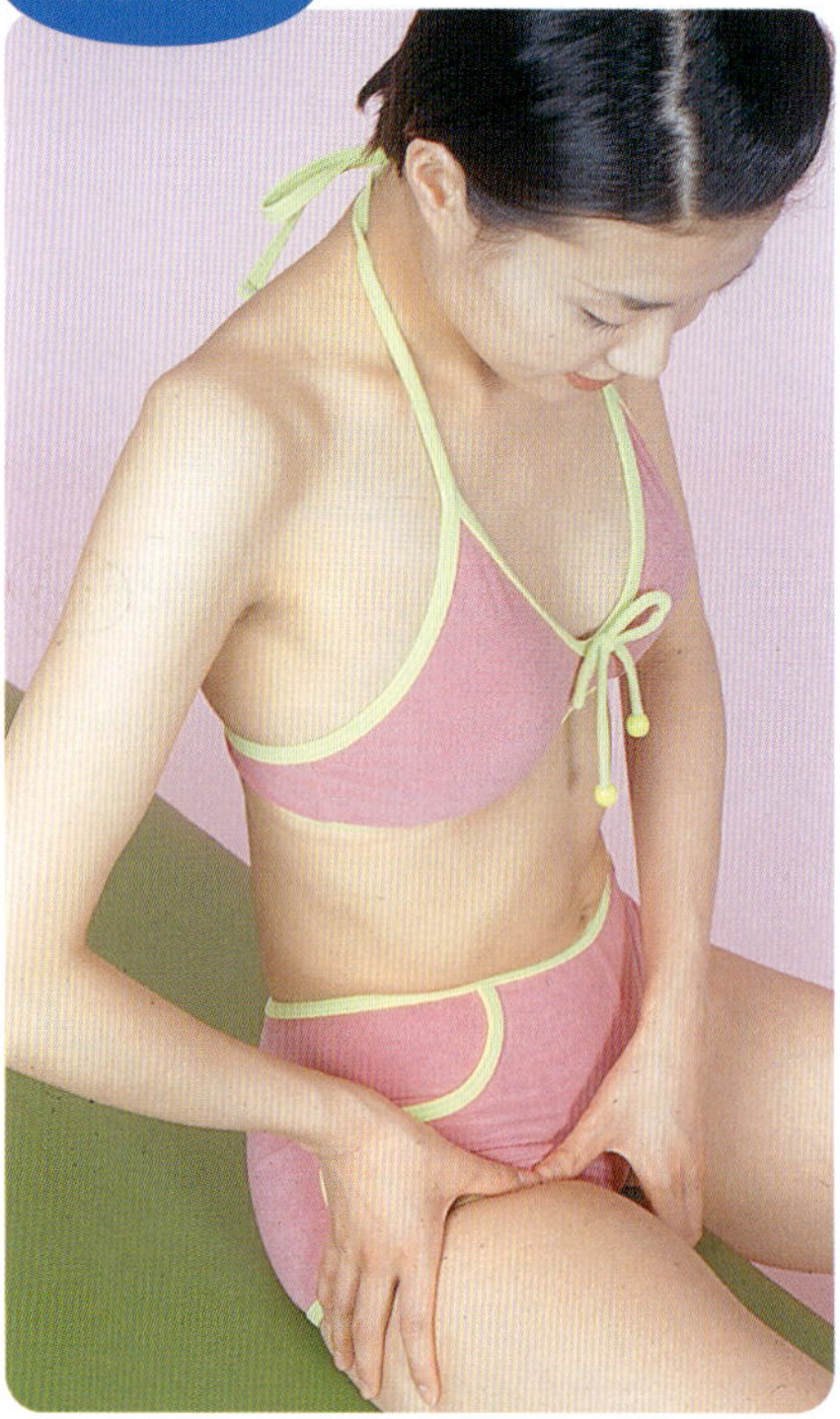

腰掛けて痛みのあるシコリをジワー・パッと押圧します。

（2）膝の痛み

膝の前面部が痛い時は、両手の親指の先で、お皿の周囲を押圧して、圧痛のあるシコリを探し、押圧を繰り返して緩めます（写真218、219）。膝裏（膝窩部）が痛い時は、ベッドもしくは床に片膝をついて、親指で押圧します（写真220）。シコリが大きすぎたり硬い時は、ベット又は床に腰掛け、膝を曲げて、下から両手の親指で押圧することも出来ます（写真221）。

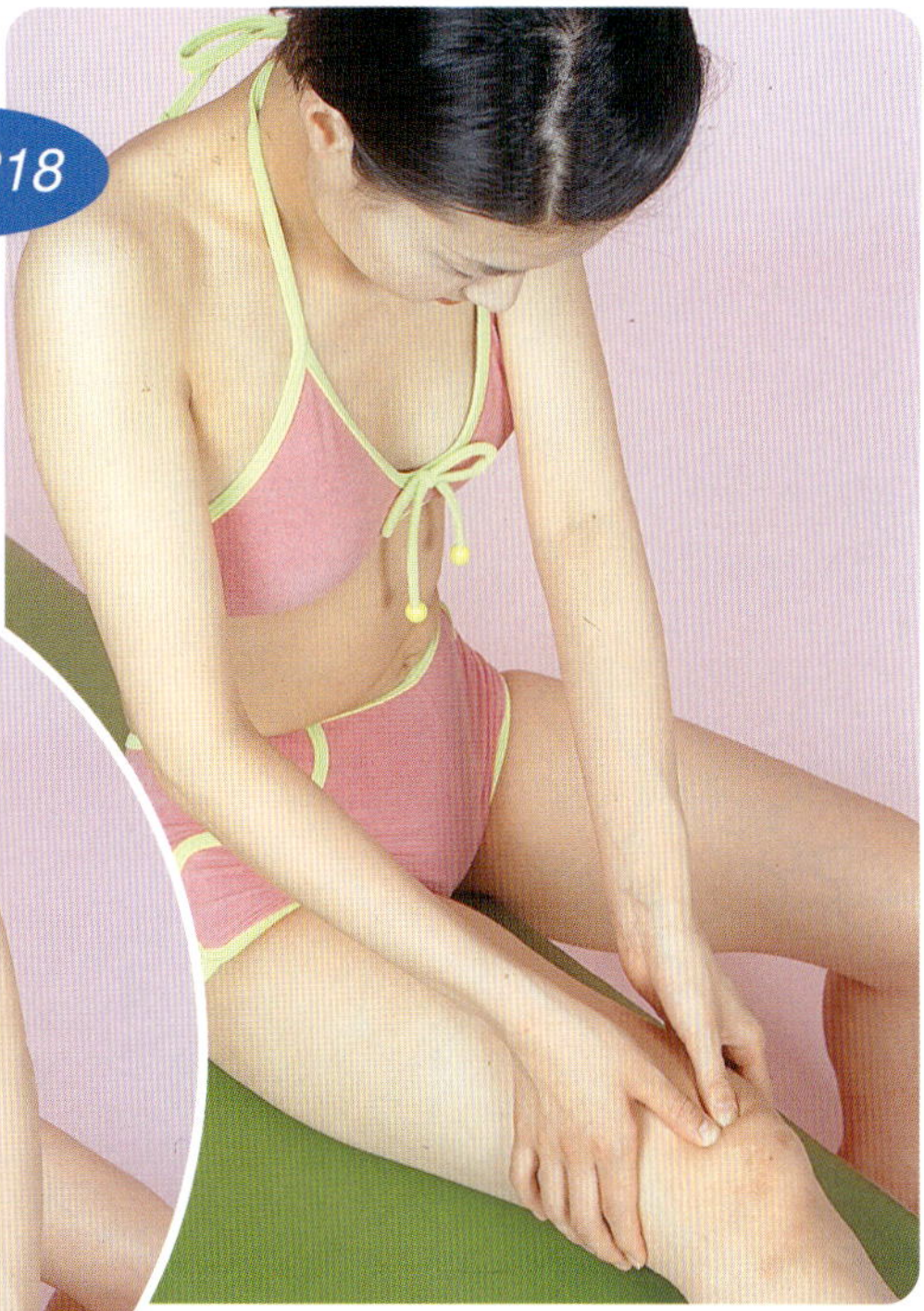

写真218

お皿の上をジワー・パッと押圧します。

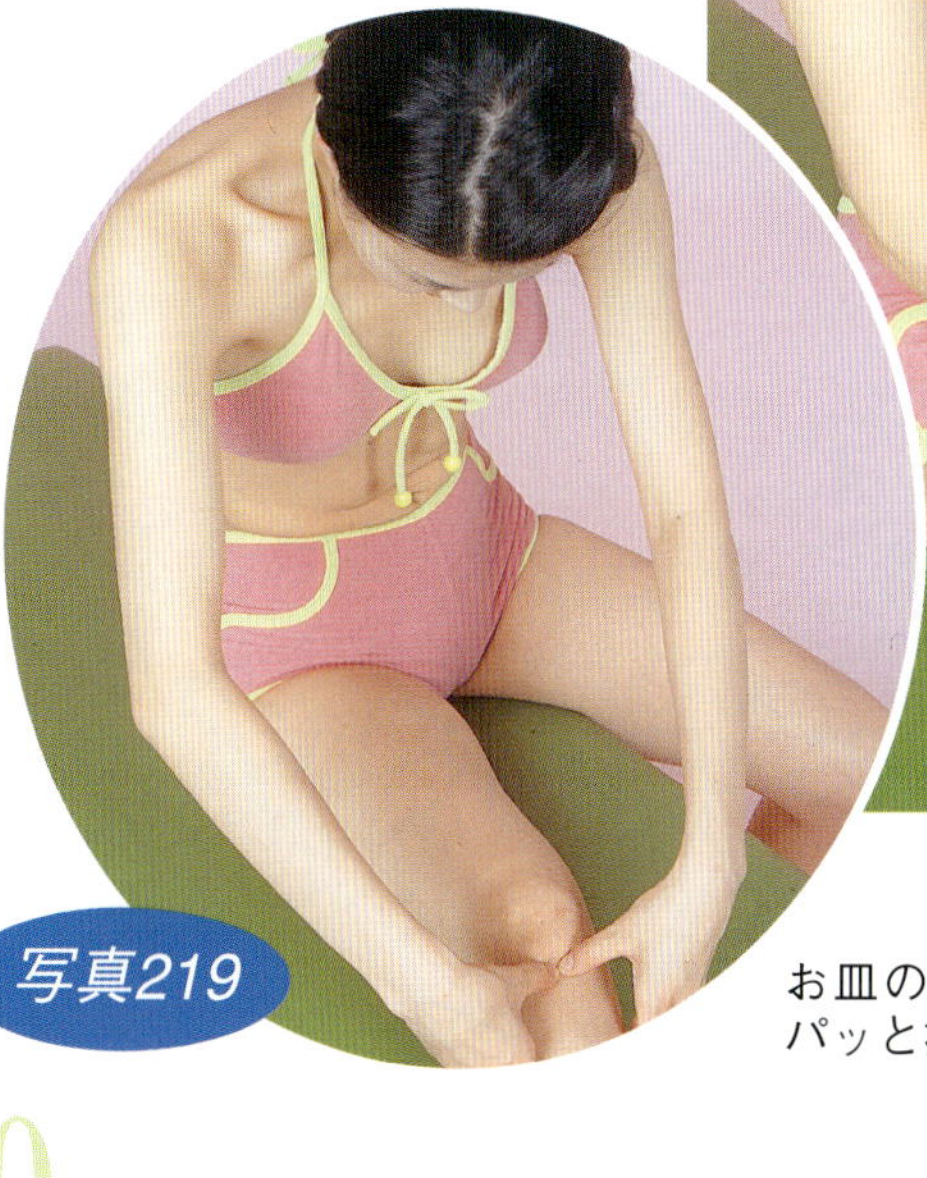

写真219

お皿の下をジワー・パッと押圧します。

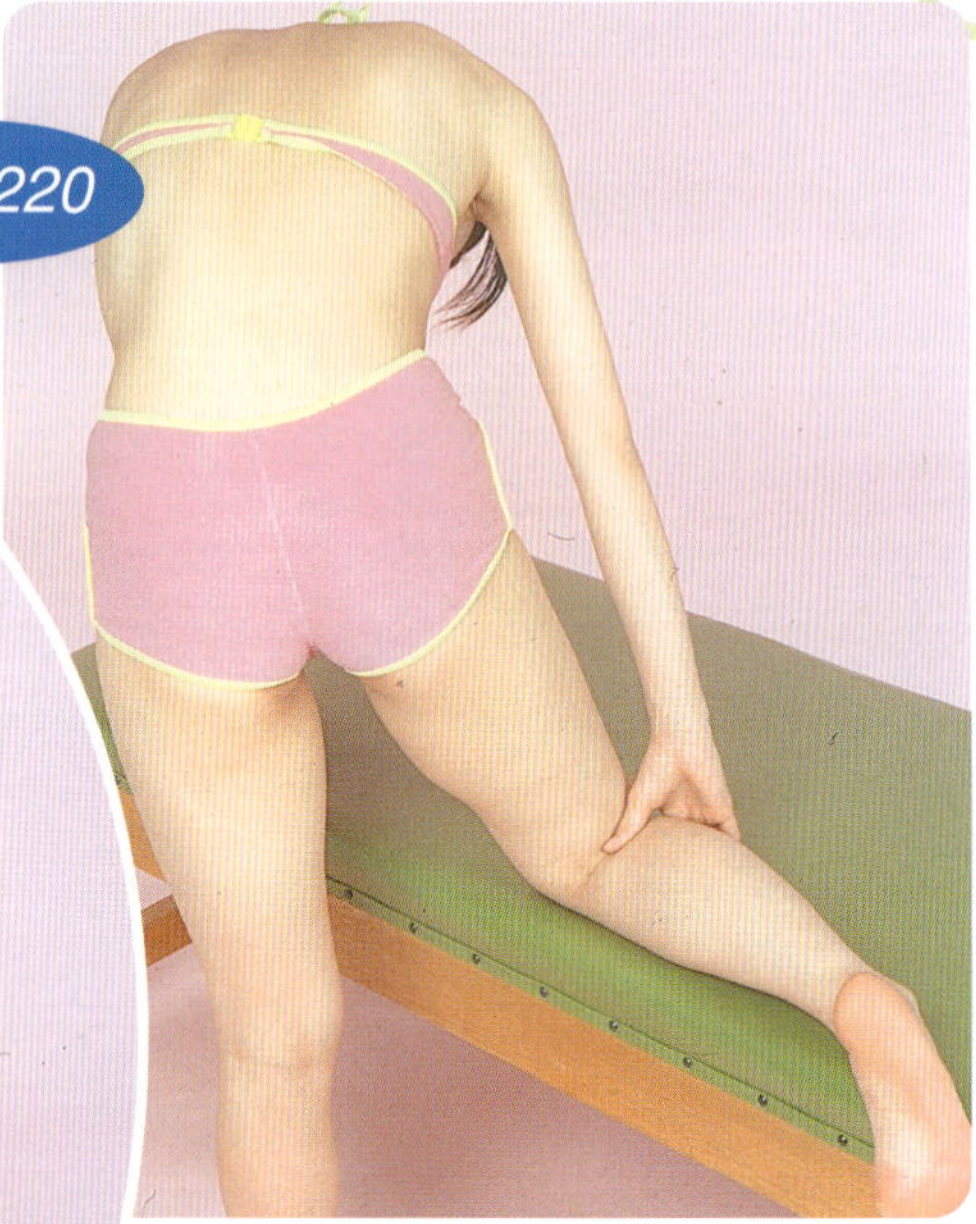

写真220

片膝をついて親指でジワー・パッと押圧します。

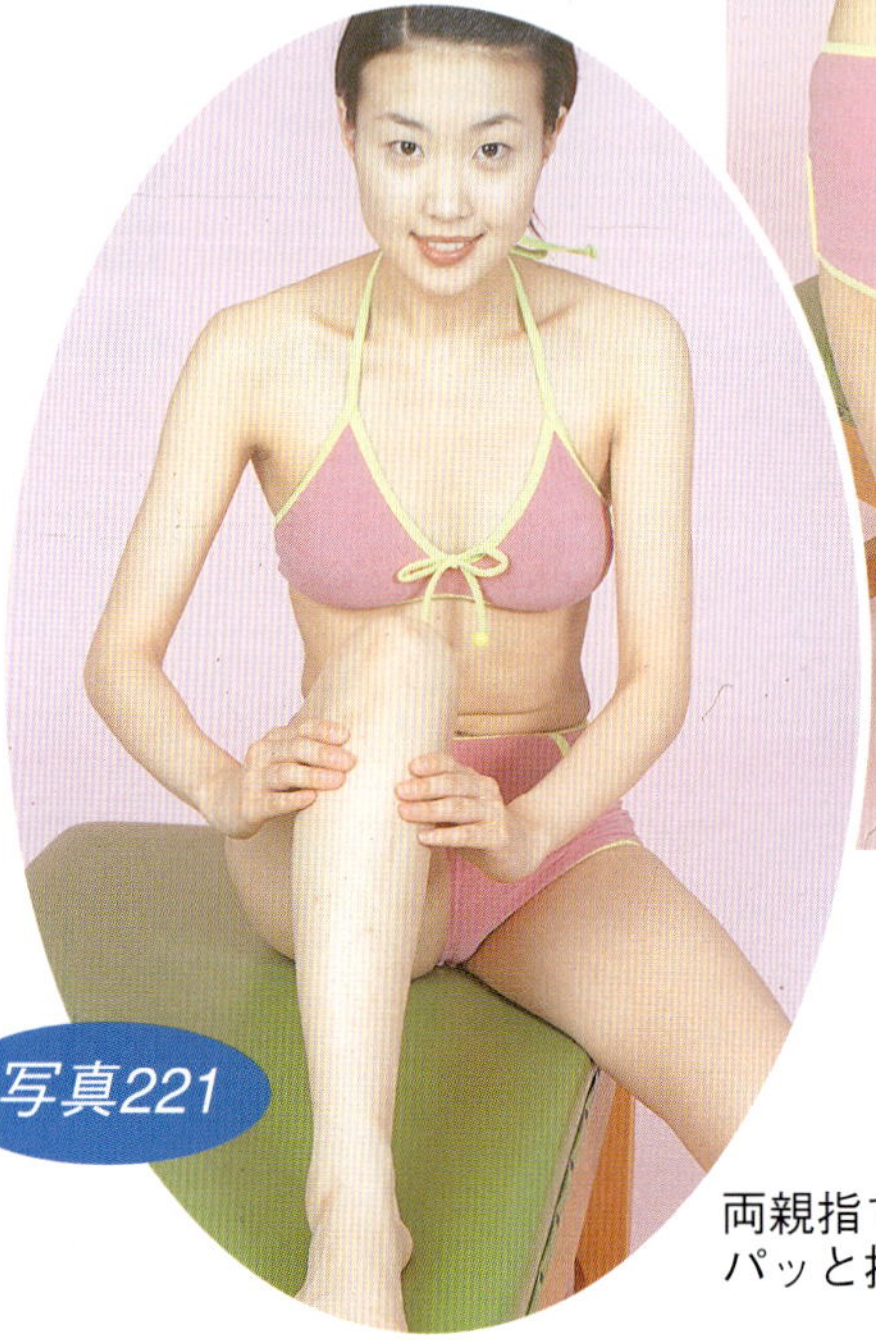

写真221

両親指で膝うらをジワー・パッと押圧します。

（3）すね、足首の痛い時

ベット又は床に腰掛けて膝を曲げ、両手の親指で痛みのあるシコリを押圧して緩めます（写真222、223）。

（4）足裏の痛み

ベット又は床に腰掛け、両手の親指で痛みのある所を軽く押圧します（写真224）。踵が痛い時は、深いところにシコリがありますので、深くまで押圧してみないとわかりません。

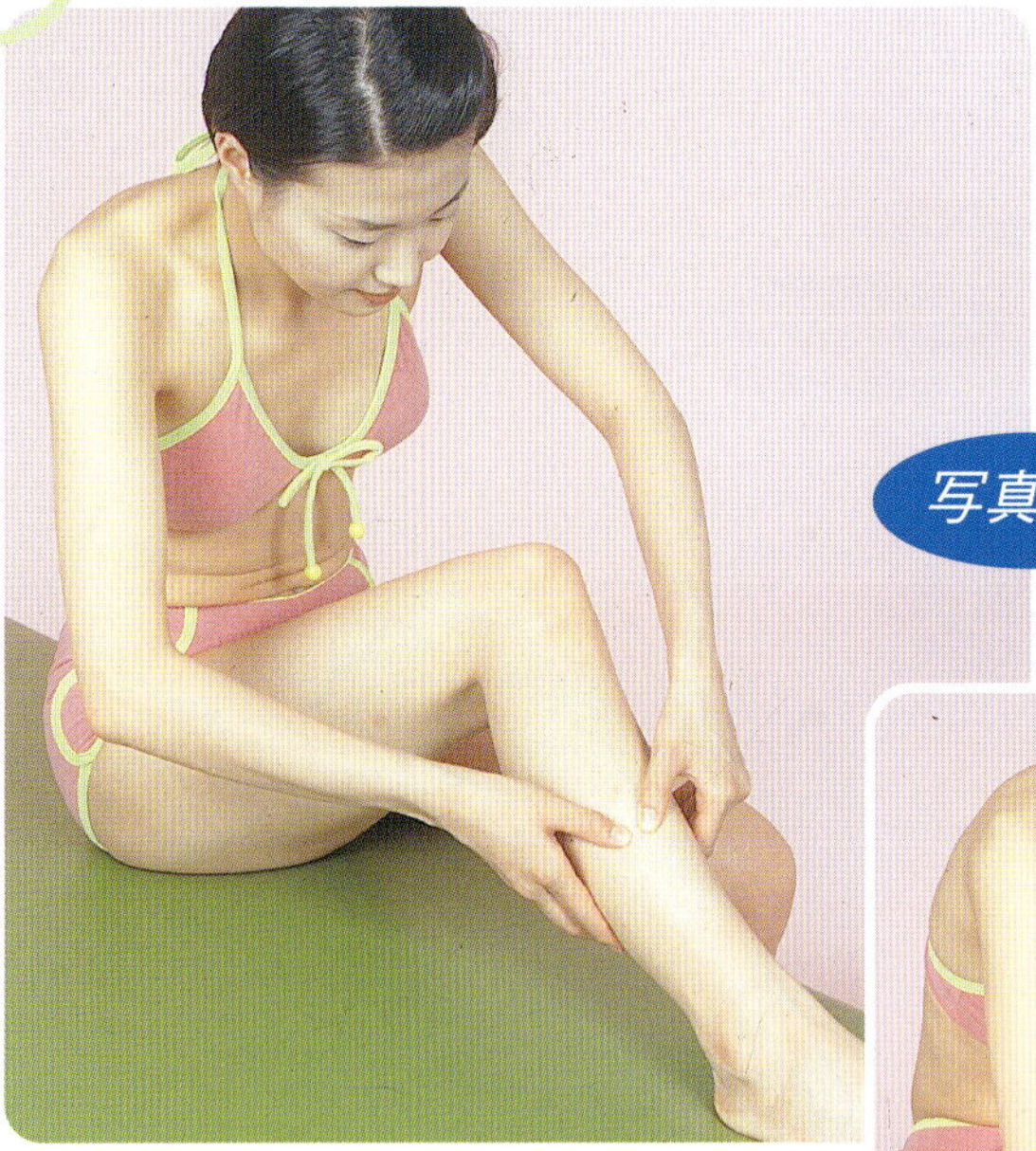

写真222

両親指ですねをジワー・パッと押圧します。

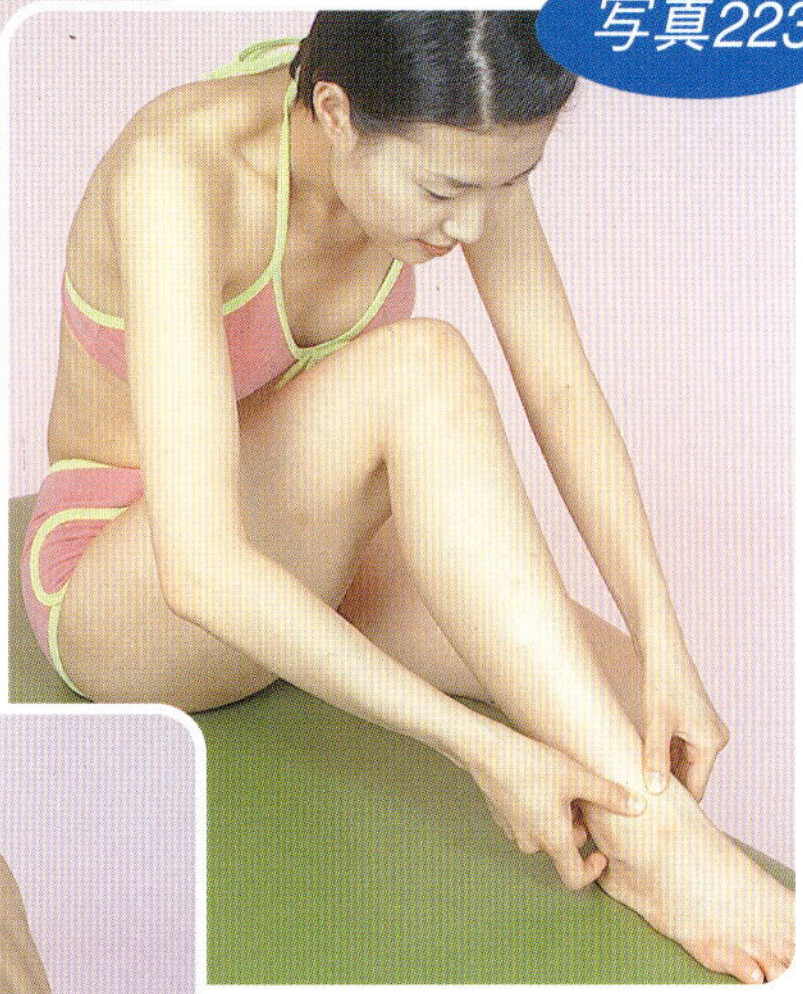

写真223

両親指で足首をジワー・パッと押圧します。

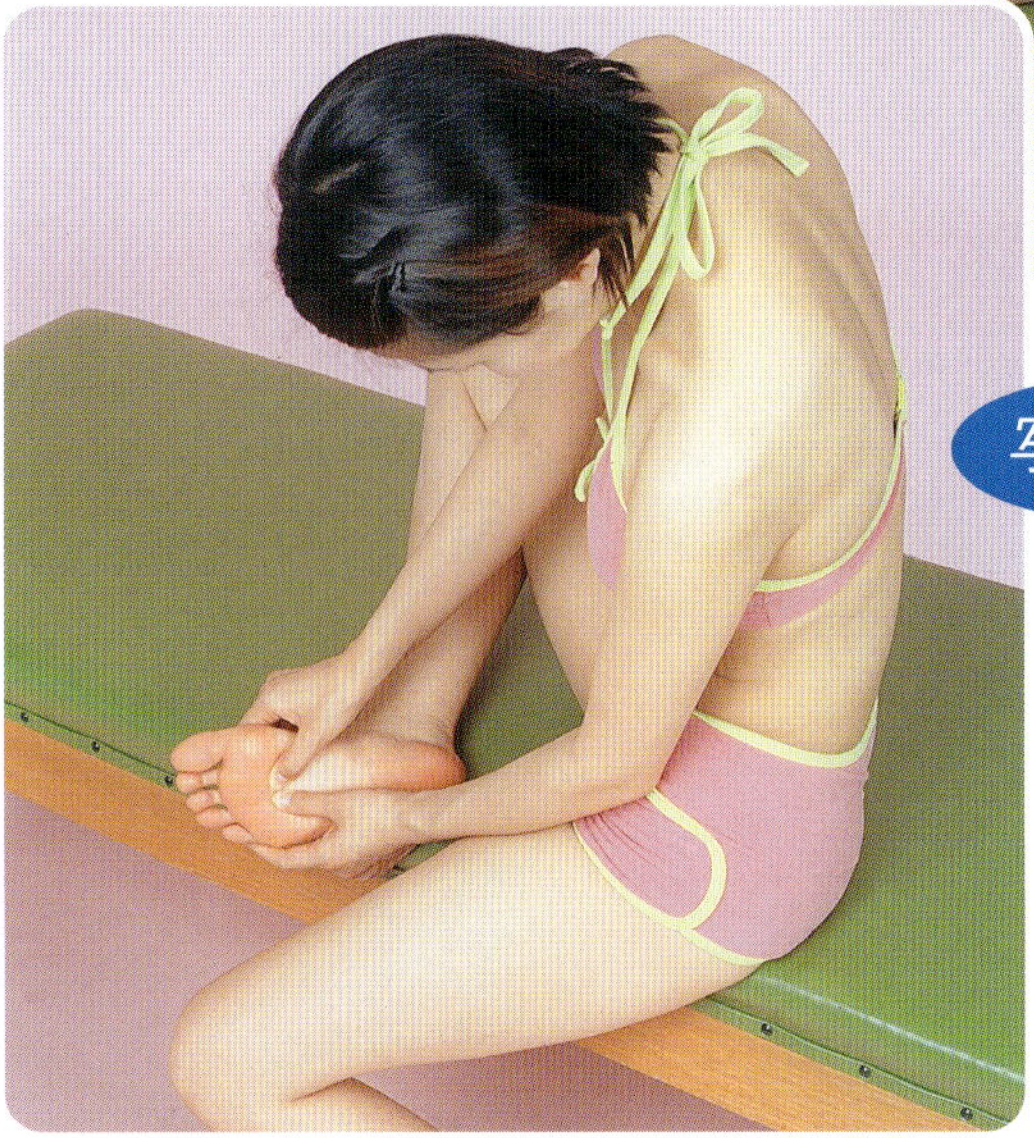

写真224

親指で圧痛のあるシコリをジワー・パッと押圧します。

（5）ももの後面部が痛い時

椅子に腰掛け、痛い方の足を少し浮かせ、両手の四指で下から上に押圧します（写真225）。

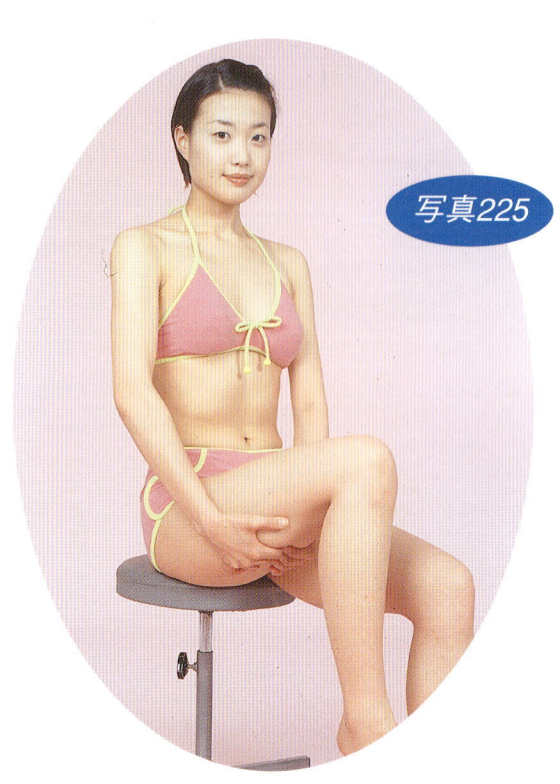

圧痛のあるすじばったシコリをジワー・パッと押圧します。

（6）ふくらはぎ（こむら返り）やアキレス腱が痛い時

ベット又は床に膝をつき、片手の親指で上から下へと押圧します（写真226、227）。両親指で治療する場合は、ベット又は床に腰掛け、膝を曲げて押圧します（写真228）。痛みのあるシコリが見つかったら、集中的に押圧を繰り返し緩めます。

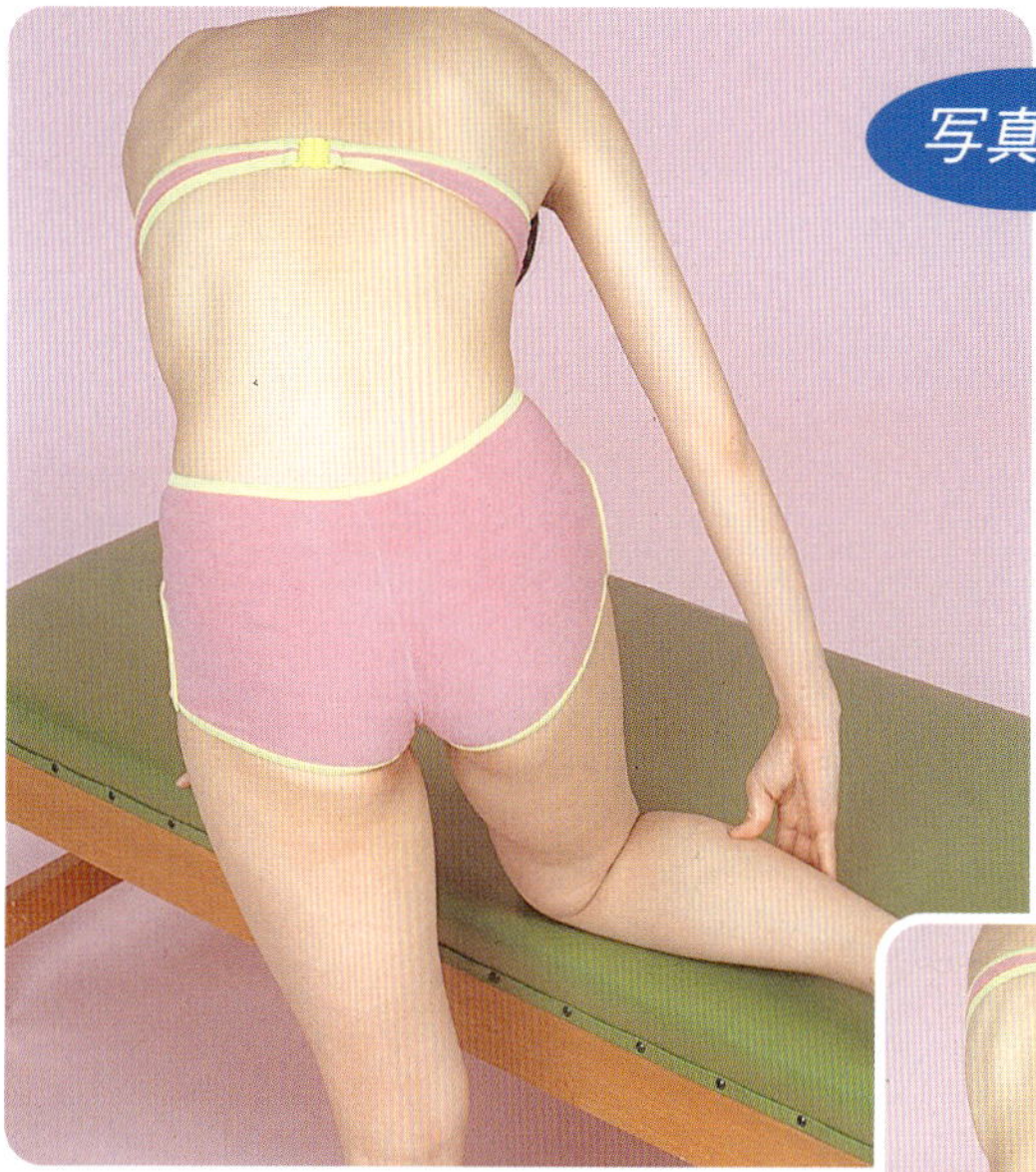

ふくらはぎのシコリを軽目にジワー・パッと押圧します。

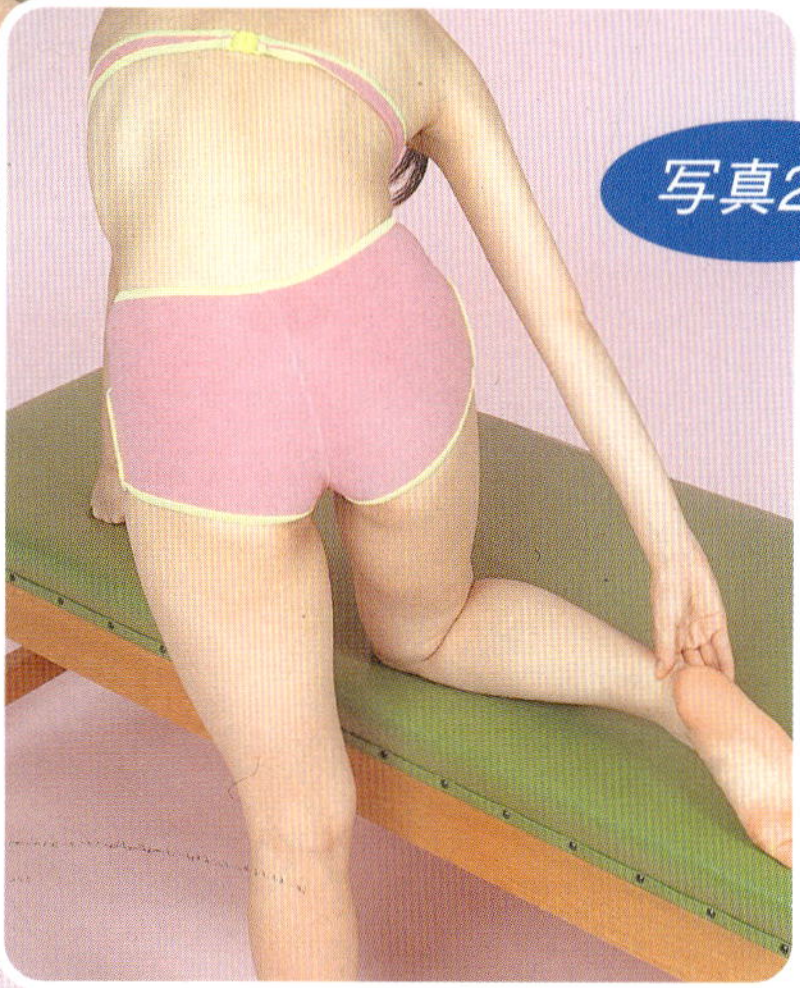

アキレス腱をジワー・パッと押圧します。

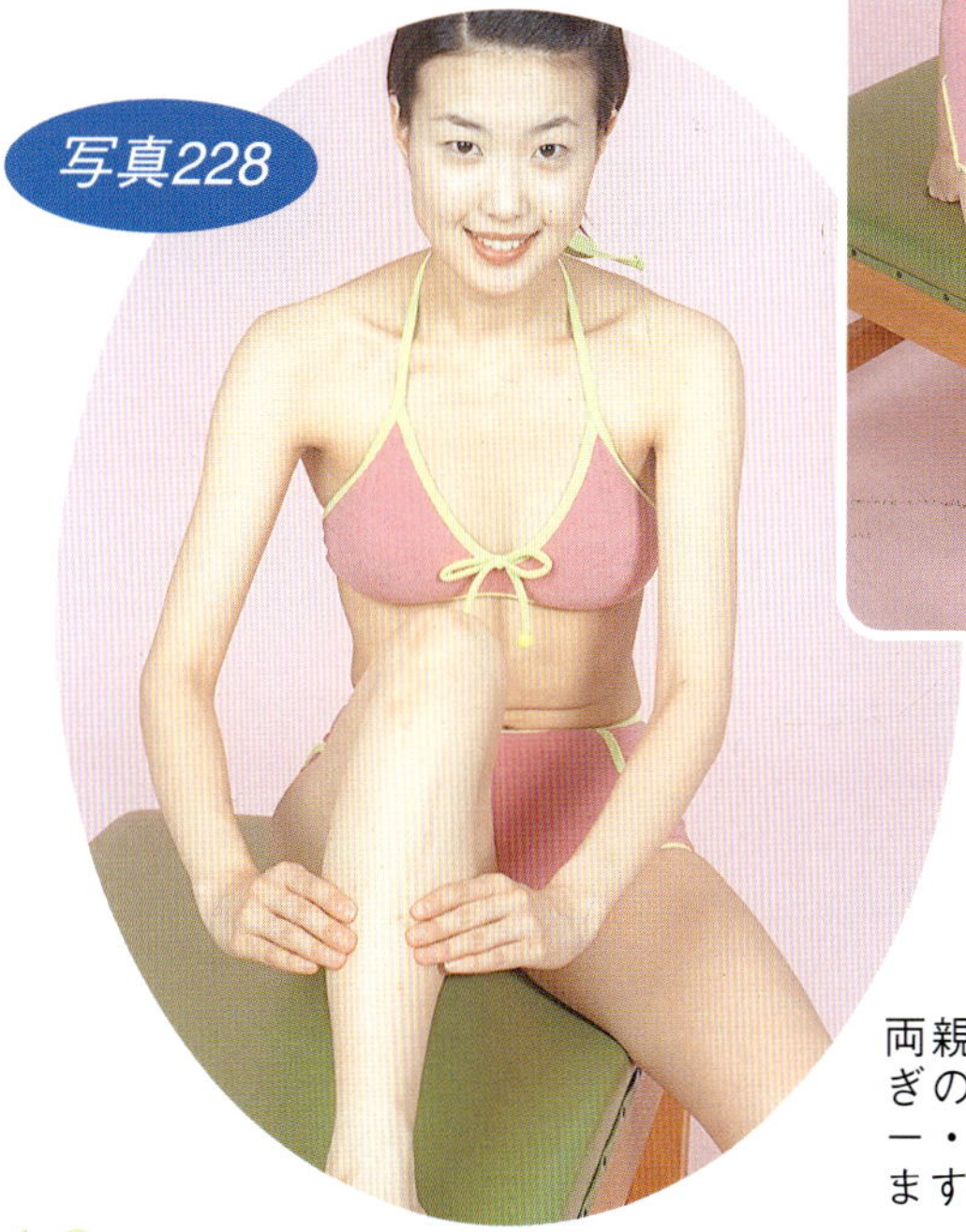

両親指でふくらはぎのシコリをジワー・パッと押圧します。

第七章

お腹の循環健康法

（自己治療法）

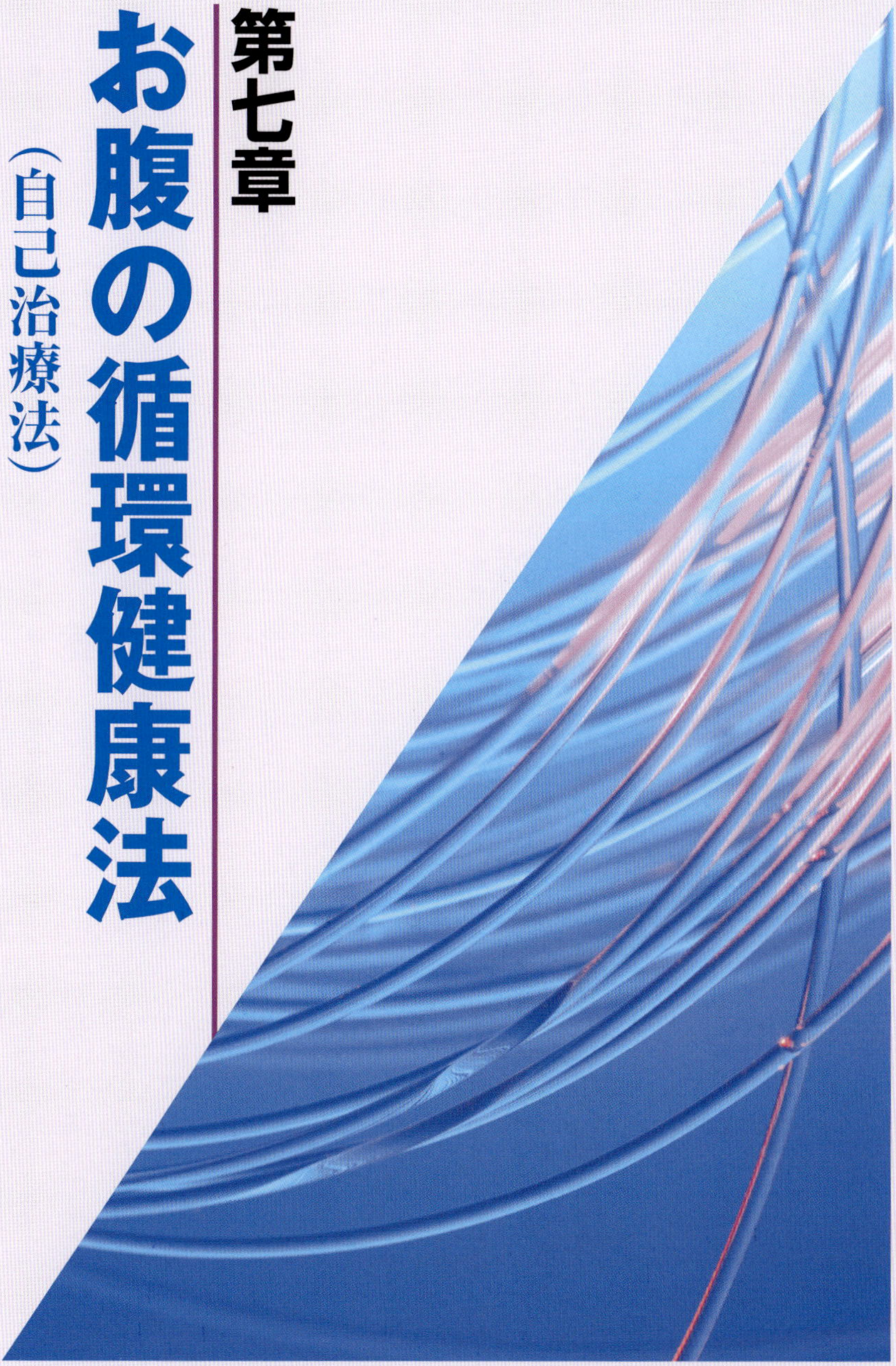

(1) 注意事項

①あお向けに寝て膝を立てます。膝の下にクッションなどを入れると楽に出来ます。

②食後直ぐはやってはいけません。出来れば二時間以上経ってからやりましょう。

③強圧したり急激に押圧しないようにしましょう。ゆっくり静かに押圧し、痛いほど強くは押さない様にします。

④生理中は子宮が充血していますので、下腹部を強く押さないようにします。また妊娠中も流産の虞があるため、同様に下腹部を押さないようにします。

⑤息を吐きながらゆっくり押圧して、抵抗に当たったらやや軽く圧をかけて少し止め、次の瞬間、息を吸う時にパッと素早く指を離し、圧を解放します。出来るだけ素早く離した方が気持ちがよく、循環促進効果が上がります。押圧の順序は、腹部の基本治療線に従って行います（写真229A）。

(2) ガン、生活習慣病、老化の予防法
―毎日五分のお腹の循環健康法

ガン、生活習慣病の予防法の秘訣は、常に血液の循環を良くし、血液を綺麗に保つことです。その方法は、正しい食事、少食、適度な運動、ストレスをためない、早めに解消するなど色々な方法がありますが、何時でも手っ取り早く自分で出来る方法として、お腹の循環健康法（自己治療法）があります。出来れば

毎朝、目が覚めた時、布団の中で五分から十分位自己治療すると、お腹の内臓から目が覚めてきて、胃腸が動きだして排便を促します。宿便も出やすくなります。お腹の血液の循環がよくなれば、内臓機能が活性化して免疫力、抵抗力が高まります。生活習慣病の最大の元凶は、動脈硬化です。その予防にも、お腹の動脈や内臓を直接押圧して血液の循環を良くし、血液を綺麗にする方法は有効です。お腹のシコリがあるところは、血液の循環が悪く、抵抗力の弱いところです。そのようなところは、癌が出来やすいところですから、もしシコリがあれば、その部位を繰り返し押圧して循環を良くし、出来るだけ緩めておくと、癌の予防になります。

私は、血液循環療法をやるようになってから二十年近く、出来るかぎり毎朝、お腹の循環健康法をやっています。以前診療が大変忙しく、不摂生をして大動脈が硬化し、血圧がやや高めになったことがありましたが、その後、お腹の循環健康法を続けて、今では動脈も弾力が出てきて、血圧も正常値になりました。

(3)お腹の循環健康法のやり方

①幽門部（胃の出口）の押圧
――幽門を開く

両手の四指（親指を除く）の爪と爪を合わせる様にして、ゆっくり静かに垂直に押圧していってパッと離します（**写真229B**）。五〜十回位押圧して幽門

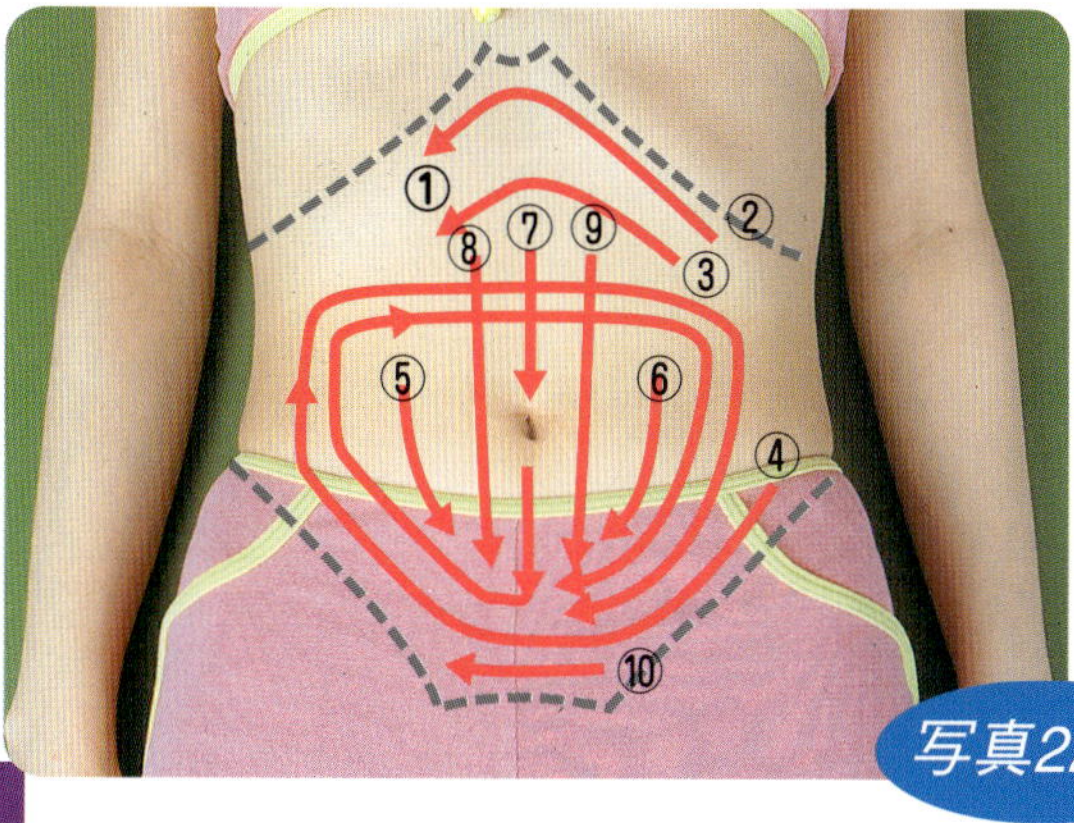

写真229A

写真229B

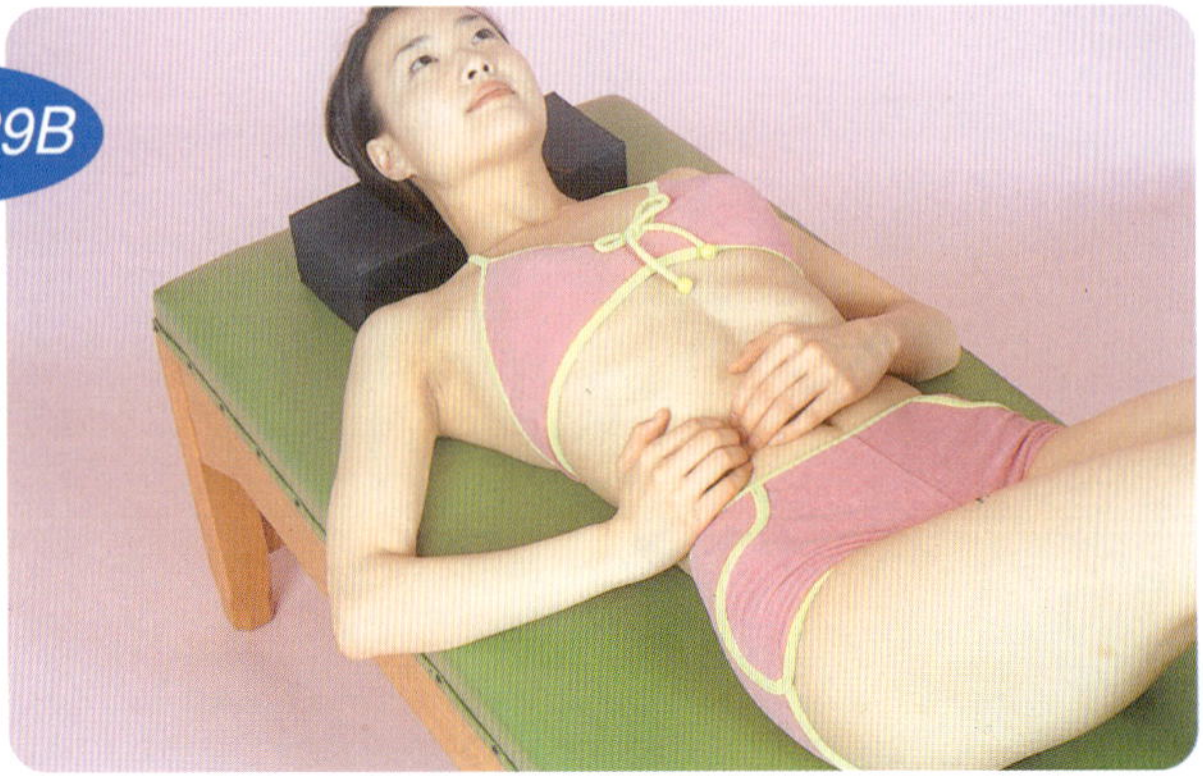

胃の出口をジワー・パッと押圧します（治療部位①）

を開きます。もし胃の内容物が溜まっている場合は、グルグルと音がして動きだします。

②治療線②の押圧―胃の内容物を幽門部へ送る様に

a、左側の肋骨下（左季肋部《きろくぶ》）

左側の肋骨に左手の四指を引っ掛けるようにし、そこに右手の四指を下から爪と爪を合わせて、両手同時に斜め上の方向に押圧します（**写真230**）。この押圧のやり方を、左から右にみぞおち迄、少しずつ移動していきます。

b、みぞおち（心窩部）

両手を重ねて出来るだけ斜

写真230

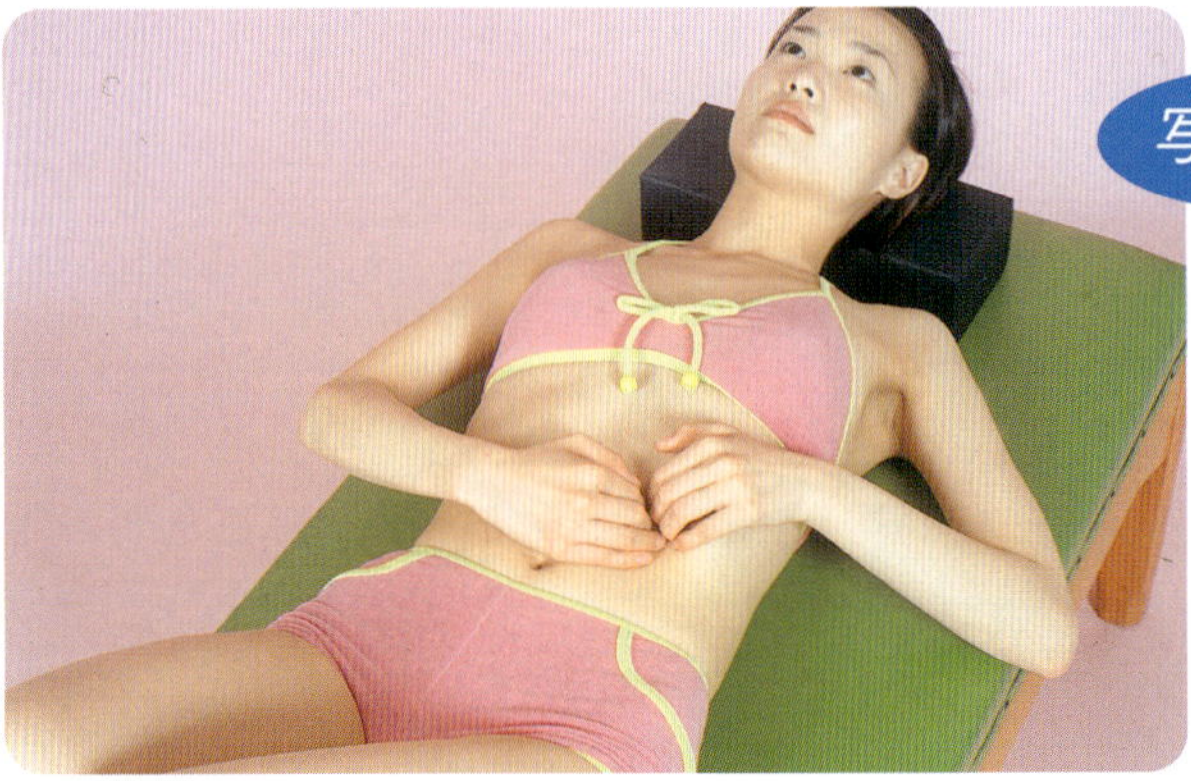

治療線②の押圧（左側）

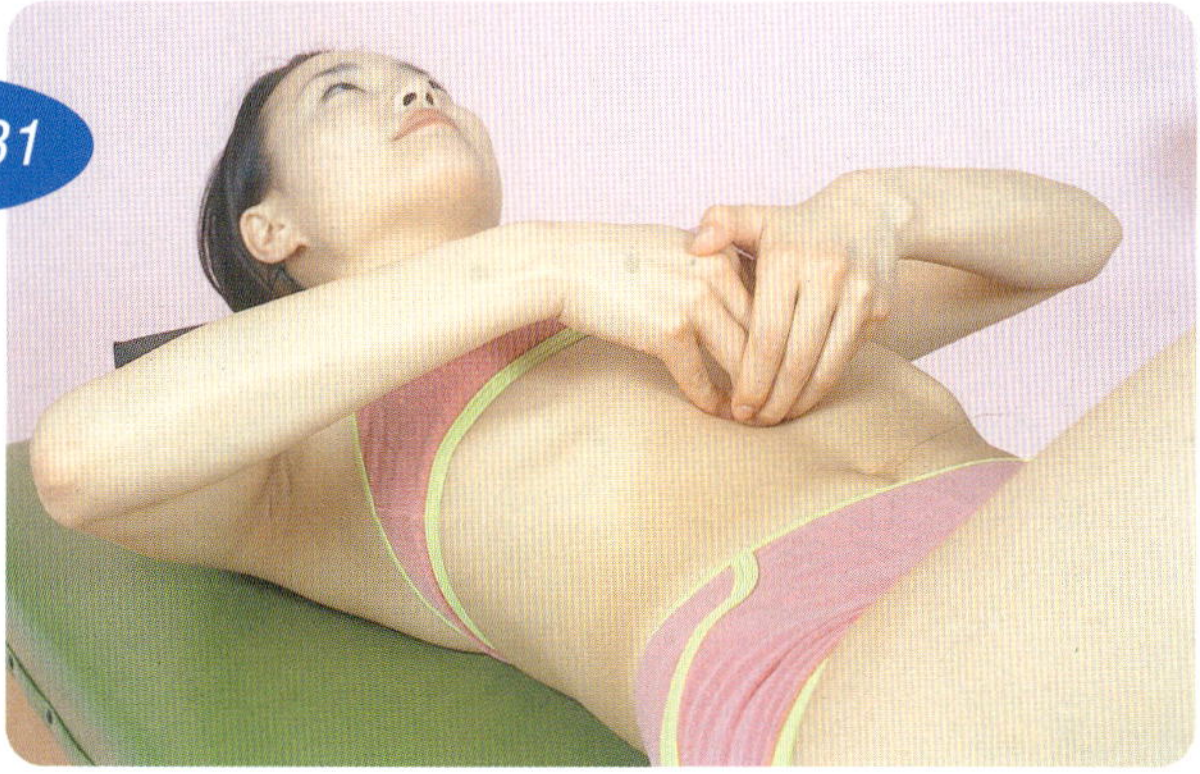

治療線②の押圧
（みぞおち）

め上方に押圧します（写真231）。

C、右側の肋骨下（右季肋部）

右側の肋骨に右手の四指を引っ掛ける様にし、そこに左手の四指を下から爪と爪を合わせて、両手同時に斜め上の方向に押圧します。（写真232）この押圧のやり方を、みぞおちから右に、少しずつ移動していきます。

③治療線③の押圧ー胃の内容物を幽門部へ送る様に

両手の四指（親指を除く）の爪と爪を合わせる様にして、ゆっくり静かに垂直に押圧します。この押圧の仕方で、治療線③上を、左から右に少しずつ移

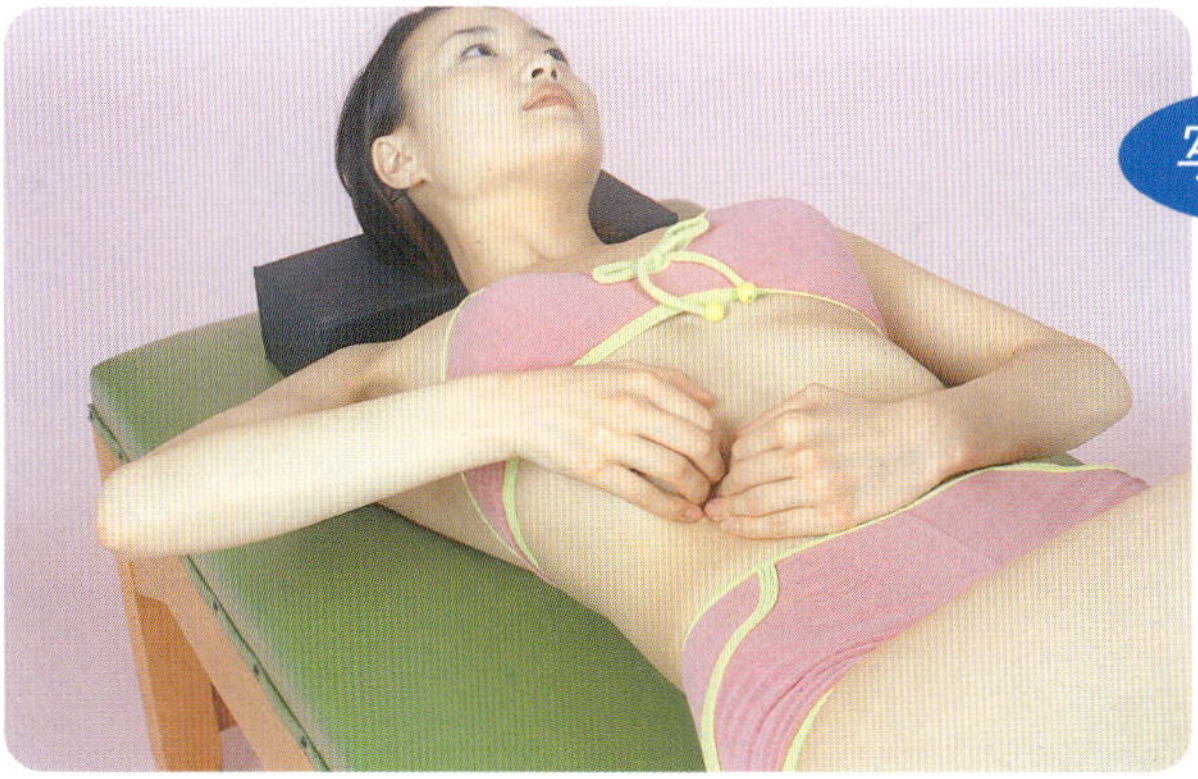

治療線②の押圧
（右側）

動していきます。

④治療線④の押圧―大腸の内容物を直腸の方へ送る様に

両四指で押圧します。左脇から出発し（**写真233**）、大腸の経過に沿ってぐるりとお腹を一回りして（**写真234、235**）、出発点に戻ったら、更に直腸まで押圧します。

以下、全て両手の四指で押圧します。

⑤治療線⑤⑥（「い」の字、小腸部）の押圧

お臍を挟んで、「い」の字を書く様に押圧していきます（**写真236、237**）。

写真233

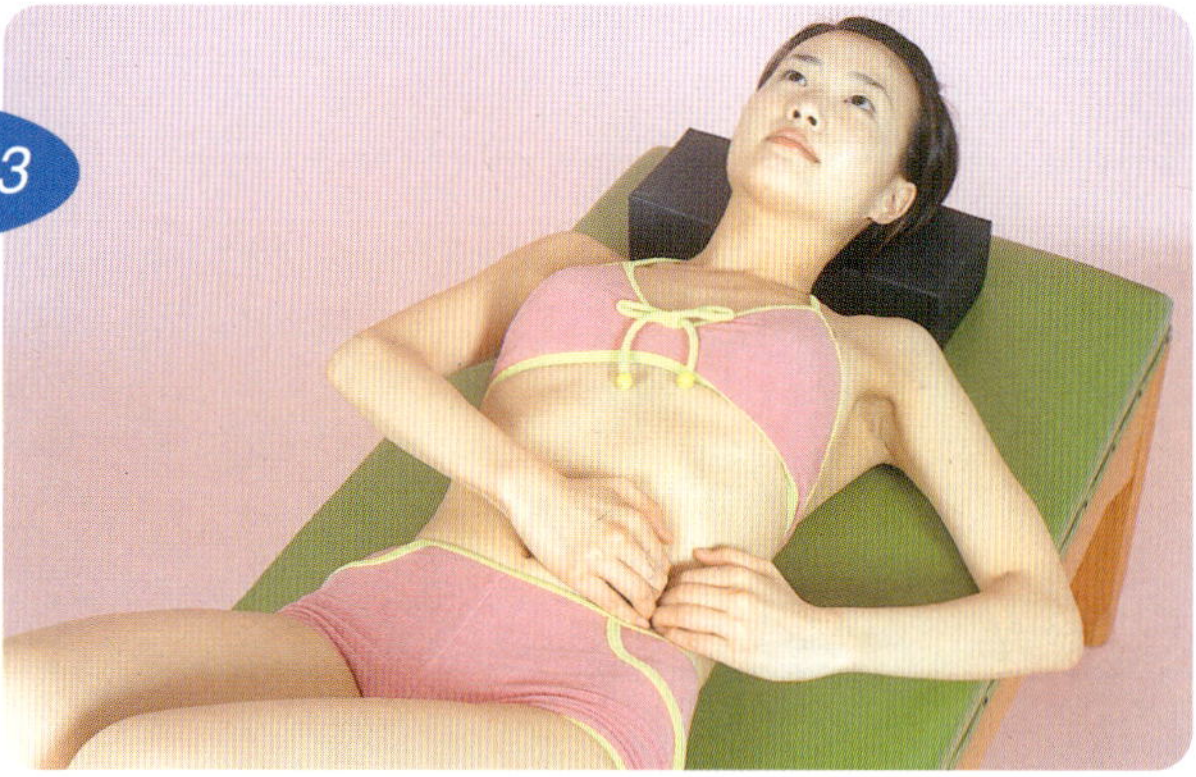

治療線④の押圧
左脇から出発し両四指でジワー・パッと押圧します（下行結腸）

写真234

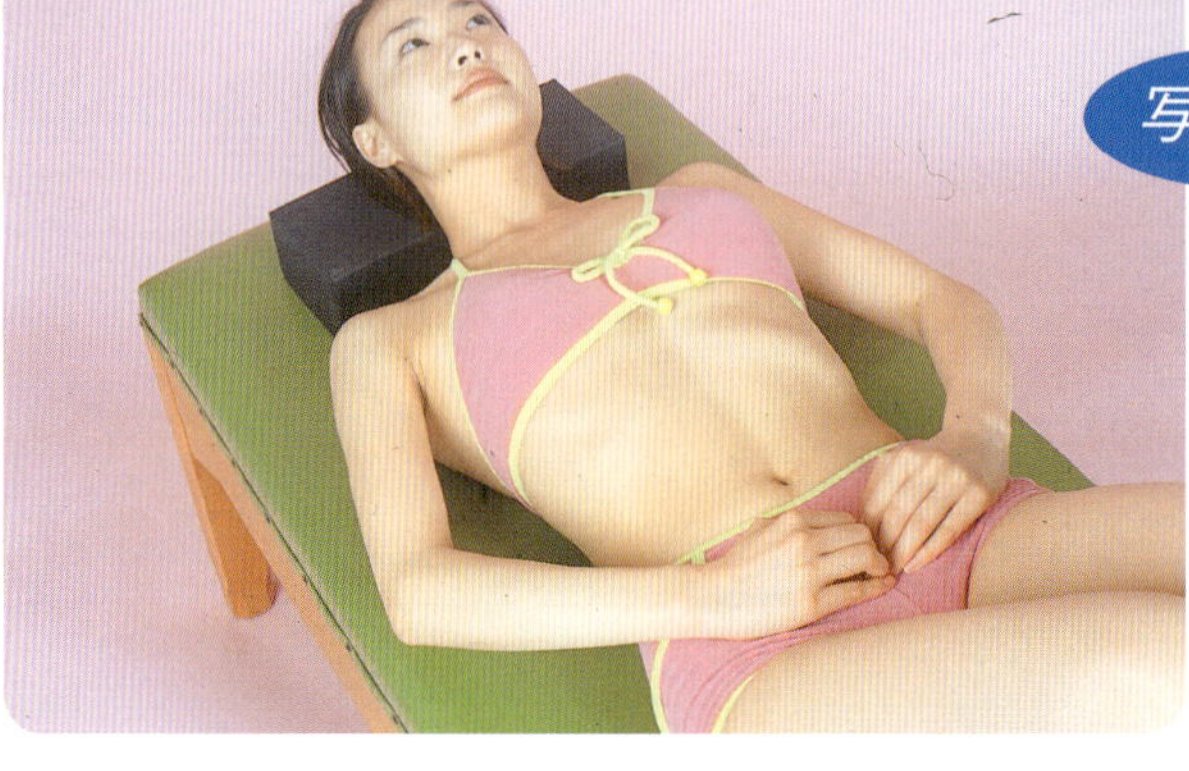

治療線④の押圧
（S字結腸）

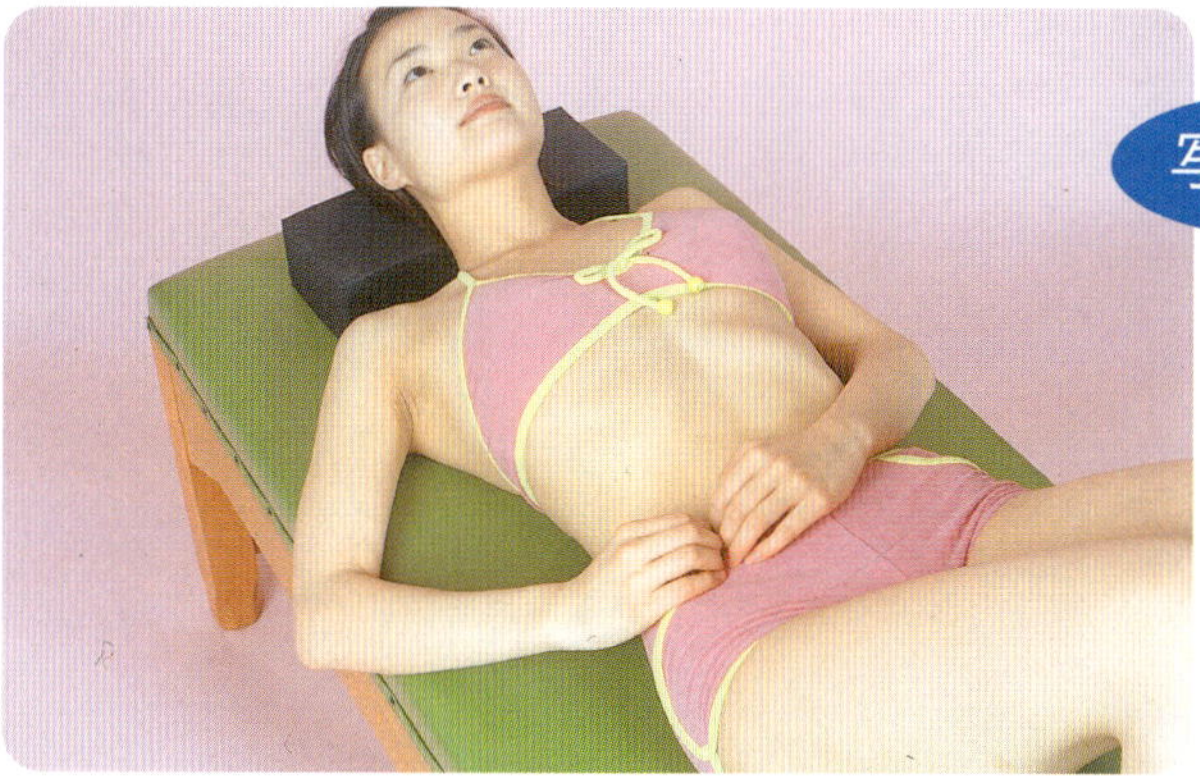

治療線④の押圧
（上行結腸）

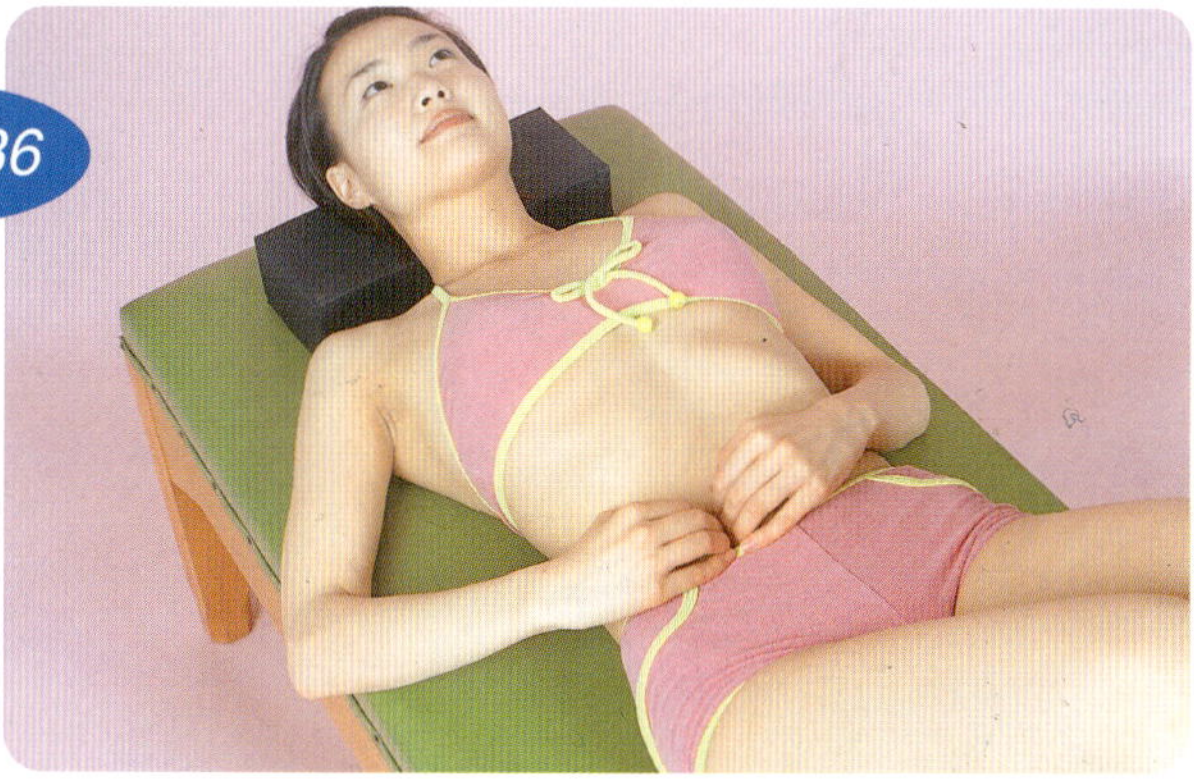

治療線⑤の押圧
（「い」の字、小腸）

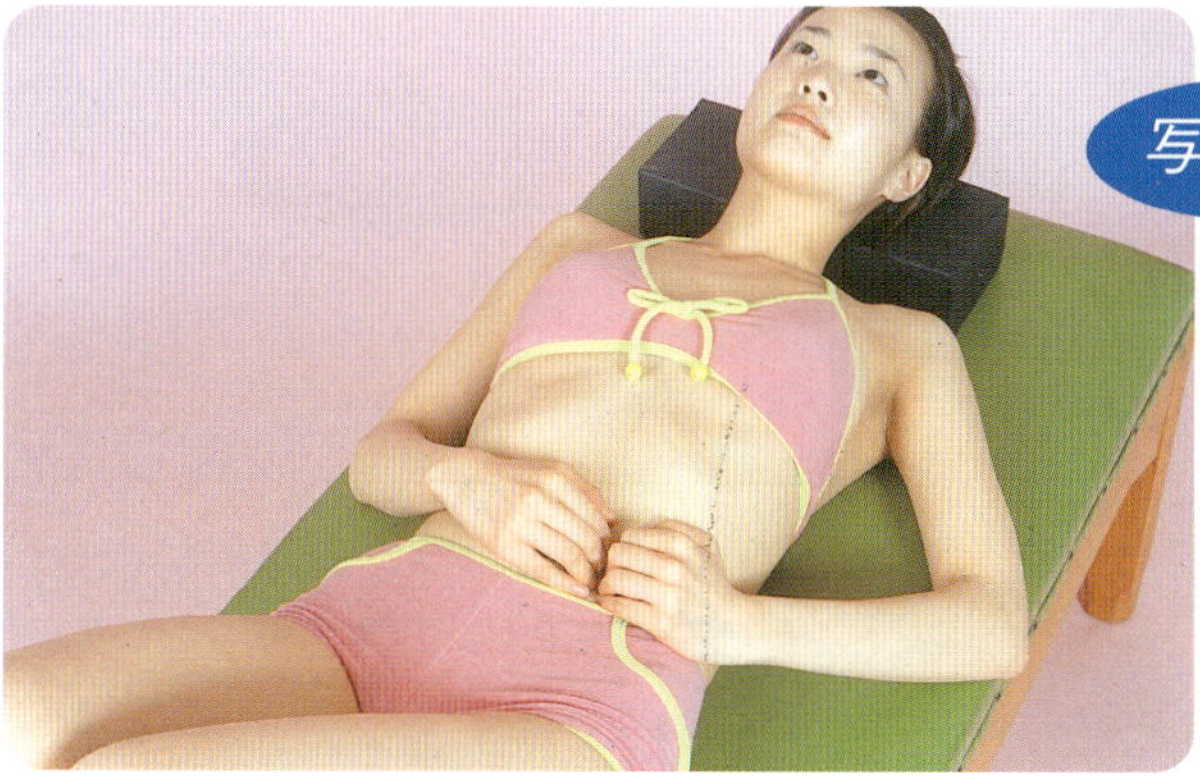

治療線⑥の押圧
（「い」の字、小腸）

⑥治療線⑦（「の」の字、小腸・大腸部）の押圧

お腹に「の」の字を書くように押圧していきます。お腹の正中線を下がる時、お臍を押さないようにします（**写真238、239**）。

⑦治療線⑧⑨（「り」の字、大静・動脈）の押圧

お臍を挟んで、「り」の字を書く様に押圧します。即ち、治療線⑧は大静脈（**写真240、241**）を治療線⑨は大動脈（**写真242、243**）を直接押圧します。大動脈はドックドックと拍動を触れますので、拍動を感じながら押圧します。大静脈は拍動を触れま

写真238

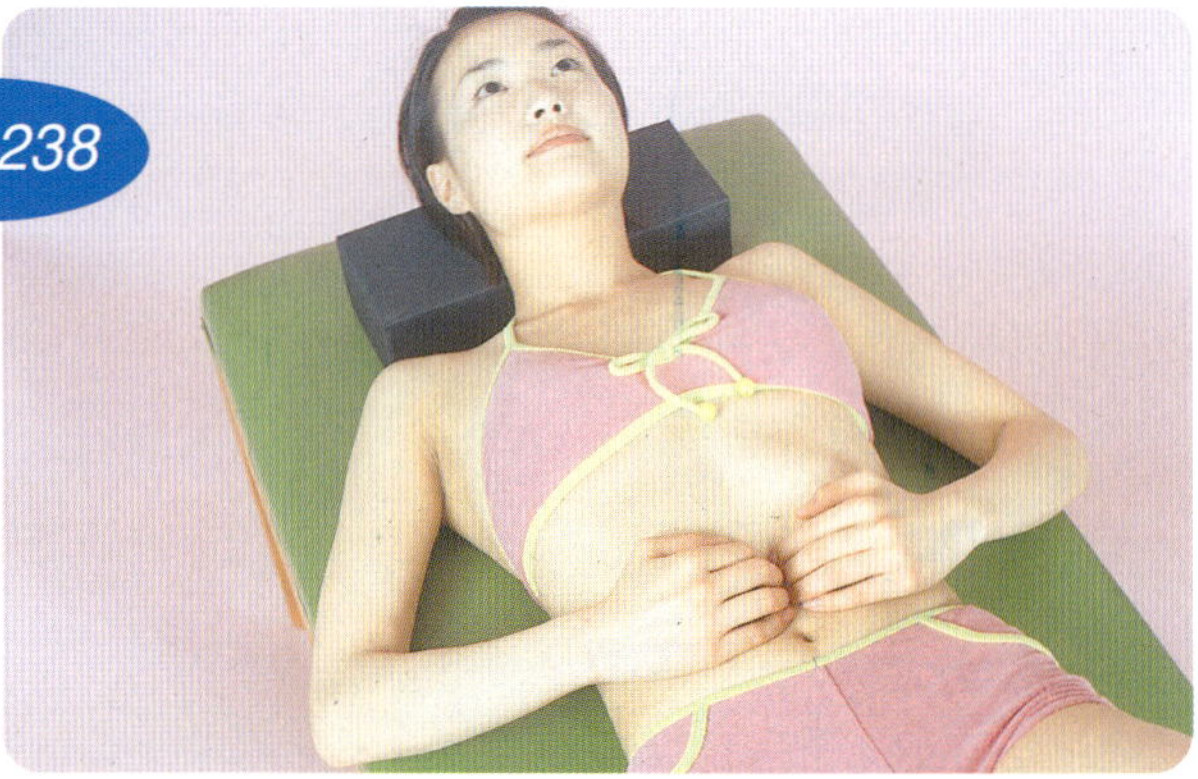

治療線⑦の押圧。
正中線を下がります。

写真239

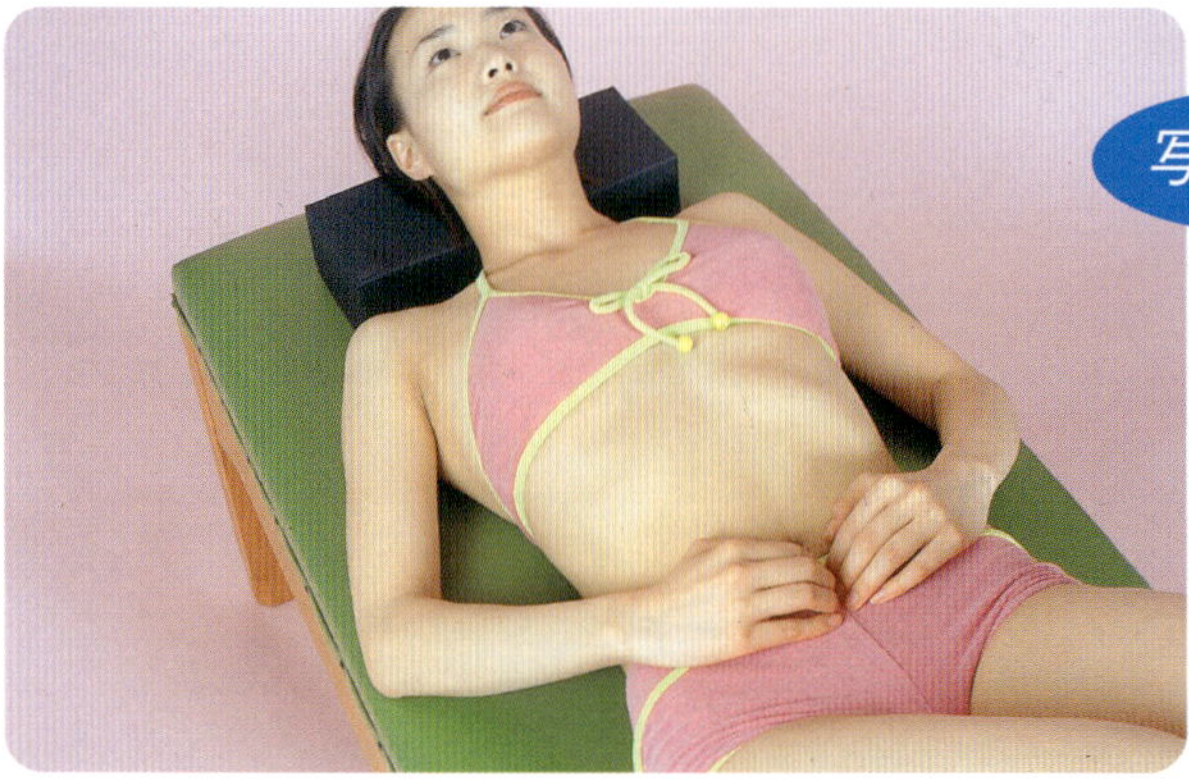

治療線⑦の押圧。
お臍を押さないようにとばして、再び大腸を一回りします。

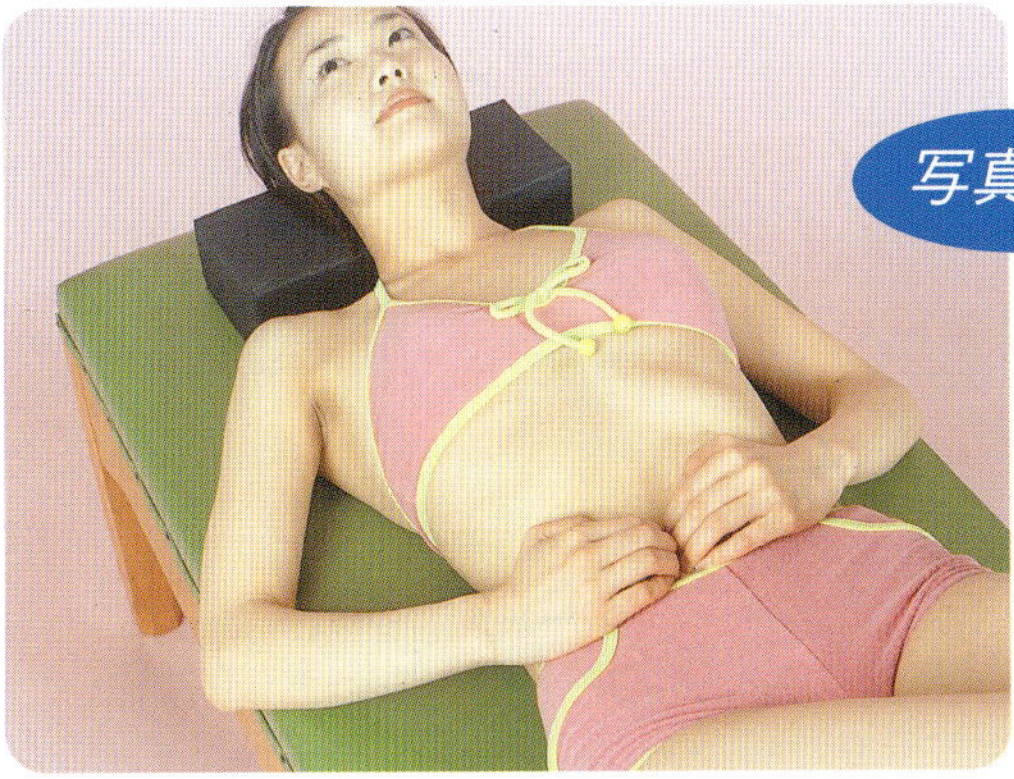

治療線⑧の押圧
（大静脈）

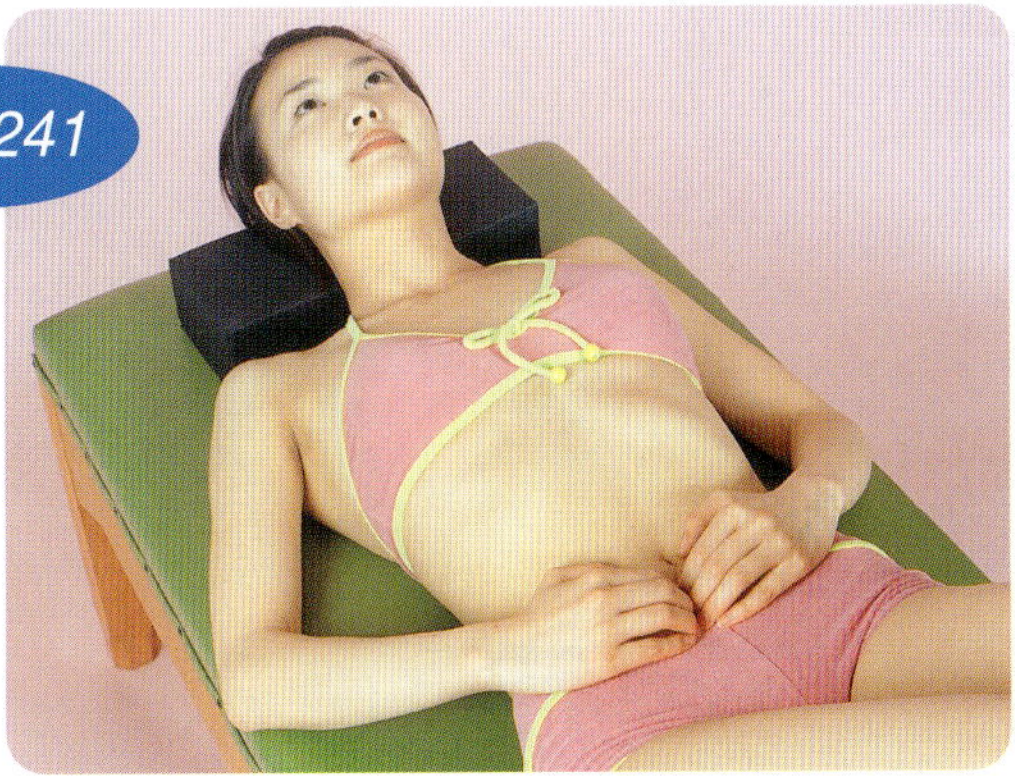

写真241

治療線⑧の押圧
（大静脈）

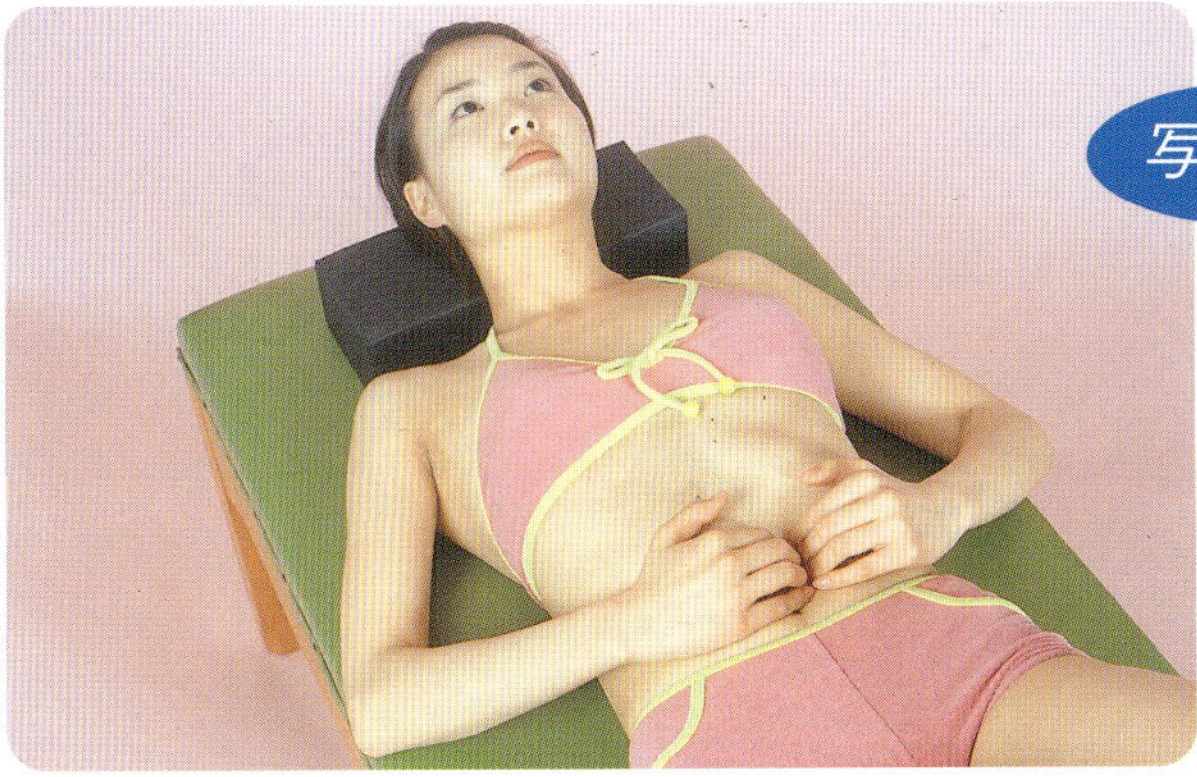

治療線⑨の押圧
（大動脈）

写真243

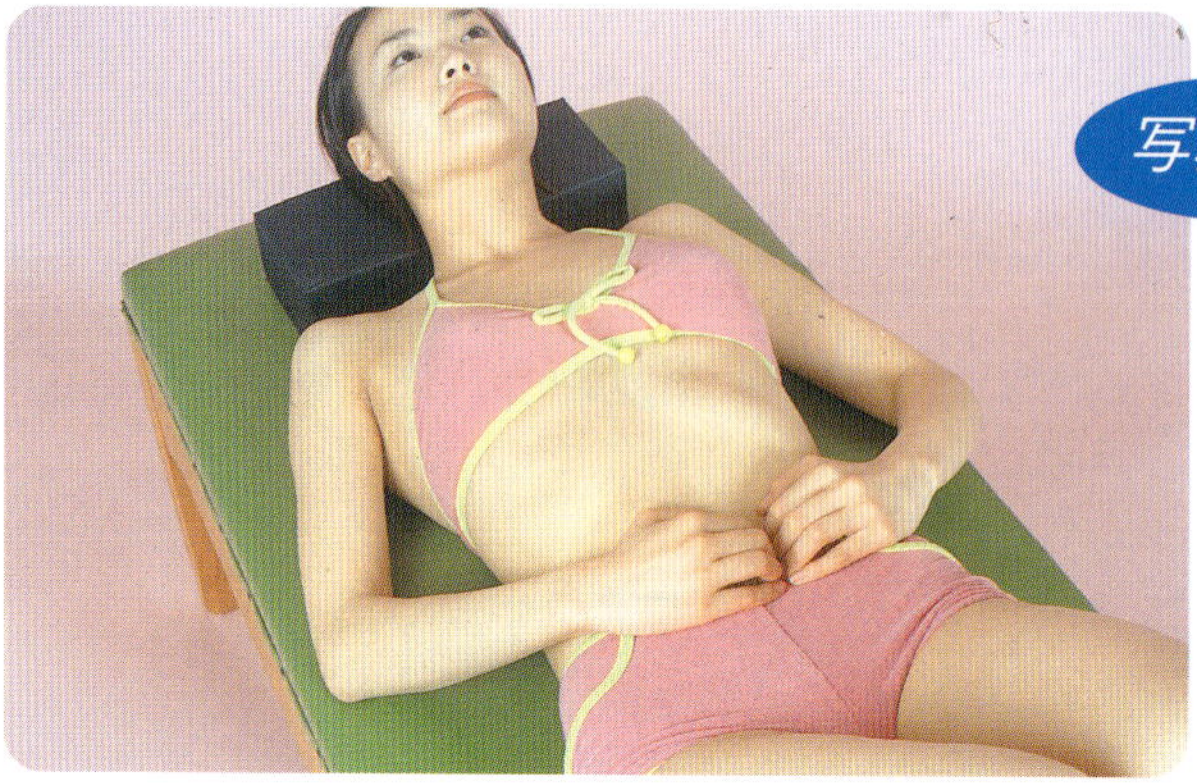

治療線⑨の押圧
（大動脈）

せんが、大動脈と平行に走っているので、大動脈を目印にその脇を押圧します。

⑧治療線⑩（下腹部）の押圧

治療線⑩に沿って、下腹部を左から右に押圧します（**写真244**）。

以上がお腹の基本治療法の順序です。覚えるまでは少し練習しなければなりませんが、慣れてくれば五～十分ぐらいで出来るようになります。

写真244

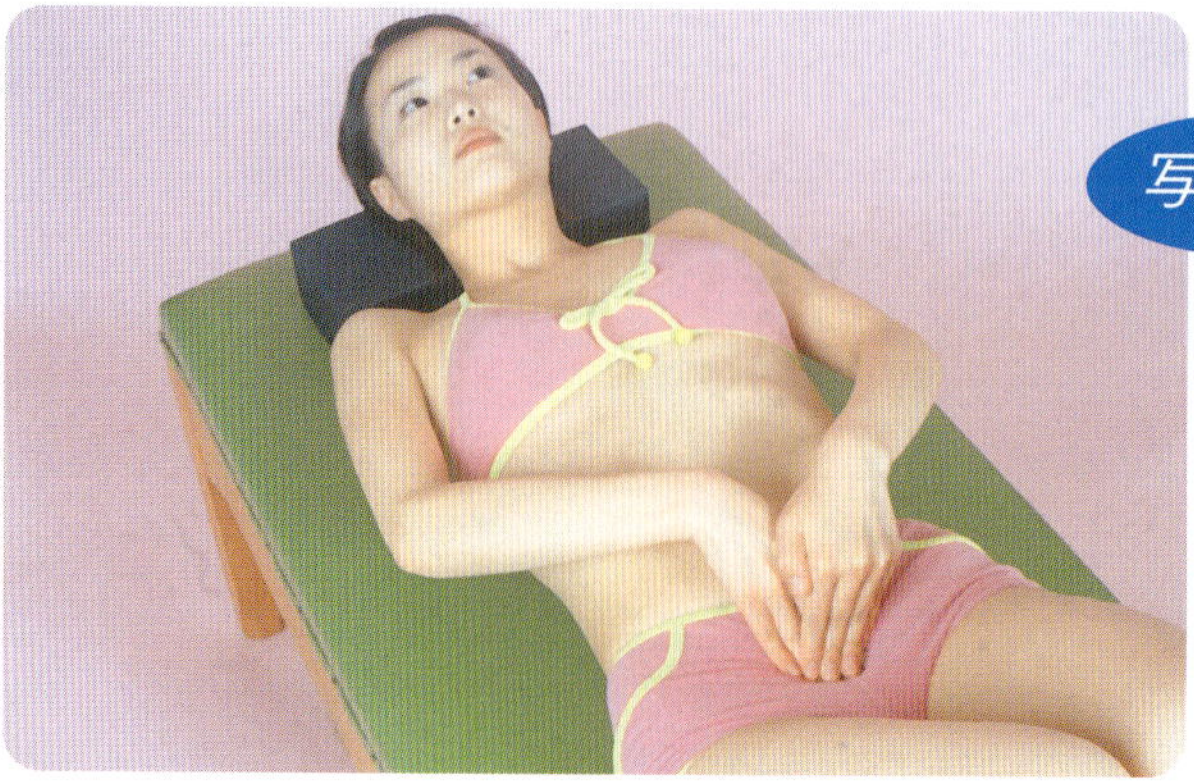

治療線⑩の押圧。
恥骨の斜め下方に押圧します。

血液循環療法案内

血液循環療法に関する図書・ビデオ

『すごい血流術』大杉幸毅著（パルコ出版）
『指で癒す・血液循環療法入門』大杉幸毅著（たにぐち書店）
『血液循環療法・理論編』―シコリを解けば病気がなおる―　大杉幸毅著（千書房）
『血液循環療法・実践編』大杉幸毅著（たにぐち書店）
『血液循環療法症例集』大杉幸毅編（千書房）
『血液循環療法』―切らずになおる自然療法の決定版―　村上浩康著（千書房）
『百病治癒秘訣』創始者小山善太郎著（血液循環療法協会）
『症例研究』『血液循環療法』（血液循環療法協会）
セミナービデオ『血液循環療法・基礎編』大杉幸毅実演指導（たにぐち書店）
ビデオ『血液循環療法・臨床編』大杉幸毅指導監修（たにぐち書店）

血液循環療法が修得できる学校
（学院入学、セミナー受講案内等の問い合わせ、出版物の注文先）

＊血液循環療法専門学院
・学院長　健康科学博士　大杉幸毅　・顧問　医師　山口康三
〒五六〇―〇〇一三　大阪府豊中市上野東三―一八―一―三〇八
〇六―六八四六―一二五六（ＴＥＬ）　〇六―六八四六―一二九六（ＦＡＸ）

家庭療法コース　（家庭で出来る治療法、健康法の修得）
治療師養成コース　（独立開業できる治療師を養成する。血液循環療法士認定）
指導士養成コース　（健康教室のインストラクターを養成する。血液循環指導士認定）
〈セミナー〉
　定期セミナー（毎月一回）、集中セミナー（年数回）―基礎、応用課程（東京・大阪）
〈卒業後の指導、研修〉
　スキルアップセミナー、個人指導、緑陰研修会、秋季研修会、症例研究会など
http://www.sikori.jimdo.com/
E-mail：jyunkan@eos.ocn.ne.jp

■学院長プロフィール

大杉幸毅（おおすぎ　こうき） 健康科学博士・食養指導士

岡山県出身。七四年日本大学農獣医学部卒業。七五年同学専攻科修了。同年農林水産省入省（農林技官）。八十年血液循環療法を修得するため、同省を辞職し、血液循環療法創始者の直弟子村上浩康氏に師事。八二年赤門鍼灸柔整専門学校卒後開業。八七年普及のためセミナー開始。〇四年日本綜合医学会「健康小論文」優秀賞受賞。千島学説大賞受賞。一八年沼田賞受賞。日本綜合医学会食養学院副学院長。血液循環療法協会会長。血液循環療法専門学院院長。大杉治療院院長。日本綜合医学会副会長。日本ホリスティック医学協会専門会員。全国健康むらネット21世話人。千島学説研究会理事。

著書　『シコリを解けば病気が治る・血液循環療法・理論編』『血液循環療法症例集』（千書房）『血液循環療法・実践編』『指で癒す・血液循環療法入門』『血液循環療法上達の秘訣』（たにぐち書店）

血液循環健康法

2002年10月26日　第１刷発行
2019年４月25日　第５刷発行

著　者　大杉幸毅

発行者　谷口 直良

発行所　㈱たにぐち書店

〒171-0014 東京都豊島区池袋2-68-10

TEL. 03-3980-5536　FAX. 03-3590-3630　たにぐち書店.com

血液循環療法の書籍

血液循環療法《けつえきじゅんかんりょうほう》 上達《じょうたつ》の秘訣《ひけつ》

大杉幸毅 著／ A5 判／ 260 頁／本体 4,000 円 + 税

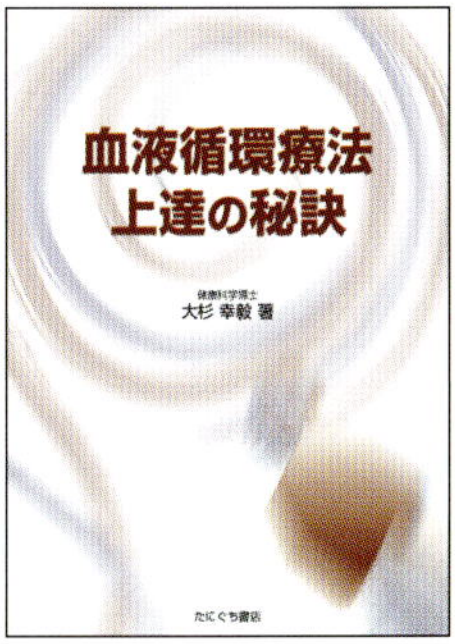

血液循環療法を習得するうえで初心者が陥りやすい癖や、思わぬ効果が上げられる上達のヒント、血液と循環の背景理論、治療師の心構えなど、わかりやすく説明。プロの血液循環療法治療師から初心者はもちろん、他の療法をやっている方にも参考となる一書。

●おもな内容●

第1章　基本治療を極める
基本手技／基本治療法　他

第2章　シコリの解き方
異常緊張･硬結･腫瘤･抵抗の場合　他

第3章　症状別・血液循環療法の実際
肩こり／筋緊張性頭痛／腰痛症／膝関節症／心臓病／糖尿病／高血圧症　他

第4章　治療の決め手
瘀血の解消／症例から学ぶ　他

第5章　治療の心
診療院繁盛への道／難病治療と健康の決め手　他

指で癒す 血液循環療法入門《けつえきじゅんかんりょうほうにゅうもん》

大杉幸毅 著／ B6 判／ 134 頁（口絵写真 10 頁）
本体 1,000 円 + 税

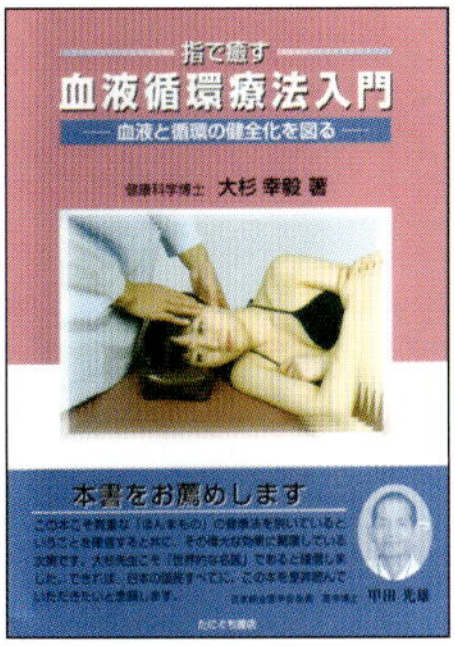

血液循環療法とはどのようなものかを、写真を使い解り易く解説。日本綜合医学会会長で、少食療法で有名な甲田光雄先生の推薦文も掲載。一般の患者や、これから血液循環療法を習得してみようという方々に、できるだけ解り易くを心がけて著したものである。

お申し込み・お問い合わせ
たにぐち書店　〒 171-0014 東京都豊島区池袋 2-68-10
TEL. **03-3980-5536**　FAX. **03-3590-3630**
たにぐち書店 .com

血液循環療法のDVD

血液循環療法《けつえきじゅんかんりょうほう》・臨床編《りんしょうへん》〈肩凝り・頭痛〉

実技監修・大杉幸毅／約30分／本体5,000円＋税

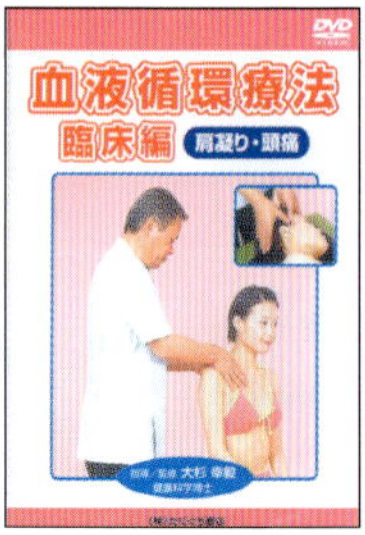

手指で患部のシコリに押圧を加え、ゆるませて消すという血液循環療法。その適応範囲は広く、肩こり、頭痛はもちろん、心臓病、腎臓病、肝臓病などの内臓疾患やガンに対しての著効例が報告されている。軽い疾患であれば、家庭での施術も可能。

あなたも出来る 手技《しゅぎ》・血液循環療法《けつえきじゅんかんりょうほう》

指導監修・大杉幸毅／74分／本体3,800円＋税

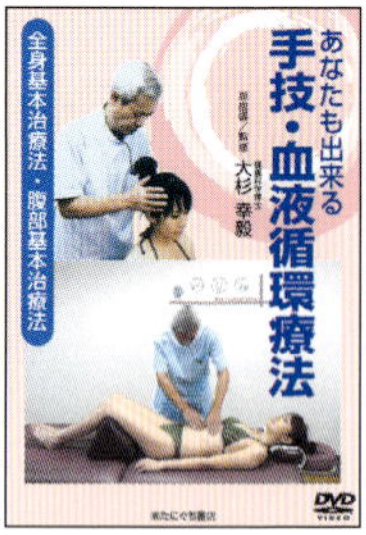

血液循環療法は明治時代に日本で生まれ、その後の指圧法や気圧療法などの基になった、圧迫法を主体とする手技療法で、特徴はソフトに患部を直接施術することである。その血液循環療法を対話形式で解説し、全身治療法を実演する。

セミナービデオ 血液循環療法《けつえきじゅんかんりょうほう》〈基礎編 全3巻〉

実演指導・大杉幸毅／各巻50分／本体15,000円＋税

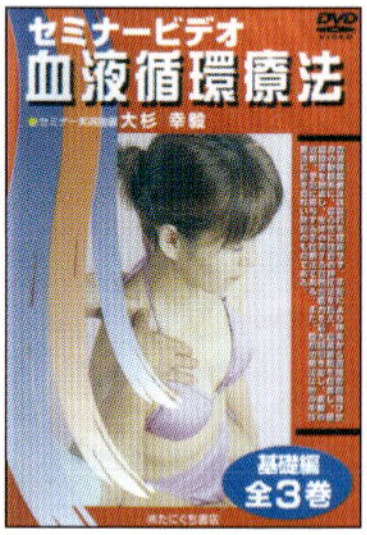

書籍『血液循環療法・実践編』の治療の実際版ともいうべき内容の、血液循環療法のセミナービデオ。
［第1巻］基礎知識、押圧方法、腹部治療法、他
［第2巻］基本治療法（上肢部他）
［第3巻］基本治療法（下肢部他）

お申し込み・お問い合わせ	たにぐち書店　〒171-0014 東京都豊島区池袋2-68-10 TEL. 03-3980-5536　FAX. 03-3590-3630 たにぐち書店.com